科学出版社“十三五”普通高等教育本科规划教材

高等医学院校
中医药类系列教材

温病学

（第二版）

牛　阳　吴范武　主编

科学出版社
北京

内 容 简 介

本教材是《温病学》（“高等医学院校中医药类系列教材”）的第二版，全书内容共分为总论、各论、经典选读三部分。总论共六章，主要介绍温病学的发展概况，温病的概念、病因与发病、辨证与诊法、治疗与预防等；各论分十章，主要介绍四时温病的具体证治，论述了风温、春温、暑温、湿温、伏暑、秋燥、大头瘟、烂喉痧等温病的病因病机、诊断要点、辨证论治等；经典选读分三章，选有叶桂《温热论》、薛雪《湿热病篇》、吴瑭《温病条辨》部分内容，并以二维码的形式给出了条文解释。附录部分包括书中引用方剂汇编、温病临床常用中成药，还特别增加了温病学方歌部分，以帮助学生记忆温病经典方剂。

本教材的编写继续贯彻“精、新、实”的指导原则，力求保持和发扬温病学特色，同时注重温病理论的现代应用，使之更切合新世纪教学和临床实践。本教材可供全国高等医学院校中医药类专业的本科生温病学课程教学使用，也可作为全国高等中医药院校本科生和专科生的温病学教材。

图书在版编目（CIP）数据

温病学 / 牛阳，吴范武主编.—2版.—北京：科学出版社，2018.6

科学出版社“十三五”普通高等教育本科规划教材　高等医学院校中医药类系列教材

ISBN 978-7-03-057379-7

Ⅰ.①温…　Ⅱ.①牛…　②吴…　Ⅲ.①温病学说–中医学院–教材　Ⅳ.①R254.2

中国版本图书馆CIP数据核字（2018）第100899号

丛书策划：潘志坚　方　霞 / 责任编辑：闵　捷　陆纯燕

责任印制：谭宏宇 / 封面设计：殷　靓

科学出版社 出版

北京东黄城根北街16号

邮政编码：100717

http://www.sciencep.com

南京展望文化发展有限公司排版

广东虎彩云印刷有限公司印刷

科学出版社发行　各地新华书店经销

*

2012年9月第　一　版　开本：889×1194　1/16

2018年6月第　二　版　印张：12 1/2

2025年7月第十五次印刷　字数：350 000

定价：49.00元

（如有印装质量问题，我社负责调换）

高等医学院校中医药类系列教材

第二届专家指导委员会

高等医学院校中医药类系列教材

《温病学》(第二版)编委会

主　　编　牛　阳　吴范武

副主编　杨钦河　文小敏　钱占红

编　　委(按姓氏笔画排序)

马　丽(宁夏医科大学)　　马登尚(西南医科大学)

王科闯(西南医科大学)　　牛　阳(宁夏医科大学)

文小敏(南方医科大学)　　闫　昕(华北理工大学)

江春花(华北理工大学)　　杨钦河(暨南大学)

吴范武(华北理工大学)　　张玉佩(暨南大学)

周　波(宁夏医科大学)　　钱占红(内蒙古医科大学)

黄仕营(南方医科大学)

总 序

教材建设是本科教学改革的重要组成部分，是提高教学质量、培养优秀人才的关键。坚持育人为本，编写符合教育规律和人才成长规律的具有科学性、先进性、适用性的优秀教材，以适应不同类型高等学校和不同教学对象需要，是中医药事业发展的基础性工程。中医药事业的蓬勃发展，对中医药人才培养质量、知识结构、专业能力、综合素质提出了新的、更高的要求，改进和完善中医药类本科教材的重要性和必要性日益突出。教育部在《高等学校“十三五”科学和技术发展规划》中明确指出：把完善“教材体系和专业课程教材内容定期更新机制”纳入人才培养课程体系。因此，为了进一步做好新时期教材建设工作，进一步提高高等医学院校中医类本科教材的质量，完善教材内容，更好地把握高等医学院校和综合性大学中医类专业本科教学改革和课程体系建设，打造中医药类精品系列教材，科学出版社和高等医学院校中医药类系列教材专家指导委员会共同启动了“高等医学院校中医药类系列教材”的修订工作。

本次修订积极响应教育部推动学科领域科学家和领军人才进入专业基础课程和核心课程教材编写的精神，我们仍采用“跨校、跨区域合作，出版社协助”的模式，组织全国三十余所高等医学院校中医药类专业的教学名师、优秀学科带头人、教学一线的教授、专家共同参与本次教材的修订。本次修订注重加强顶层设计和组织管理，汇集权威专家智慧，突出精品意识，以“明确培养方向，优化编写体例，打造学生‘乐学’”教材为原则，以教育部新版的教学大纲和国家中医执业医师、执业中药师资格考试要求为依据，充分吸收现有各版本中医药类教材的特色与合理之处并有所创新，努力打造遵循中医药教育规律、满足高等医学院校中医药类专业的培养目标需求、具有时代精神的高品质教材。

本次修订从教材规划到编写和编辑的各个环节，精心组织，层层把关，步步强化，意在提高教材的内在质量。在教材内容修订上，注重突出中医思维方式，彰显现代中医药教育理念，努力处理好继承与创新、理论与实践、基础与临床的关系。首先对教材中涉及的所有中医专业名词术语进一步进行了梳理，力争概念准确规范。进一步完善了学科知识、理论体系，促进最新科研成果进教材进课堂，并丰富教学方法和教学技术，注重实践技能培养，切合教学实际和临床实际所需，体现“创新性”和“实用性”；在教材版式设计上，力求编排新颖，版式紧凑，形式多样，主体层次清晰，类目与章节安排合理、有序，体现“清晰性”“易读性”及“实用性”。

本系列教材在修订过程中，得到了全国各高等医学院校的大力支持，在此致以衷心的感谢！让我们为精心打造中医药类本科精品教材共同努力！

第二届高等医学院校中医药类教材专家指导委员会

2017年5月

第二版前言

温病学课程是中医类专业重要的专业基础课程，自《温病学》（“高等医学院校中医药类系列教材”）第一版出版以来，已经历6年的时间，在中医人才培养中发挥了重要作用，受到了广大师生的好评。近年来，随着疾病谱的改变，过去的很多传染病如伤寒、流行性乙型脑炎等发病率逐步降低，而近现代的广大医家在临床中应用温病学理论治疗内伤杂病的经验越来越多。因此，再版教材在全面介绍传统温病学理论的同时，注重介绍温病理论、方剂在内伤杂病中的应用，对常用方剂均给出了医案或现代研究进展，以更好地指导临床实践。

本次修订在保留第一版理论简明、图文并茂特色的基础上，充分利用现代教育技术，以二维码的形式大幅增加了内容，除前述温病学理论、方剂在内伤杂病中的应用外，经典选读部分，针对每一条原文都给出了解释说明，在每一章节还列出了大量的参考文献，以帮助学生更好地理解温病学理论。附录部分增加了温病学方歌，对教材中出现的温病学经典方剂给出了方歌。以方歌为抓手增强温病学理论学习的效果，是我们多年来教学研究的成果，这也是本教材的鲜明特色之一。

本教材编写过程，得到了宁夏医科大学、华北理工大学、暨南大学、南方医科大学、西南医科大学、内蒙古医科大学的大力支持，同时也得到了众多中医学界前辈的指导。参加本教材编写的6所高等医学院校的全体编委都认真负责地完成了编写任务。在此，谨对为本教材的编写付出辛勤劳动的同仁表示衷心的感谢！由于水平有限，本教材必然还有一些不足，殷切希望广大师生提出宝贵意见，使本教材的质量进一步提高。

主　编

2018.04

目　录

总　论

各 论

经 典 选 读

附 录

总　论

第一章　绪　论

导　学

本章主要介绍温病学的定义和地位，重点叙述温病学发展的四个阶段，并对温病学的学科特点及如何学习温病学进行阐述。

通过学习掌握明清时期温病学的学术成就，特别是吴有性(字又可)、叶桂(字天士)、薛雪(字生白)、吴瑭(字鞠通)、王士雄(字孟英)等著名医家对温病学的重要贡献；熟悉战国时期至唐代对温病因、证、脉、治的认识，以及宋金元时期温病学在理法方药方面的重大发展；了解温病学的定义，明清时期温病学派与伤寒学派的争论要点，以及温病学的学科特点和学习意义。

参考文献

一、温病学的定义和地位

温病学是研究温病发生发展规律及其诊治和预防方法的一门临床基础学科。它的任务主要是阐明温病的病因、发病、病理变化及转归，以揭示温病的本质，研讨其诊断方法、预防和治疗措施，从而有效保护广大人民群众的生命健康。

温病是一类常见病和多发病，多数具有起病急、发展快、病情变化迅速的特点，有些温病还具有程度不等的传染性和流行性，长期以来严重威胁着人民的生命健康。随着时代的进步、科技的发展，中华人民共和国成立以后温病的预防工作取得了显著的成绩，有些疾病已被消灭、控制，或发病率大大地降低。但仍有多种温病依然危害着广大人民群众的健康，因此迅速有效地防治温病仍然是医学界的一项重要任务。实践证明，温病学的科学理论体系和实用价值很高的临床经验，千百年来为人民的健康作出了重大贡献，近年来，中医、中西医结合科学研究的成果，包括对卫气营血实质的研究，对清热解毒、活血化瘀、益气养阴等治则的研究，对急症的救治和给药新途径的研究等，都展示了温病学光明的发展前景。未来势必会更紧密地结合多种传染病和感染性疾病防治的重大需求，进一步推动温病学理论和温病防治水平的提高。

温病学的形成经历了一个漫长的历史过程。温病始隶属于伤寒，从某种意义上说，一部温病学发展史，就是其在伤寒体系中孕育、发展变革，以至分化区别，从而自成体系的历史。

二、温病学的学科特点和学习方法

温病学属临床基础学科，既包含有基础学科的内容，又具有临床的实践性，温病学的任务不是单纯地讨论理论问题，而主要是为了解决临床防治的实际问题，是防治疾病的应用学科，其包括的病种范围也很广泛。明确温病学的临床基础学科性质，有利于确定它的研究内容和发展方向，从而使温病学的学科内容更能符合临床实际，更好地指导临床诊疗工作。

学习温病学必须紧紧把握温病学的学科特点，对温病学的形成发展有系统的认识，并且做到以下几个方面：一是学习过程中，要注意取各家之长，扬长避短，才能较全面和正确地掌握温病学。二是对温病学的基本理论要深入理解，扎实掌握，结合实践，融会贯通。三是要善于用分析对比的方法进行学习，在学习温病共同特点的基础上，更深入细致地学习它们之间的差异。四是依据教材有针对性地学习，注意总论、各论、经典选读内容的前后联系和上下贯通，尤其是对经典选读中原著的

笔记栏

参考文献

重要条文应当精读、背诵。总之,学习好温病学的要点就在于深入理解温病学的基本理论,掌握温病独特的辨证论治方法,并将之熟练地应用到临床实践中。

三、温病学的发展概况

温病学是随着中医学的发展逐渐形成的,了解它的学术源流,研究它每一阶段的学术水平和特点,对于温病学的发展和提高有着深刻的现实意义。现分四个阶段进行论述。

（一）战国时期至唐代(萌芽阶段)

参考文献

这一时期《黄帝内经》《难经》《伤寒杂病论》等先后问世,中医学理论体系初步形成,虽然尚无温病学的专著,但已有较多涉及温病的论述。《黄帝内经》首次提出温病病名,如《素问·六元正纪大论》"温病乃作","其病温厉大行,远近咸若"之论述,不但记载病名,还指出了温病具有传染性、流行性的特点。在病因方面,《素问·生气通天论》提出"冬伤于寒,春必病温"的观点,成为后世温病伏邪学说的渊薮。对于温病的证候表现,《灵枢·论疾诊尺》说:"尺肤热甚,脉盛躁者,病温也",指出了热象偏重的临床特点。在治疗上,《素问·至真要大论》"风淫于内,治以辛凉""热淫于内,治以咸寒,佐以苦甘""热者寒之""温者清之"等对温病治则的确立有重要指导意义。此外,《灵枢·热病》还提出了被后世称作治疗温病大纲的"泻其热而出其汗,实其阴以补其不足"之说。在预防方面,《素问·刺法论》提出"正气存内,邪不可干"和"避其毒气"等,具有很强的科学性。这一阶段,温病在概念上仍然隶属于伤寒的范围,如《素问·热论》说:"今夫热病者,皆伤寒之类也。"《难经》也把温病作为伤寒中的一种病证类型,《难经·五十八难》说:"伤寒有五:有中风,有伤寒,有湿温,有热病,有温病",即伤寒有广义和狭义之分,温病隶属于广义伤寒之中,与狭义伤寒并列。

晋唐时期,还有一些医学著作对温病的病因、发病、治疗、预防等进行了论述。如晋代王叔和引申《黄帝内经》伏寒化温之说,提出寒邪"中而即病为伤寒,不即病者,寒毒藏于肌肤,至春变为温病,至夏变为暑病"。隋代巢元方《诸病源候论》一书对温热病、时气病、疫疠病等均有专门论述,一一与伤寒并列并指出:"人感乖戾之气而生病。"唐代孙思邈、王焘制订了许多防治温病的方剂,如孙思邈《备急千金要方》《千金翼方》中载有辟瘟方20多首,其中,太乙流金散、雄黄散等至今仍有实用价值。王焘《外台秘要》把天行温病另列一门,其所引《肘后备急方》治温毒发斑的黑膏方,至今仍在临床上使用。

总之,唐代以前对温病虽然已有了一定的认识,但论述比较简单,在概念上将温病隶属于伤寒的范畴,虽有论治温病的一般原则,但方法尚不具体、全面。因此,从战国至唐代可以说是温病学的萌芽阶段。

（二）宋金元时期(成长阶段)

从宋代开始,随着对温病认识的深入和实践经验的积累,有关温病的治法和理论有了新的进展和突破。如宋代朱肱(字翼中)主张灵活运用经方,他在《类证活人书》中说:"桂枝汤自西北二方居人,四时行之,无不应验。自江淮间,唯冬及春初可行,自春末及夏至以前,桂枝证可加黄芩半两,夏至后有桂枝证,可加知母一两、石膏二两,或加升麻半两。若病人素虚寒者,正用古方,不在加减也。"这对突破当时医家墨守经方、拘泥不变的局面起了一定的作用。郭雍(字子和)在《伤寒补亡论》中说:"冬伤于寒,至春发者,谓之温病;冬不伤寒而春自感风寒温气而病者,亦谓之温。"这种观点为后世把温病分为新感和伏邪两类奠定了理论基础。

金元时期,医学领域出现了"百家争鸣"的局面,这对温病学的发展起了有力的推动作用,尤其是金元四大家之一的刘完素(字守真),在热性病的治疗方面大胆创新论、立新法、订新方,对促进温病学的发展作出了重大贡献。他根据《素问·热论》,强调伤寒六经传变俱是热证,非阴寒之证,并创造性地提出"六气皆从火化"的观点,为温病寒凉清热为主治疗学的形成奠定了理论基础,开创了先河,进而创制了双解散、凉膈散、防风通圣散等辛散解表,寒凉清里的表里双解剂。元代有的医家还对温热病的证治作了规律性的提示,如王履(字安道)在《医经溯洄集》中从概念、发病机制和

笔记栏

治疗原则上把温病与伤寒明确予以区别，他说："夫惟世以温病热病混称伤寒……以用温热之药，若此者，因名乱实，而戕人生，其名可不正乎？"强调"温病不得混称伤寒"。这样，温病便开始从伤寒体系中分离出来，所以清代温病学家吴瑭称他"始能脱却伤寒，辨证温病"。

总之，宋金元时期，温病学在理法方药诸方面都有重大的发展，并渐渐从《伤寒论》体系中摆脱出来，为以后温病学自成体系打下了基础。因此，这一时期可以说是温病学的成长阶段。

（三）明清时期（形成阶段）

明清时期是温病学发展的鼎盛时期，尤以清代成就最著，名家辈出，名著较多，温病辨证论治的理论和方法不断完善和丰富，温病学形成了一门独立的学科。

明代医家吴有性编著的《温疫论》是我国医学史上第一部温疫病专著，他对温疫的病因、发病、治疗等提出了独特的见解。在病因方面，吴氏提出，温疫的病因非风、非寒、非暑、非湿等六气所感，而是自然界里一种特殊的致病物质"疠气"，这对温病致病因素特异性质的认识有了进一步的深入。在流行特点上，指出温疫具有强烈的传染性，"无问老少强弱，触之者即病"，感染途径是由口鼻而入。在治疗上，强调以祛邪为第一要义，并创立疏利透达之法。这些认识在当时历史条件下确是重大的创见，直到现在仍有实际意义。其后，喻昌（字嘉言）在《尚论篇》中提出瘟疫三焦病变定位，以及以逐秽解毒为主的三焦分治原则，并对秋季燥邪为病的病机和治疗作了较深入的论述。温病学在因、证、脉、治方面形成完整体系，则以清代叶桂、薛雪、吴瑭、王士雄等温病学家确立了卫气营血、三焦为核心的理论体系为标志。

叶桂在众多的温病学家中成绩最为卓著，由其门人整理而成的《温热论》是温病学理论的奠基之作。该书系统阐述了温病的病因、病机、感邪途径、传变规律、治疗大法等，创立了卫气营血辨证论治体系，丰富和发展了有关温病的诊断方法，如辨舌、验齿、辨斑疹等。此外，在《临证指南医案》中还记载有叶氏治疗温病的大量验案，为温热病的辨证用药提供了范例。医家薛雪与叶桂齐名，所著《湿热病篇》是我国医学史上第一部关于湿热性温病的专著，对湿热病的病因、病机、辨证论治作了较全面、系统的论述，进一步充实和丰富了温病学内容。此后，吴瑭继承叶氏之学，结合自己的临床体验，著成《温病条辨》，倡导三焦辨证，使温病学形成了以卫气营血、三焦为核心的辨证论治体系。吴氏整理总结一整套温病的治疗大法和方剂，使温病学的辨证论治内容臻于完善。此外，清代戴天章（字麟郊）的《广瘟疫论》、杨璿（字玉衡）的《伤寒瘟疫条辨》、余霖（字师愚）的《疫疹一得》等，对温疫的病因、病机、诊法和辨证论治，作了补充和发展，并创制了许多行之有效的方剂。王士雄则"以轩岐仲景之文为经，叶薛诸家之辨为纬"，并结合自己的实践认识，著成《温热经纬》，对温病学理论和证治作了较全面的整理，促进了温病学的进一步成熟和发展。

总之，温病学发展到明清时代，通过温病学家不断的实践和总结，在理法方药方面已有一套完整的体系，从而形成了一门独立的学科。卫气营血辨证和三焦辨证体系与《伤寒论》六经辨证体系并列，指导着外感病的辨证论治，直到现在仍然有效地指导临床实践。因此，明清时代可以说是温病学的形成阶段。

随着温病学理论体系的确立，进而产生对温病学的评价及其与《伤寒论》的关系等方面的不同学术见解，这就是中国医学史上伤寒学派与温病学派的争论。伤寒学派的主要观点是强调伤寒是一切外感病的总称，温病自居其中，不应另立门户，自成体系。其代表人物为陆懋修（字九芝），推崇者有恽铁樵、陆渊雷（字彭年）等。他们认为张仲景的《伤寒论》已包括了温病证治的完整内容，对叶桂、吴瑭等温病学家大加指责，说他们"标新立异，数典忘祖"。温病学派的主要观点是强调温病与伤寒为外感病的两大类别，其病因病机截然不同，概念不容混淆，治疗必须严格区分。并指出《伤寒论》虽然是治疗外感病的专书，但其内容毕竟"详于寒，略于温"，因此主张温病必须脱离伤寒范围，创立新论以"羽翼伤寒"。应该肯定，《伤寒论》在治疗外感病方面是有巨大贡献的，它所确立的辨证论治原则对温病学辨证纲领的形成，具有重大的启迪。但也应该认识到，《伤寒论》成书年代久远，由于历史条件的限制，认识上难免局限。随着社会的发展，医疗经验的不断积累，人们必然要在

参考文献

参考文献

笔记栏

《伤寒论》的基础上不断总结、不断发展，以适应客观医疗实践的需要。温病学的理论和证治在外感热病方面都较之《伤寒论》有长足的进步，补充了《伤寒论》的不足，提高了外感热病的治疗效果。温病学与《伤寒论》在学术上是一脉相承、不可分割的，《伤寒论》是温病学形成的重要基础，温病学是《伤寒论》的发展和补充。

（四）中华人民共和国成立前后(发展提高阶段)

温病学在清代中期曾得到蓬勃发展，清代末期至民国时期，温病学和其他学科一样，由于当时政府以各种理由、各种手段限制中医学的发展乃至取缔中医，还有抗生素类药物的发现和应用等多种原因，致使中医学的发展受到一定的影响，温病学的发展也经历了曲折的道路，没有得到应有的发展。当时诸多防治温病的经验多分散在民间，未得到充分的交流提高。与此同时，西学东渐，尤其是抗生素等药物对急性传染病和感染性疾病的诊疗有了很大的提高，对温病学的发展是严峻的挑战。即便如此，仍有大批中医基地成立，如在上海、广东等地创办中医学校和中医药期刊，培养了一批温病学科的后继人才，温病学的内容在各种期刊中也纷纷被报道，极大地促进了温病学理论的发展。这期间，不乏对温病作出重大贡献的医家。如中西医汇通派的代表医家张锡纯，他撰写的《医学衷中参西录》中载有不少治疗温病的案例和方剂，丰富了温病学的内容。孟河医派代表医家丁甘仁，对喉痧的治疗独具匠心，著有《孟河丁氏医案》《喉痧证治概要》等，是学习温病重要的参考资料。再如吴锡璜，其治疗温病重视机制，强调诊断，代表著作有《中西温热串解》《八大传染病讲义》等，对温病学的发展起到积极的推动作用。

中华人民共和国成立后，中医学获得了新生，温病学也显出勃勃生机，在理论和临床上都有了长足的进步。

首先，运用温病学的理论和经验治疗急性传染性、急性感染性疾病取得显著疗效。20世纪50年代，我国部分地区流行性乙型脑炎流行，运用温病学理论和方法进行治疗，取得了显著效果，引起医学界的重视，为中医治疗急性传染病作出了良好的开端。此后，温病学的理论和经验更广泛地应用到多种急性传染病和急性感染性疾病的防治中，如麻疹、脊髓灰质炎、流行性乙型脑炎、流行性脑脊髓膜炎、流行性腮腺炎、白喉、流行性出血热、登革热、病毒性肝炎、肠伤寒、钩端螺旋体病、疟疾、细菌性痢疾、肺炎、败血症、急性胆道感染、急性泌尿道感染等。尤其是近些年，对传染性非典型肺炎(SARS)采取中西医结合防治优势明显；温病学理论在指导人猪链球菌病、人禽流感等突发公共卫生事件的防治中展现出重要作用。

参考文献

其次，对温病学传统理论进行深入研究，使之更好地指导临床实践。主要是针对一些重大问题，如有关卫气营血、三焦理论的研究；卫气营血辨证与三焦辨证的关系的研究；新感与伏邪的研究；“寒温之争”及其统一外感热病辨证纲领的研究；温毒的致病作用的研究；温病治疗中的“截断疗法”；温病伤阴及养阴治疗等的研究，均取得了一定的成果，促进了温病学理论的科学发展，为临床实践的运用打下坚实的基础。

特别是温病学现代实验研究对温病学理论发展和临床疗效提高起到了推动作用。利用现代生理学、病理学、微生物学、生物化学、药理学、免疫学、制剂学等学科的理论、方法和手段，对温病卫气营血病理本质及其传变规律、温病舌苔舌质的变化、探寻高热急症速效特效方药和给药途径等方面进行研究，取得了一定的成果。对温病中常用的清热解毒、活血化瘀、攻下通里、益气养阴、开窍固脱等治法及其方药进行了研究，生产出一大批疗效确切、质量稳定、使用方便的新药和新剂型，广泛应用临床，在治疗病毒感染和抢救温病危重症中，发挥了重要的作用。

最后，温病学文献的整理研究和中医温病学专门人才的培养工作取得了很大成绩。20世纪50年代以后，一些温病学名著得以整理、校注和出版，并不断有新的论著出版，促进了学术交流。20世纪50年代中后期，高等中医院校相继成立，培养了一批又一批高级中医人才；1978年以来，部分中医院校先后招收温病学硕士和博士研究生，使温病学这门宝贵的医学遗产，得到发扬和提高。

笔记栏

总之，中华人民共和国成立后，温病学有了较大的发展和提高。在温病学传统理论精华和现代医学理论的指导下，利用现代科技手段和成果所进行的临床研究、理论研究和治法方药等的实验研究，以及培养了大量温病学高层次人才等，都是温病学在这一时期所独具的发展特点。在新的历史时期，面对新的挑战，温病学进入一个全新的发展时期，将面临新的课题，产生新的突破。

复习思考题

1. 温病学的形成发展经历了哪几个阶段？各阶段学术发展的主要标志是什么？
2. 清代温病四大家在温病学上各有哪些学术成就？
3. 学习温病学的现实意义是什么？

（牛 阳 周 波）

笔记栏

第二章　温病的概念

导　学

本章主要介绍温病的定义，重点叙述温病的特点，并且对温病的范围和分类、温病与相关疾病在概念上的区别与联系等加以论述。

通过学习掌握温病的定义，温病的四大特点；熟悉温病的分类，以及温病与伤寒、温病与温疫、温病与温毒在概念上的关系；了解温病的范围。此为继续学习温病的病因与发病、辨证与诊法、治疗与预防奠定基础。

一、温病的定义

参考文献

温病是感受温邪引起的以发热为主症，多具有热象偏重，易化燥伤阴等特点的一类急性外感热病的总称。从这一概念的内涵来看，其病因是外感温邪，主症为发热及热象偏重，病机特点为易化燥伤阴。从概念的外延来看，温病是指一类外感疾病，而不是指某一具体的疾病。

二、温病的特点

温病所包括的多种外感热病在发生、发展和临床表现等方面具有以下共同特点。

（一）有特异的致病因素——温邪

温病之所以不同于风寒类外感病，更有别于各种内伤杂病，就是因为它有特殊的致病因素，即温邪。温邪的范围包括风热病邪、暑热病邪、湿热病邪、燥热病邪，以及温热病邪（春季形成或伏寒化温），具有温热性质的“疠气”和“温毒”病邪。

温邪致病具有几个共性，一是从外感受，是不同于内伤杂病的主要原因；二是温热性质显著，容易消耗人体的阴液，故有别于中风、伤寒等风寒类外感病的病因。

（二）多具传染性、流行性、季节性、地域性

大多数温病可以通过各种途径在人群中互相传染，且其传染程度不等。这种传染在《黄帝内经》中叫作“染易”，如《素问·刺法论》说：“五疫之至，皆相染易，无问大小，病状相似。”刘完素在《伤寒标本心法类萃》中称疫疠为“传染”。吴有性在《温疫论》中也曾曰：“邪之所着，有天受，有传染。”这些论述指出了温病的传染特征，应强调的是温病大多数病种具有传染性，并有强弱之分，同时也应注意，温病虽然包括了多种急性传染病，但温病并不能与传染病完全等同，如西医传染病中的狂犬病、破伤风等就不属于温病的范围。

由于多种温病具有传染性，所以在一定条件下，可以造成在人群中不同程度的流行。古代文献中所称的“时行”“天行”就包含有流行的意思。正如王叔和所说：“非其时而有其气，是以一岁之中长幼之病多相似者，此则时行之气也。”指出了流行的特点和成因。温病流行的程度和范围不尽相同，如庞安时（字安常）在《伤寒总病论》中说：“天行之病，大则流毒天下，次则一方，次则一乡，次则偏着一家。”这与现代把流行程度分为大流行、小流行、暴发、散发等相似。引起流行的因素是多方面的，除了与病邪本身性质有直接关系外，和自然因素、社会因素等均有关。

笔记栏

温病的发生大多有明显的季节性，故有“四时温病”之称。所谓季节性是指有的温病只发生于某一特定季节，有的温病则在某一季节发生较多。不同季节由于气候特点及变化不同，因而所形成的温邪也各具特点，如春季气候温暖多风，故多风热为病；夏季气候酷热，故多暑热为病；长夏天气虽热，但湿气亦重，故多湿热为病等。同时，不同季节、不同气候变化，也可造成人体反应性的差异。如冬春季节肺卫功能失司，故容易导致风热病邪侵犯肺卫；夏秋季节热盛湿重，人体脾胃功能呆滞，易导致湿热病邪侵犯脾胃。

温病的发生和流行还常表现出一定的地域性，即在某些地区多发某种温病，而在其他地区则少见甚至不见。由于地理环境、气候条件的差异，加之不同地域居住的人们具有不同的生活习惯、体质类型，影响了温邪的形成与致病。正如叶桂所说：“吾吴湿邪害人最广”，指出了东南沿海等地湿热性疾病较多。

总之，温病的以上特点都与特异性致病因素有紧密联系。传染性、流行性主要由邪气的特性和毒力所决定的，而季节性、地域性则与气候变化和地理环境有关。而气候变化、地理条件影响着温邪的产生和传播。因此，温病的传染性、流行性、季节性、地域性是相互联系的。

（三）病程发展具有一定的规律性

因温病属外感病范畴，所以从温病总的发展趋势来看，多数温病具有由表入里、由浅入深、由轻到重、由实至虚的发展趋势。具体病程发展还应根据发病类型而定，如病发于表的新感温病有顺沿卫气营血浅深层次或上中下焦传变者，正如叶桂《温热论》曰：“大凡看法，卫之后方言气，营之后方言血。”吴瑭《温病条辨》曰：“温病由口鼻而入……始上焦，终下焦。”其传变趋势是由表入里，由浅入深，多数从卫分表证开始，病位浅，病情较轻，病程较短，随病程发展，病邪内传入里，病情随之加重，出现里热实证，若病情继续发展则可致邪盛正衰的局面。也有病邪自肺卫而内陷心营者，则病情较重。而病发于里的伏邪温病其传变趋势则是伏邪由里外达，是病情好转的表现；若里热进一步内陷深入，则病情加重，病程较长。

温病的发展过程的病理变化主要表现为人体卫气营血和三焦所属脏腑的功能失调及实质损害。总之，温病初始多以人体功能失调为主，待到病情发展，病情严重时，则出现明显的实质损害，进一步发展可导致阴竭阳脱。

温病发展规律性的另外一面是其病程发展具有阶段性，其阶段性是指温病病变过程所出现的证候可用卫分证、气分证、营分证、血分证四大类证候或上焦证、中焦证、下焦证三大类证候来概括，这不仅体现了温病发展的阶段性特点，同时也是温病区别于内伤杂病的主要标志。

以上是温病发生发展的一般规律，由于个人体质差异、邪气性质不同、治疗措施等的影响，不同个体之间的病变也存在一定的差异性。

（四）临床表现具有特殊性

温病临床表现的特殊性，主要是由温邪的性质所决定的，温邪的性质可分为温热类与湿热类。如温热类温病是由温热性质的邪气所引起的，故起病急、来势猛、变化快、传变多，较突出的是以发热为主，热象偏重，还容易内陷生变，导致动血、动风、闭窍，病变过程中又易化燥伤阴，尤其到后期，伤阴更为明显。湿热类温病是由湿热性质的邪气引起的，故起病较缓、传变较慢、病程较长、病势缠绵，初起热象并不明显，病位比较广泛，多是病邪侵犯卫表的同时困阻脾胃或弥漫三焦，后期有从阳化燥伤阴与寒化伤阳之不同。

三、温病的范围

由于历代医家对温病概念的认识不同，所以温病的范围亦有差异。明清以前，多数文献把温病仅看作是发生于春季的外感热病，包括的范围比较小。明清以后，随着温病学的形成，其包括的范围也越来越大，如吴瑭《温病条辨》中所论述的“温病者：有风温、有温热、有温疫、有温毒、有暑温、有湿温、有秋燥、有冬温、有温疟”。书中还论述了伏暑，可见包括的温病的范围很广。现在一般把外感热病中除风寒性质以外的急性外感热病都隶属于温病的范围，包括了西医学中的多种传染性、

笔记栏

感染性及非感染性发热性疾病。

本教材所讨论的温病，主要以四时温病为主，包括有风温（冬温）、春温、暑温、湿温、伏暑、秋燥、大头瘟、烂喉痧等。它们的命名是有特点的，有的是根据发病季节命名的，如发生于春季的称春温，发生于冬季的称冬温；有的是以时令主气为依据命名的，如风温、暑温、湿温、秋燥等；有的是根据临床特点而命名的，如大头瘟、烂喉痧；有的是季节结合主气命名的，如秋燥；还有的是根据疾病流行情况命名的病种，如温疫，或称天行病、时行病等。

四、温病的分类

温病按照它们内在的某些共同之处，可以进行归类，目前主要包括两种归类方法。

一是根据病证性质是否兼湿，把温病分为温热类温病和湿热类温病。温热类温病有风温、春温、暑温、秋燥、大头瘟、烂喉痧等。湿热类温病主要包括湿温、伏暑等。温热类温病和湿热类温病的鉴别见表2–1。

表2–1　温热类温病和湿热类温病比较表

	湿热类温病	温热类温病
病邪性质	湿热性质病邪（如湿热、暑湿等）	温热性质病邪（如风热、暑热、燥热等）
初起病位	多在卫气或脾胃	多首犯肺卫或气分、营分
起病、传变及病程特点	起病较缓，初起热象不显；传变较缓，病程相对较长，缠绵难愈	起病较急，热象较著；传变较快，病程相对较短
转　　归	既可伤阴又可伤阳	易伤阴
代表病种	湿温、伏暑等	春温、风温等

二是根据发病初起是否有里热见证，分为新感和伏邪两类。所谓新感温病是指凡初起病发于表，以表热证为主的温病，如风温、秋燥等；伏邪温病是指凡初起病发于里，以里热偏重为特点的温病，如春温、伏暑等。至于暑温、湿温，初起虽见里热证，但因临床表现与当令季节气候特点一致，故也属于新感温病的范围。这种分类方法能够区别温病的证候类型，揭示病位的浅深，病情的轻重，帮助确定治则和判断预后。

五、温病与伤寒、温疫、温毒的关系

伤寒、温疫、温毒均是与温病相关的重要概念。伤寒与温病无论在病因、病机，还是辨证施治方面均有较大差异，需要对其进行详细区别。温疫和温毒总体上属于温病的范畴。

（一）温病与伤寒

温病学是在《伤寒论》的基础上自成体系的，温病与伤寒既有联系，又有区别。中医历代文献中，有广义伤寒和狭义伤寒之分。广义伤寒是一切外感热病的总称，其中既有风寒性质的，也有温热性质的，故包括了温病在内。正如《素问·热论》所说的：“今夫热病者，皆伤寒之类也。”《难经·五十八难》也指出：“伤寒有五：有中风，有伤寒，有湿温，有热病，有温病。”“伤寒有五”的伤寒是广义的伤寒，而其五种之一的“伤寒”则是狭义的。其五种之一的温病与中风、伤寒、湿温、热病等并列。这与现在作为多种外感热病总称的“温病”概念有所不同。可见，在古代，伤寒、温病概念之间的关系特点：温病包括在广义的伤寒范围内，两者是隶属关系；温病与狭义伤寒是并列关系，是外感病中性质完全不同的两类疾病。

外感温邪引起的温病与外感寒邪引起的伤寒在临床表现上差异明显，治疗方法也截然不同，须严格加以区分。如狭义伤寒与风温两者在病因病机、证候、治疗等方面都有明显的不同，具体见表2–2。

参考文献

笔记栏

表2-2　伤寒(狭义)与风温比较表

病　证	风　温	伤　寒(狭义)
病　因	风热病邪	风寒病邪
感邪途径	自口鼻而入,先犯手太阴肺经	自皮毛而入,先犯足太阳膀胱经
病机特点	初起邪犯肺卫,继则肺胃热盛,甚则热陷心营,后期易伤肺胃阴液	初起寒束于表,郁闭卫阳,继则寒邪化热内传入里,后期易伤脾肾阳气
初起证候	发热重,恶寒轻,口渴,咳嗽,咽痛无汗或少汗,苔薄白舌边尖红,脉浮数	恶寒重,发热轻,头痛身痛,无汗,苔薄白,脉浮紧
初起治法	辛凉解表	辛温解表
初起用方	银翘散、桑菊饮等	麻黄汤、桂枝汤等
后期治法	滋养肺胃	温补脾肾
后期用方	沙参麦冬汤	理中汤、四逆汤等

(二)温病与温疫

温疫是指温病中具有强烈传染性,并能引起流行的一类疾病。在历代中医文献中,对温病与温疫概念的认识颇有不同。有的认为两者名异实同,温疫是温病的别名,如吴有性说:"热病即温病也,又名疫者,以其延门阖户,如徭役之役,众人均等之谓也。"有的则认为两者截然不同,区别在于能否传染,不传染者为温病,传染者为温疫,如陆懋修说:"温为温病,热为热病……与瘟疫辨者无他,盖即辨其传染不传染耳!"目前来看,这两种认识都有一定的片面性。温病是一切具有温热性质外感热病的总称,它既包括了具有强烈传染性和流行性的一类温病,也包括了其他不传染或传染性、流行性小的温病,因此温疫属于温病范围。

参考文献

温病实质上包括了西医学所说的多种急性传染病、急性感染性疾病,和其他一些发热性疾病,其中有些是有传染性的,有些是没有传染性的,故不能就认为温病就是温疫,但也不能就此认为温病没有传染性。因此要对两者的概念加以明确,这对于指导温病的防治有十分重要的意义。

(三)温病与温毒

在历代中医文献中,温毒有病名和病因两种概念,即温毒既是具有独特肿毒特征的一类温病,又是一种致病因素,本章主要指的是前一种。

早在《伤寒例》中就有温毒的病名,《肘后备急方》记载有温毒发斑的治疗方药。温毒是指因感受温热毒邪而引起的一类具有独特表现的急性热病,属于温病的范畴。它除了具有一般急性热病的临床见证外,还有局部红肿热痛甚则溃烂,或肌肤密布斑疹等特征。温毒包括有多种温热疾病,如大头瘟、烂喉痧、痄腮等。正如雷丰(字少逸)指出:"然有因温毒而发斑、发疹、发颐、喉肿等,不可不知。"故温毒并非单纯一种疾病,而是包括了多种具有"毒"的特殊表现的温病统称。

参考文献

复习思考题

1. 试述温病的主要临床特点。
2. 认识温病传染性和流行性的特点,对临床有何实际意义?
3. 温病有哪些分类方法?其主要依据是什么?
4. 温病与伤寒、温疫、温毒在概念上有何联系与区别?

(牛　阳　周　波)

笔记栏

第二章　温病的病因与发病

导　学

通过学习，掌握风热、暑热、湿热、燥热、温热、疠气、温毒病邪的概念、病因特性和致病特点，新感温病与伏邪温病的基本内容；熟悉温病病因的共性；了解温病的发病因素和感邪途径。为进一步学习温病的辨证、诊断、治疗、预防等奠定基础。

在学习各种温邪的致病特点时，要根据温病的证候特点，并联系发病季节的气候变化，从而对温病的病因作出分析，对各种温病病因的致病特性进行归纳。注意温病的病因与发病对于指导温病的辨治和预防具有重要的意义。

温病发生的基本因素包括病因与发病。温病的病因是温邪，是导致疾病发生的主要原因，发病是指致病因素如何侵袭人体及侵袭人体后怎样引发疾病，人体感受温邪后发病与否取决于正邪双方力量的对比。温病的致病主因与发病条件是两个密切相关而又有区别的内容，只有在两者相互作用的情况下，才能导致温病的发生。

一、温病的病因

（一）温邪的定义及特点

温病的病因是温邪，这也是它区别于其他外感、内伤杂病最根本的原因。温邪包括了以六淫命名的风热病邪、暑热病邪、湿热病邪、燥热病邪，以及春季或“伏寒化温”形成的温热病邪，此外，疠气和温毒致病也具有温邪致病的特点，因此也包括在内。

各种温邪虽形成条件、致病特点不尽一致，但又有一些共同之处，即均是从外感受，性质属热，致病迅速，季节相关，并且有一定的好犯部位。温病病因的理论是建立在“辨证求因，审因论治”的基础上，结合疾病发生季节的气候特点对外感病因进行分析。

从现在的认识分析来看，温病包括了多种急性传染病和感染性疾病，其致病原因主要是病原微生物的感染。同时，四时气候的变化能够影响自然界微生物的生长繁殖和传播媒介，以及机体防御能力。现今，不能把六淫作为单纯的气候变化的物理性致病因素，而是包括了各种致病微生物在内的多种致病因素的综合概念。温邪除了包括多种病原微生物外，也包括了一些非生物性的致病因素，如高温环境引起的中暑等疾病，其病因也属于温邪。

（二）各种温邪的致病特点

1. 风热病邪　风热病邪的形成和致病多在冬春季节。冬季应寒而反暖，气候异常，春季阳气升发，气候温暖多风，都可产生风热病邪。正如王士雄所说：“冬月天暖，所感亦是风温。”吴瑭也指出：“风温者，初春阳气始开，厥阴行令，风夹温也。”风热病邪侵袭人体导致的温病主要为风温，发于冬季的又称为冬温，即是春季风温的别称。风热病邪致病特点如下。

（1）多先犯上焦肺卫：风性疏泄、升散，为阳邪，多侵犯人体的上部和体表，而肺为华盖，处于五脏之高位，通过呼吸与天气相通，因此风热病邪易从口鼻入侵，手太阴肺首当其冲。故风温初起多出现肺卫证，症见发热，微恶风寒，少汗，头痛，咳嗽，口微渴，舌边尖红，苔薄白，脉浮数等症。

（2）易伤肺胃阴津：风热病邪由风邪和热邪相合而成，风与热都属阳邪，阳邪最易耗损阴津，即

笔记栏

叶桂所说的“两阳相劫”，所以病变发展过程中容易产生化燥伤阴的变化，由于风热病邪以伤上焦肺系为主，上焦邪热不解易传入中焦，故主要伤肺胃的阴津，可见咽干鼻燥，口渴，便秘等症。

（3）变化迅速：风善行而数变，温邪具有“热变最速”的特性，所以风热病邪为病，起病急，变化迅速。初起邪虽在表，但很快便可内传，如叶桂所说之“温邪上受，首先犯肺，逆传心包”。风热病邪内传快，但若正气不至大虚，则消退亦快，治疗及时、得当，病程一般不长。

2. 暑热病邪 暑热病邪的形成和致病多在夏季，与夏季高温酷暑的气候密切相关。暑为火之气，夏暑炎热之际，人体毛窍大开而汗出，是导致暑热病邪侵袭的重要原因。由于夏暑时节，暑热盛，雨湿较多，故暑热病邪易兼夹湿邪，亦称暑湿病邪。感受暑热病邪和暑湿病邪所致的温病主要为暑温，暑温发病有明显的季节性。暑热病邪致病特点如下。

参考文献

（1）初起径犯阳明气分：由于暑性炎热酷烈，暑热病邪侵袭人体即内犯气分，径入阳明，正如叶桂之“夏暑发自阳明”，初起即见壮热，大汗，烦渴，面赤，脉洪大等里热炽盛表现。暑热病邪为病甚至不分表里渐次，邵仙根也说：“暑之伤人也，不拘表里，不以渐次，不论脏腑。”

（2）易伤津耗气：暑热病邪属火热之气，易灼津耗液；暑热炽盛，逼迫津液外泄，又易耗气，即所谓：“壮火食气”。在病程中易见发热，汗出，少气倦怠，口渴，齿燥等症状，甚则出现四肢厥冷，面色苍白，脉微细欲绝等危重证候。

（3）易兼夹湿邪：夏暑炎热季节，气温高，雨水多，湿气也较重，故暑热病邪易兼夹湿邪为患。故叶桂说：“长夏湿令，暑必兼湿。暑伤气分，湿亦伤气。”暑热夹湿称为暑湿病邪，仍以暑热性质显著为其特点。暑湿病邪致病的主要特点：易困阻脾胃，弥漫三焦，伤络动血，耗损元气。又因炎夏盛暑之季，人们贪凉恣食生冷，露宿受寒，以致暑邪常夹湿兼寒而成暑湿兼寒证。

3. 湿热病邪 湿热病邪四季均可产生，但多发生于长夏季节，是一种兼具有湿与热两种特性的外感病邪。长夏季节气候炎热，湿易蒸腾，雨水较多，湿气较重，故湿热病邪更易形成。感受湿热病邪引起的温病主要是湿温。湿热病邪的致病特点如下。

（1）黏腻淹滞，传变较慢，病势缠绵：湿性黏腻淹滞，侵入人体后多滞着难化。湿属黏腻阴邪，与阳热之邪相搏，则胶着难解，不若寒邪之一汗而解，温热之一清可除，故湿温病大多缠绵难愈，病程较长，瘥后易于复发。

（2）病位以中焦脾胃为主：太阴脾乃湿土之脏，阳明胃为水谷之海，脾胃同属中土，而湿为土之气，湿土之气同类相召，故湿热病邪侵入人体后，好犯中焦脾胃，使脾胃升降失常，出现脘痞，腹胀，呕恶，便溏，苔腻等症状。在此应强调，素体脾胃虚弱湿盛者，更易感受湿热病邪而发病，称为里湿与外湿“内外合邪”。

（3）困遏清阳，闭郁气机：湿为阴邪，其性重浊，侵袭人体后极易困遏清阳，闭郁气机。故湿温初起以身热不扬，恶寒，身重等湿困卫阳见症为主，兼见头重如裹，神情呆钝等清阳被蒙的表现，又可见湿郁气机的胸闷，脘满，腹胀等，吴瑭称为“湿闭清阳道路也”。后期阶段，由于湿困日久，损伤阳气，可见畏寒，肢冷，便溏，舌苔白滑等湿盛阳微证。

4. 燥热病邪 燥热病邪的形成主要在秋季，燥为秋令之主气，具有干燥的特性，每逢初秋时节，气候干燥，久晴无雨之时，容易发生燥邪为患。燥邪有属寒属热两种不同的属性，一般早秋承夏，秋阳以曝，易形成燥热病邪，具有燥热性质的病邪称为燥热病邪；晚秋初凉，多为凉燥。感受燥热病邪引起的温病主要是秋燥。燥热病邪的致病特点如下。

（1）病位以肺为主：燥为秋令之主气，燥金之气内应于肺，故燥邪侵袭人体后多从口鼻上受犯于肺经。初起即见发热，微恶风寒，咳嗽少痰，咽干鼻燥等肺卫见症。病变过程中，燥热病邪亢盛由肺卫进入肺经气分，灼伤肺阴，而见咳嗽气急，胸满胁痛，咽干舌燥等肺燥阴伤证候。

笔记栏

（2）易致津液干燥：燥盛则干，热盛则伤津，所以燥热病邪易伤人体的阴津，即温燥初起必有明显的津液干燥的表现，如口渴，口鼻、唇咽及皮肤干燥，咳嗽无痰或少痰，大便干结，舌苔少津等。少数严重病例，后期可损伤下焦肝肾之阴。

（3）易从火化：燥热病邪亢盛时可从火化，燥热化火，上干清窍，可见耳鸣，目赤，咽痛，龈肿等症。

5. 温热病邪 温热病邪是一种在春季形成或由“伏寒化温”而形成的致病病邪，初起即以里热炽盛为致病特点，现代有中医认为春季阳热之气上升，气候过暖，容易产生温热病邪，这种温热病邪可直接犯于气分或营分，呈现里热证。古人则认为是由冬季感受寒邪，未即发病，寒邪内郁，日久化热，至春而发病，即所谓“伏寒化温”而形成的温热病邪，正如《素问・生气通天论》说：“冬伤于寒，春必病温。”温热病邪引起的温病是春温。温热病邪的致病特点如下。

（1）初起即见里热证：温热病邪以温热性质为著而不具有六淫中风、暑、湿、燥的特性，初起就可呈现明显的里热证。如春季温热病邪直接犯于气分或营分，或内蕴里热激发，则急起发病，或见灼热，烦渴，尿赤，舌红苔黄等气分证；或见斑疹，神昏，舌绛等营（血）分证。如有新感引发则可兼见表证，若无外邪引发则无表证。

（2）易闭窍、动风、动血：由于温热病邪的温热特性突出，易化火、化毒，病情较重者，可出现闭窍、动风而致神昏、痉厥。郁热内炽，易损伤血络，迫血妄行，出现出血、斑疹等症状。

（3）易耗伤阴液，后期多肝肾阴伤：温热病邪病位深且邪热重，阳热燔灼，易劫夺阴津，疾病后期，多耗伤肝肾之阴，出现低热，颧赤，口燥咽干，脉虚，神倦或手指蠕动，舌干绛而痿等症状。

6. 温毒病邪 温毒病邪是六淫邪气蕴蓄不解而形成的属性为温热性质的一类致病病邪，正如尤怡（字在泾）说：“毒者，邪气蕴蓄不解之谓。”温毒病邪的形成与时令季节气候反常有关，并能引起流行。温毒病邪可分为风热时毒、暑热时毒、湿热时毒、燥热时毒、温热时毒等，感受风热时毒引起的温病是大头瘟；感受温热时毒引起的温病是烂喉痧。温毒病邪的致病特点如下。

（1）具火热之性：温毒具有火热之性，如余霖说：“瘟既曰毒，其为火也明矣。”吴瑭在《温病条辨》中也说：“温毒，咽痛喉肿，耳前耳后肿，颊肿，面正赤，或喉不痛但外肿。”温毒病邪致病力强，侵袭人体后能导致高热、耗伤阴津、脏腑功能失调、实质损害等多种病理变化。

（2）蕴结壅滞：温毒病邪客于脉络，可导致局部血脉壅滞，毒瘀互结，而形成肿毒特征，局部出现红肿疼痛，甚则糜烂破溃等，其病变可发于咽喉、阴部等部位，也可引起肌肤斑疹、皮下结节等。

（3）攻窜流走：温毒病邪可内攻脏腑，外窜经络、肌腠，上冲头面，下注宗筋、阴器，其病变部位的差异与温毒病邪的性质及感邪轻重有关。如温毒攻肺，可使肺失清肃，或肺气壅滞，甚则化源速绝。其证候轻则咳喘，重则呼吸急促困难。温毒攻心，闭塞机窍，则神昏谵语，或引动肝风而发生痉厥。温毒窜扰肌腠、血络，而致丹痧、斑疹密布等。

7. 疠气（戾气） 疠气亦称戾气、疫疠病邪，是外邪中具有强烈传染性，并能引起流行、播散的一类致病病邪，疫疠病邪的形成与气候异常如疾风淫雨、非时之寒暑、洪涝干旱等有关，也与地理环境气候及社会状况、卫生环境等相关。疠气分两大类，即温热性质和寒凉属性，属温热性质者能引起温疫的发病、传染和流行。疫疠病邪的致病特点如下。

（1）致病力强：疠气性质暴戾，其致病往往无问老幼，触之者即病。

（2）传染性强：疠气具有强烈的传染性，极易引起传播和流行。

（3）病变定位的特异性：不同的疠气致病对脏腑经络有特异的定位。

（4）病重多变：疠气为病严重，病情凶险，传变迅速，症状复杂多变。

（5）种属的选择性：疠气致病往往有种属的选择性，即所谓“牛病而羊不病，鸡病而鸭不病，人病而禽兽不病”。

二、温病的发病

发病是指疾病发生的机制和规律。温病发病学的内容包括发病因素、感邪途径及发病类型等。

（一）发病因素

影响温病发生和流行的因素主要有内因和外因两大类，内因主要包括人体的体质等，在温病的发病中起决定性的作用；外因范围广泛，如感受的邪气、自然因素、社会因素等，外因通过内因起作用。

笔记栏

1. 体质因素 在温病的发病因素中，人体正气的强弱是一个决定性的因素。正如《素问・刺法

参考文献

论》中说:"正气存内,邪不可干",温邪能否侵入人体发病,取决于正邪双方力量的对比,身体健康,正气内固,脏腑功能正常,抵御温邪的能力强,则温邪往往不得侵袭人体而发病;温邪只有在人体正气不足,防御外邪的能力减弱,或病邪的致病力超过了人体正常的防御能力的情况下,才有可能导致温病的发生,正如《灵枢·百病始生》说:"风、雨、寒、热,不得虚,邪不能独伤人。猝然逢疾风暴雨而不病者,盖无虚,故邪不能独伤人。此必因虚邪之风,与其身形,两虚相得,乃客其形。"明确指出人体正气虚弱是导致外邪入侵人体导致发病的一个决定性因素。

2. 社会因素 社会因素包括经济条件、体育锻炼、卫生习惯、防疫设施等。在旧社会,中国经济落后,人民生活贫困,严重营养不良,体质普遍较差,抵御外邪的能力较弱,加之防疫制度不够健全,社会动荡不安,导致温病的猖獗流行。而现代社会,人们的生活条件和健康水平都得到了显著改善和提高,并且我国确立了"预防为主"的方针政策,对传染病采取了一系列的防治措施,从而有效地控制和降低了多种急性传染性温病的发生与流行。

3. 自然因素 温病的发生与外界环境中的自然因素有密切的关系,尤其是气候的变化,对温病的发生更具有重要的影响,如非其时而有其气,骤冷暴热,疾风骤雨,人体不能适应寒暖的突然变化,容易感邪发病。一年四季由于时令气候的不同,对温病病邪的形成、传播和机体的反应性及防御功能,都会产生不同的影响,进而导致不同类型温病的发生。此外,空气中存在的放射性物质、刺激性气体、污染的粉尘或其他有毒物质,对人体防御功能可产生明显影响,降低人体的抵抗能力,增加对温邪的易感性。

(二)感邪途径

温邪侵犯人体具有不同的感染途径,主要包括以下几种。

1. 邪从皮毛入侵 卫合皮毛,在卫气的作用下,通过正常开合保持机体内外环境的统一,抵御外邪的入侵。当卫外功能失调,皮毛失固,则外邪可以乘虚而入发病。另外,与有传染性的温病患者接触也可引起感染,如雌性按蚊叮咬皮肤时,可将体内的疟邪传入人体而发生疟疾,还有些病可以通过接触疫水而感邪发病,也属于接触相染,邪从皮毛入侵。

2. 邪从呼吸道入侵 鼻气通于肺,人经过呼吸道吸入被温邪污染的空气就可以感邪发病,古代医家早就认识到:"一人病气,足充一室。"从呼吸经口鼻进入人体的温邪,其病位多在上焦手太阴肺,常见的通过呼吸相染的温病如风温、烂喉痧等。

3. 邪从口入侵 口气通于胃,温邪从口腔进入人体可以直犯脾胃、肠道而发病。口为人体摄纳饮食的第一道关口,故邪从口入大多因饮食不洁,致邪毒随其侵入人体。如《诸病源候论》说:"人有因吉凶坐席饮啖,而有外邪恶毒之气,随食饮入五脏,沉滞在内,流注于外,使人肢体沉重,心腹绞痛,乍瘥乍发,以其因食而得之,故谓之食注。"湿温、霍乱等湿热性质的温病,感邪途径即属于这一类型。

(三)发病类型

发病类型是指温病发病后在证候上所表现出的不同类型。根据温病发病后的临床表现,将温病分为病发于表的新感温病和病发于里的伏邪温病两大类。

1. 新感温病 新感温病是指感受当令之邪即时而发的温病。其特点:初起病多在表,以表热证为主,以发热,恶寒,无汗或少汗,头痛,咳嗽,苔薄白,脉浮数等卫表证候为主要表现。新感温病的传变趋势因体质状态、抗病差异、感邪轻重等不同而体现不同的情况,有不传变而自行消退者,有顺沿卫气营血浅深层次传变者,有自肺卫内陷心营者,总之,其传变趋势是由表入里,由浅入深。一般病情较轻,病程较短。初起治疗以解表透邪为基本法则,若治疗得当,邪自外解,预后较好。代表性的病种如风温、暑温、秋燥、大头瘟、烂喉痧等。

2. 伏邪温病 伏邪温病是指感受外邪伏藏于体内过时而发的温病。素体阴精亏虚者易患伏邪温病。其特点:初起即出现一派里热证候,无外感激发者多无表证,以灼热,烦躁,口渴,溲赤,舌红,苔黄等里热亢盛证候为主要表现。其传变趋势:若伏邪由里外达,是病情好转的表现;若里热进一步内陷深入,则病情加重。一般病情较重,病程较长。初起的治疗以清泄里热为主,代表性的病种

笔记栏

参考文献

有春温、伏暑等。伏邪温病与新感温病比较见表3–1。

表3–1 伏邪温病与新感温病比较表

病　证	新感温病	伏邪温病
病　因	感邪后立即发病	感邪后邪气伏藏,逾时而发
病机传变	初起病邪在表,或从表解,或自表入里,由浅至深传变	伏邪自里而发,或由里达表,或进一步内陷深入若伏邪不能外达,或邪透不尽,则病难速愈
证候特点	初起以表热证为主	初起即出现里热证,若无外感引发,则无表证
治　疗	初起以解表透邪为主	初起以直清里热为主
代表病种	风温、秋燥等	春温、伏暑等

以上比较的两种发病类型,属于一般的发病规律和证候类型。新感温病与伏邪温病的不同发病类型,虽以感邪后是否即时发病为区别,但主要还需通过对临床不同证候的观察,以明确温病初起是病发于表还是病发于里。因此,研究新感温病和伏邪温病,应着眼于临床实际,分析不同证候的病机所在,而不能拘泥于概念上的感而即发和伏而后发。

复习思考题

1. 什么是温邪? 温邪致病有哪些共同特性?
2. 风热病邪、暑热病邪、湿热病邪、燥热病邪的致病特点如何?
3. 试述新感温病和伏气温病初起的临床表现、病机传变、治疗原则。

(牛　阳　周　波)

笔记栏

第四章　温病的辨证理论

导　学

本章主要介绍温病的辨证理论，包括卫气营血辨证和三焦辨证，这两者既有区别又有密切联系，在具体运用时相互补充，共同构成了温病学的辨证体系。温病的辨证理论是分析温病病机的理论基础，是辨别温病各种证候类型的基本纲领，是判断温病过程中病位病情的标准，是确立温病治疗大法的依据。

通过学习掌握“卫气营血”和“三焦”各阶段的病机和主要证候，包括每一证候的临床表现、病机、病位、传变、治疗等；了解卫气营血辨证与三焦辨证理论形成的源流，以及两者之间的相互关系。在本章的学习中也要温习中医诊断学与伤寒学中的相关内容，明确温病的辨证理论与中医学中八纲、脏腑、气血津液、六经等辨证理论的关系，并掌握卫气营血及三焦辨证在临床上的应用。

一、卫气营血辨证

参考文献

温病具有传染性、流行性的特点，特别是某些温疫的临床表现无问老少症状相似，这就使得古代医家在疫病流行时得以在短时间内接触大量相似的病例，从而观察到温病病程发展的规律性变化。清代医家叶桂在《黄帝内经》及历代医家有关营卫气血生理与病理等方面论述的基础上，根据自己在临床上对温病发生发展规律的观察和总结，把卫气营血的概念用于对温病病机的演变规律、病程发展阶段性的分析，创立了卫气营血辨证理论。以卫、气、营、血来概括病变的浅深部位及病情的轻重程度，即外邪先犯于卫，继则发展至气，再影响到营，最后深入于血，分别称为卫分证、气分证、营分证、血分证。在这一理论中，“卫气营血”的含义不仅有其生理基础，而且概括了它们的病理变化、证候类型等方面的内容。一般而言，病邪在卫气分时以功能失调为主，营血分时则以实质损害为主，同时，其功能的失调也更为严重。卫气营血代表了温病发展过程中的几个主要阶段，卫分证属表，气分证、营分证、血分证都属里，其中气分证较浅，营分证较深，而血分证更深。运用卫气营血辨证理论可以对温病的病理变化及证候类型进行高度的概括，从而有效地指导温病的治疗。

（一）卫气营血的证候与病机

1. 卫分证

（1）含义：指温邪初袭卫表，邪正相争于卫分，人体卫外功能失常所引起的一类证候。本证为温病的初期病变阶段，病情较轻。

（2）临床表现：发热，微恶风寒，头痛，咽痛，无汗或少汗，或有咳嗽，口微渴，舌苔薄白，舌边尖红，脉浮数等。其中以发热与恶寒并见，口微渴为辨证要点。

（3）病机分析：卫分证是温邪侵袭人体的初始阶段，人体卫气与病邪相争所出现的一系列表现。温邪通过口鼻而犯于肺经，肺主一身之表，外合皮毛，而卫气有卫外功能，抵御外邪入侵，因此正邪相争引发的证候表现以卫表见症为主。邪袭肌表，卫阳被扰，其温煦肌表功能失常则恶寒；邪气外束，正邪交争，卫阳失于宣发，郁而发热。因温邪属阳邪，阳邪致病则阳盛，阳盛则热，故发热明显，而恶寒较轻且短暂。邪留肌表，卫气郁阻，营卫失调，腠理开合失职，则无汗或少汗。同时，温邪上侵头部，经气不通，加之阳热上扰清窍而头痛。如邪郁肺经，肺失清肃宣降，肺气上逆则咳嗽。温

笔记栏

邪致病初期，邪热伤津不甚，可见口微渴。另外，湿热病邪郁遏卫表的同时多犯于中焦脾胃，湿热郁遏卫气，邪正相争引起发热、微恶寒等卫表症状的同时伴有脾胃湿热见症。综上所述，卫分证的病变特点为温邪袭卫，肺卫失调。

（4）主要证候类型：不同类型的温邪侵犯卫分，其病机也各有不同，症状也各具特点，主要证候类型如下。

1）风热伤卫证：病位主要在肺卫，症见发热，微恶风寒，鼻塞流涕，咽痛，咽喉红肿，头痛，咳嗽，口微渴，舌边尖红赤，舌苔薄白，脉浮数等。其中以发热，微恶风寒，鼻塞流涕，头痛，咽痛等为辨证要点。

2）燥热犯卫证：病位亦主要在肺卫，症见发热，微恶风寒，咳嗽少痰或无痰，咽干鼻燥，口渴，舌红苔白欠润，脉浮数等。其中咳嗽少痰，或无痰，咽干鼻燥为辨证要点。

3）湿热犯卫证：病位主要在卫气，症见恶寒，身热不扬，少汗，头重如裹，身重肢倦，胸闷脘痞，舌苔白腻，脉濡缓等。其中以恶寒，身热不扬，头身重着，苔白腻为辨证要点。但单纯的湿热卫分证少见，因为在出现卫分证的同时，已有湿热内郁脾胃，中焦气机失调等气分的病机变化，所以多表现为邪遏卫气，卫气同病。

（5）发展趋势：邪在卫分为病变之最浅层，一般病变程度较轻，持续时间较短，如治疗准确、及时，邪可从表而解。如感邪较重，或治疗不及时或不恰当，正气不能驱邪外出，温邪可从卫分入气分；如患者正气极虚，温邪可由卫分直接传入营分甚至血分，或内陷手足厥阴而发生神昏、痉厥等症，此时病情较为重险。

（6）治则治法：卫分证以宣泄肺卫，透邪外达为主要治疗原则。临床上应辨清卫分证临床类型，区分病邪性质，采用不同的解表法，同时忌用发散风寒之辛温解表剂，也不宜早用苦寒直折之品。

2. 气分证

（1）含义：气分证是指温邪在里，导致人体气分所属脏腑生理功能失常的一类证候。本证属于外感病里证病变阶段和范畴，同时还包括了半表半里证在内。气分证的病变较广泛，凡温邪不在卫分，又未传入营（血）分，都可属气分证范围，涉及的病变部位主要有肺、胃、脾、肠、胆、膜原、胸膈等。

气分证的形成主要有以下几种途径：一是在卫分的温邪传入气分；二是温邪直接犯于气分，如暑热病邪可以直犯阳明，湿热病邪则直犯于脾胃等；三是气分伏热外发，如伏寒化温病邪伏于气分而内发；四是由营分邪热转出气分等。

（2）临床表现：气分证根据病变部位及病邪性质的不同可细分为多个证候类型，临床表现也复杂多样，但都有其共同的特点，如热势壮盛，不恶寒，反恶热，汗多，渴喜凉饮，心烦，尿赤，舌质红，苔黄，脉数有力等。辨证要点是但发热不恶寒，口渴，苔黄。

（3）病机分析：气是人体基本物质之一，运行于全身，推动激发全身各脏腑器官的功能活动，抵御外邪入侵，当温邪进入气分时，全身正气奋起抵抗邪气，正邪剧争，影响有关脏腑器官的正常气机功能，所以出现相应的气分证症状。其中以热盛阳明较为常见，阳明为多气多血之经，阳气旺盛，邪入阳明最易化燥化热，故邪入阳明，里热炽盛，弥漫蒸腾全身，出现壮热，不恶寒，反恶热；里热炽盛，蒸腾津液外泄，故多汗；热盛伤津，且汗出复伤津液，故口渴喜凉饮，尿赤；邪热上扰，心神不宁，则心烦；气分热盛，热盛血涌，则舌红苔黄，脉数有力。热盛阳明的病机特点：正盛邪炽，正邪剧争，热盛伤津。综合温热性温病多种气分证的病机变化，其总的病机特点：邪入气分，热炽津伤。

另外，湿热性温病在湿邪化燥伤阴之前，也往往留连于气分。因湿为阴邪，热为阳邪，湿热交蒸，故临床表现与温热性温病不尽相同。气分有热，则见发热汗出，口渴溺赤，心烦；湿阻气机，脾胃升降失常，则脘闷呕恶，便溏。因热蕴湿阻，故见身热不扬，汗出而热不解，渴而不欲多饮；湿热交蒸，则苔黄腻，脉濡数。其总的病机是湿热交蒸，郁阻气机。

（4）主要证候类型：气分证包括范围较广，涉及脏腑也多，主要根据邪入脏腑的不同而分，其中以阳明经热证较常见。

笔记栏

1）热盛阳明证：主要表现是大热，不恶寒但恶热，大汗，大渴而饮冷，舌苔黄燥，脉洪大等，即一般所说的“四大”见症。

2）热壅于肺证：常见身热，咳嗽，痰黄，胸闷，苔黄，脉数等症状。

3）热扰胸膈证：常见身热，烦躁不安，胸膈灼热如焚，口渴，便秘，苔黄，脉滑数等症状。

4）热结肠腑证：常见潮热，腹满，便秘，苔黄厚干燥，脉沉有力等症状。

5）热郁胆腑证：常见寒热往来，口苦烦渴，胸胁不舒，溺赤，苔黄腻，脉弦数等症状。

6）热蕴膀胱证：常见身热，小便短赤或涩滞热痛等症状。

7）邪伏膜原证：常见憎寒发热，脘痞腹胀，苔白腻厚如积粉，舌质红绛等症状。

另外，温邪在半表半里者也归属于气分证范围，但其往往发热恶寒交替出现，或表现为寒热起伏，与一般的气分证不恶寒者有别。

（5）发展趋势：气分病变较卫分深入了一层，持续时间也较长，病情一般较重。然而这时正气未衰，抗邪有力，如治疗及时，治法恰当，就可使邪去病愈。气分证如进一步发展，一是正不敌邪，或得不到及时和正确的治疗，温邪可自气分进一步发展而深入营血分，病变趋于严重；二是经过邪正抗争，气分的病邪渐衰，但人体正气，特别是阴液大伤，形成正虚邪少局面，如肺胃阴伤等，经过一段时间后，正气得复而病渐向愈。

（6）治则治法：气分证主要病机变化是邪入气分，热炽津伤，故清气逐邪，泄热保津是其主要治疗原则。由于气分证临床上常见多种类型，故在清气的同时，应配合宣肺、清胃、攻下解毒等法。

3. 营分证

（1）含义：营分证是指温邪深入营分，导致营热亢盛，营阴耗损，心神被扰的一类证候。本证也属于外感病里证病变阶段和范畴。温邪深入营分，人体脏腑的实质损害较为明显，而有关的功能障碍更为严重，病情较为危重。

营分证的形成，一是在气分的邪热失于清泄，或湿热病邪化燥化火，进而传入营分；二是肺卫之邪乘虚直接内陷营分；三是内伏于营分的伏邪自内而发出；四是温邪不经卫气分而直接深入营分，如暑邪可直犯于心营而发生神昏，称为暑厥。

（2）临床表现：身热夜甚，口干，反不甚渴饮，心烦不寐，时有谵语，斑疹隐隐，舌质红绛，脉细数等。其中以身热夜甚，心烦谵语，舌质红绛为辨证要点。

营分证的发热特点为身热夜甚，它不同于卫分的发热与微恶风寒并见，也不同于气分的但恶热不恶寒。同时，营分证一般都可见到程度不同的神志异常，轻则心烦不寐，重则时有谵语。营分证的舌象特点是舌质红绛，正如叶桂所说：“其热传营，舌色必绛。”可见舌质红绛是判断温邪传入营分的重要标志。

（3）病机分析：营分邪热亢盛，则劫伤营阴，表现为身热夜甚，脉细而数。营热蒸腾于上，则口虽干不甚渴饮，舌质红绛。因营气通于心，营阴受热，易侵扰心神，可见神志异常，轻则心烦不寐，甚则时有谵语。营分受热，窜于肌肤血络，则出现斑疹隐隐。综上所述，营分证的病变特点：营热阴伤，扰神窜络。

（4）主要证候类型：各类温病的营分证病机变化及其证候类型大多基本相似，但湿热病邪（或暑湿病邪）化燥入营时，可见湿邪未能完全净化之象，在临床表现上，既有身热夜甚，时有谵语，斑疹隐隐，舌红绛，脉细数等营分热炽的症状，又可有苔腻等湿象。

（5）发展趋势：营分病变较气分证为深，较血分证为浅。由于它有外转出气分之机，故治之得法，则可外出气分而邪退病减。营分证的进一步发展，一是在营分的邪热进一步深逼血分，出现了动血症状，如斑疹大量透发、腔道出血等，这是病情加重的表现。这两种不同的转归，主要取决于营热阴伤的程度及治疗是否得当。二是营热亢盛而严重影响到脏腑功能，特别是可出现内陷手足厥阴。因营气通于心，所以营热可进一步发展而形成热闭心包之证，出现神昏谵语等症状，或引起肝风内动而出现痉厥。这些病变有可能引起正气外脱的危重后果。

（6）治则治法：营分证的治疗原则以清营透热为主，选择清除营热药物以清泄营分的热邪，以

笔记栏

使热邪转出气分而解，即“入营犹可透热转气”之意。除此之外，还应配以养阴生津之品，若热闭心包，则重点清心开窍。

4. 血分证

（1）含义：血分证指温邪深入血分，引起血热亢盛，动血耗血的一类证候。本证也属于外感热病里证病变阶段和范畴。温邪深入血分，病变已属极期，亦多昏、痉、厥、脱之变，病情较为危重。

血分证的形成主要有以下几个原因：一是营分邪热未解，营热羁留，病情进一步发展而传入血分；二是卫分或气分的病邪直接传入血分；三是血分的伏邪自里而发，直接出现血分证。

（2）临床表现：身热灼手，躁扰不安，甚或神昏谵狂，吐血、衄血、便血、尿血，斑疹密布，舌质深绛。其中以斑疹密布，出血及舌质深绛为辨证要点。

（3）病机分析：血分证的病机变化主要是热盛耗血动血，从而出现一系列的病症。心主血藏神，热邪入血分，易扰乱心神，而见严重的神志异常症状，如躁扰不安，甚或神昏谵狂；血分热盛，灼伤血络，加之邪热迫血妄行，可出现多部位的急性出血，如吐血、衄血、便血、尿血、阴道出血等；由于血热炽盛，血液受邪热的煎熬、浓缩，则血行壅滞。邪热与瘀血互结而形成热瘀，可在脉络内形成广泛的瘀血阻滞，则表现为斑疹紫黑，舌质深绛等；邪热本盛，又伤阴血，故见身体灼热，入夜则耗伤之阴血复得夜晚阴气之助，勉力与邪抗争，则见身热而夜甚。综上所述，血分证的病变特点：血热亢盛，动血耗血，热瘀交结。

血分证与营分证的主要区别有二：一是血分证有明显的“动血”症状，即表现为急性多部位的出血、斑疹大量透发，而营分证只表现为营热窜络而引起的斑疹隐隐，并未有明显“动血”现象；二是血分证的舌象多表现为舌质深绛，而营分证多表现为红绛。因此，急性多部位出血、斑疹密布及舌质深绛等是血分证的辨证要点。

（4）主要证候类型

1）热盛迫血证：血分热毒炽盛，迫血妄行而致。症见身热躁扰，甚或神昏谵狂，斑疹密布，或吐血、衄血、便血、尿血，舌质深绛。

2）气血两燔证：这一证型由热毒亢盛，充斥气血而致。症见壮热，口渴，烦躁发斑，吐血、便血，舌绛，苔黄，脉数等。本型特点是既有气分证之表现，又有血分证之症状，与单纯的气分证或血分证有所不同。

3）血热动风证：血热炽盛，引动肝风之变。症见灼热神昏，手足抽搐，颈项强直，甚角弓反张，两目上视，牙关紧闭，舌绛或紫，脉弦数。

4）热瘀交结证：热毒内陷血分，热瘀交结，阻于下焦而致。症见少腹坚满，按之疼痛，小便自利，神志如狂，舌紫绛色黯或有瘀斑，脉沉实或涩。

（5）发展趋势：病入血分为病变的最深层，多见于温病的极期、后期，病多危重。如邪势不减，正气大衰，则病情可迅速恶化；如经过积极恰当的治疗，邪势渐减，正气得复，则病情缓解而可逐步趋向恢复。血分证的进一步发展，一是血分热毒极盛，而正气不足，正不敌邪，可因血脉瘀阻，脏气衰竭或急性失血，气随血脱而死亡；二是血分热毒虽渐衰，但人体正气，特别是阴液大伤，往往可以表现为肝肾阴伤等证。如伤而未竭，犹可逐渐恢复而向愈，如伤而已竭，则可能发生正气外脱而亡，或形成肝肾阴伤久不得复之证。

（6）治则治法：由于血分证病机为动血耗血，热瘀交结，故清热凉血，化瘀散血是其总的治则，叶桂所说之“凉血散血”即指此意。如兼窍闭、动风等症状，需在“凉血散血”的基础上佐以清心开窍、息风止痉。

（二）卫气营血证候的相互关系

笔记栏

卫、气、营、血四个阶段在温病发展的过程中并不是孤立存在的，而是相互联系的。卫气属阳，营血属阴，气之表者为卫，营之深者为血。卫与气虽同是指功能活动，但其作用范围有表里之分，卫主表而气主里，故卫是气的浅层。营与血同源于水谷之精微，但两者有区别，营为血中之气，故营为血之浅层。叶桂说：“卫之后方言气，营之后方言血。”就是从卫气营血的生理、病理方面，概括了温病病邪入侵的浅深层次、病变证情轻重及其相互传变。总之，邪在卫分，病位最浅，持续时间较短，病情最轻；邪在气分则病已入里，邪势转盛，病位深入一层，其病变多影响脏腑的功能活动，病情较邪在卫分为重，但此时正气尚盛，抗御力量较强，如治疗及时，每易驱邪外出，使疾病趋向好转或痊愈；邪热深入营分、血分，不仅营血耗伤，而且心神亦受影响，病情最为深重，常表现为邪盛正虚。营血分证较之气分证，病机变化有了本质上的改变，由原来在气分以脏腑功能障碍为主，而转变为以脏腑的实质损害为主，必须及时救治，否则就有性命之虞。因此，积极有效地治疗气分证，把住气分关，对于阻断病情，防止严重并发症的发生具有重要的意义。

（三）卫气营血证候的传变

温病发生后，病情往往处于不断变化的状态，这种动态的变化就是传变。由于感受温邪的种类不同，人的体质有差异，或治疗的及时与正确与否，温病的发展传变是千变万化的。正如王士雄所说："然气血流通，经络贯穿，邪之所凑，随处可传，其分其合，莫从界限。故临证者，宜审病机而施活变，弗执死法以困生人。"下面就温病的传变作简要说明。

1. 传变方式

（1）新感温病的传变：多表现为由浅入深，逐步深入，渐进发展的规律性传变。主要按卫、气、营、血浅深层次依次传变（由表入里），这类温病的病机发展特点是病情逐渐加重。

（2）伏气温病的传变：临床常见有两种方式。① 由里达外：即温邪自血而营，由营转气的演变过程。这类温病的病机发展特点是原有伏热自里向外透达，病情逐渐减轻，虽然在发病时病情较重，但因邪有外达之机，所以预后较好。② 里而再里：发于气分或营分的病邪，自气分、营分内陷营分或深入血分；也有邪热已从营分透出气分，又自气分再度内陷营分或深入血分，这是由邪正消长起伏所决定的。

（3）特殊传变：指病情不按新感或伏气温病传变的一般规律发展的情况。在温病发展过程中出现卫气营血证候交叉重迭的情况，即所谓的"同病"。常见有卫气同病、卫营同病、气营两燔、气血两燔等，这类疾病发病较急、病情较重、传变较快，如病邪很快内陷营血，则预后较差。

温病的传变除以上所述外，尚有一种情况是不传。所谓不传，是指邪在卫分或气分，经治疗后邪从外解而病愈。如风温病，初起表现为卫分证，经适当的治疗后，正胜邪退，疾病不传气分而中止在卫分阶段；或在气分时，经治疗后不传营血而病愈。又如秋燥病，整个病程多在卫分或气分，很少发生深入营血分者。

综上所述，温病的传变规律虽有卫气营血的传变顺序，但并不是固定不变的，也不是所有的温病均有卫、气、营、血四个层次的传变形式。

2. 影响温病传变的因素

（1）感邪性质的差异：如风热性质的病邪易逆传骤变，暑热病邪易径入气分，湿热病邪传变缓慢，留恋气分，燥热病邪传变较少，多中止气分。

除温邪性质差异而传变不同外，邪势的轻重也有关系，邪盛（重）则易传变，邪弱（轻）不易传变，如乙脑病毒和腮腺炎病毒，两者均可侵袭中枢神经，但前者由于毒力强，热势高，极易入营分；而后者毒力弱，一般只犯气分，不入营分（邪势的轻重，由病邪的毒力及数量两个方面因素构成）。

（2）体质的强弱：正气充足，抗病能力强，则病在卫、气分，不易内传营分，反之，正气不足，抗病能力差则邪气有可乘之机，易内陷营血。不同体质的人，即使所感受的是同一种温邪，传变情况也可各不相同。如素体阴虚火旺者，感受温邪后，更易耗伤阴液，热势更盛，传变迅速，在病的后期易出现阴虚之证。素体阳虚者，在感受温邪，特别是感受湿热病邪后，较易损伤阳气，病之后期易出现"湿胜阳微"的变化。

（3）失治误治：虽然许多温病来势凶猛，传变较快，但如采取及时而正确的治疗措施，则可控制其发展，迅速转危为安。相反，若失治或误治，则可内陷营血，病情迅速恶化，甚至危及生命。如风温病，开始虽高热咳嗽，胸痛，甚至呼吸困难，中毒症状严重，但若及时正确治疗，完全可以迅速控制在气分阶段，而不传入营血。再如麻疹出疹期，如果治疗错误，则可迅速逆传心包，内陷营血。

笔记栏

要掌握温病的发展变化规律，关键是抓住卫、气、营、血各个阶段的证候特点。认清这些证候特点，不但可以明确掌握其病变部位的浅深，病机变化的出入传变，而且随之即可决定准确的治疗方法。下面把卫、气、营、血的病理、证候和辨证要点归纳于表4-1。

表4-1　卫气营血辨证表

证型	病　理	证　　候	辨证要点	备　注
卫	温邪袭卫 肺卫失调	发热，微恶风寒，头痛，咽痛，无汗或少汗，咳嗽，口微渴，舌边尖红，苔薄白，脉浮数	发热，微恶寒，口微渴，咽痛	/
气	邪入气分 热炽津伤	壮热，不恶寒，反恶热，汗多，渴喜凉饮，溺赤，舌质红，苔黄，脉数有力	壮热，不恶寒，口渴，苔黄	气分证的病变范围较大，此以热盛阳明为代表
营	营热阴伤 扰神窜络	身热夜甚，口干不甚渴饮，或斑疹隐隐，心烦不寐，或时有谵语，舌红绛，脉细数	身热夜甚，心烦谵语，舌红绛	/
血	动血耗血 热瘀交结	身热灼手，吐血、衄血、便血、溲血，斑疹密布，昏狂谵妄，躁扰，舌深绛	斑疹、出血见症，舌深绛	/

二、三焦辨证

三焦辨证为清代吴瑭所倡论。他根据《黄帝内经》对三焦部位的论述，在历代医家运用三焦理论进行热性病辨证的基础上，结合他自己对温病实践的体会，用三焦以阐述温邪在病变过程中由上及下、由浅及深所引起各种病证的发展变化规律，并用以说明病邪所犯脏腑的病理变化及其证候特点，作为指导温病临床辨证论治的依据。这为温病的辨证施治开拓了广泛的途径，其既与卫气营血辨证理论有密切的联系，又补充了卫气营血辨证理论的不足，从而使温病的辨证理论趋于系统、完善。

参考文献

（一）三焦的证候与病机

与叶桂引入卫、气、营、血的概念来概括温病病变的浅深部位及病情的轻重程度相类似，吴瑭将三焦生理上的概念加以扩展，作为温病的辨证纲领。上焦证、中焦证、下焦证不仅有其生理基础，而且概括了它们的病理、证候等方面的内容。主要有三方面含义，一是划分病位：心肺属上焦，脾、胃、肠属中焦，肝肾属下焦；二是辨别病变的性质：一般来说在上焦为表热证，在中焦为里热实证，在下焦为里虚证；三是辨别病情程度与病势：上焦温病为温病初期，病势轻浅，不愈可传中焦；中焦温病为温病的中期或极期，是正邪剧争阶段，病势较重，不愈可传下焦；下焦温病为温病末期，正邪相争的最后阶段，病势重，正气已虚。由上可知，吴氏将三焦所属脏腑和温病不同阶段归为三焦辨证，强调脏腑定位，不但在指导临床方面，而且在发展辨证论治方面都是很有意义的，下面主要介绍三焦的主要证候及其病机。

1. 上焦证　上焦病证包括了肺及心（心包）的病变。温病初期，温邪从口鼻而入，侵犯人体，自上而下，鼻通于肺，因肺居上焦，所以温邪入侵首先出现手太阴肺的病变，内陷则入心包。上焦证的常见证候类型有以下几种。

（1）邪袭肺卫证：吴瑭说："凡病温者，始于上焦，在手太阴"，即指出许多温病在初起时，病邪先犯于肺。肺合皮毛而统卫，所以温邪犯肺之初主要为卫受邪郁及肺气失宣。主要症状有发热，微恶风寒，咳嗽，头痛，口微渴，舌边尖红赤，舌苔薄白欠润，脉浮数等。由于温邪初侵于肺卫，正气抗邪，卫阳亢奋，故发热；温邪犯肺，导致清肃失司，故咳嗽；肺气不宣，卫气不能正常敷布，肌肤失于温煦，故微恶风寒；温邪属阳邪，性热，易伤津液，故口渴。邪袭肺卫证相当于卫气营血辨证中的卫分证，两者均为温病初期，温邪侵袭。前者偏重于肺，所以有咳嗽的表现，而后者着重于卫，表现为卫分表热证，可以无咳嗽。本证以发热，微恶风寒，咳嗽为辨证要点。

笔记栏

（2）邪热壅肺证：如犯于肺卫的温邪进一步由表入里，肺热亢盛，可造成邪热壅肺，肺气闭阻。主要症状有身热，汗出，咳喘气促，口渴，苔黄，脉数等。该证候类型又称为肺热壅盛证。由于肺经的邪热壅盛，耗伤津液，则可导致身热，汗出，口渴。邪热壅肺，肺气郁闭，可引起咳喘气促。苔黄脉数是里热偏盛的征象。本证以身热，咳喘，苔黄为辨证要点。

（3）湿热阻肺证：湿热性质的病邪（如湿热病邪、暑湿病邪等）亦可犯于肺，使卫受邪郁，肺失肃降，即吴瑭说："肺病湿则气不得化。"主要症状有恶寒，身热不扬，胸闷，咳嗽，苔白腻，脉濡缓等。在正常情况下，肺司清肃，水津四布，通调无阻。若上焦湿郁，肺之肃降失职，内则水津不布，停聚为湿，阻遏气机，而见胸闷，舌苔白腻，脉濡缓；外则肺失宣发，表湿不化，而见发热恶寒，咳嗽，头身疼痛等。本证以恶寒，身热不扬，胸闷，咳嗽，苔白腻为辨证要点。

以上属邪犯上焦肺的病证。另外，若肺受邪乘，病变严重，主气司呼吸功能失常，清气难入，浊气难出，则生气之源告困，脏腑失养，可危及生命，吴瑭称之为"化源欲竭"。症见喘促鼻煽，汗出如涌，脉搏散乱，甚则咳唾粉红色血水，面色反黑，烦躁欲绝等。

（4）热陷心包证：心主神明，而心包代心行令，因此在温病过程中出现神明失常多责之于心包。热陷心包是指邪热内陷，引起心包络机窍阻闭，心不能主神明及营血不能正常周行的病理变化，又称为邪闭心包证。症见身灼热，神昏，肢厥，舌蹇，舌绛等。邪热内陷心包的途径有多种：有从表及里，气分邪热渐传心营者；有肺卫之邪逆传至心包者；有营血分邪热犯于心包者；有暑热直中，径入心包者等。热陷包络，逼乱神明，则见神志异常，如神昏谵语，甚或昏愦不语；心窍为邪热所闭，气血周行郁阻，不能布达四肢，故四末失去温煦而厥冷不温，一般冷不过肘膝；心主血属营，邪乘心包，营血受病，故舌质红绛。本证以神昏，身热肢厥，舌绛为辨证要点。

热陷心包还常夹痰兼瘀，正如何秀山所说："非痰迷心窍，即瘀阻心孔。"《温热论》中所说的："平素心虚有痰者，外热一陷，里络就闭"，即指痰热内闭心包之证，症见神昏，喉间痰鸣，舌绛苔垢等。其夹瘀者，所系邪热与瘀血互结，瘀热闭塞心窍所致，症见神昏谵语或神志如狂，唇黑甲青，舌质紫晦等。

另外，热陷心包还可引起其他的病变。如心包邪热亢盛，津液耗竭，不能与阳气维系，或邪热闭阻，消耗心气，均能导致阴阳离决而正气外脱。由内闭发展到外脱，是心包病变的两个不同的阶段，它们在病理转机和证候类型方面都是有区别的。

（5）湿蒙心包证：湿蒙心包指气分湿热酿蒸痰浊，蒙蔽包络的病理变化。症见身热，神志昏蒙，似清似昧或时清时昧，间有谵语，舌苔垢腻，舌色不绛，脉濡滑数等，又称为湿热酿痰蒙蔽心包证。痰湿蒙蔽心窍，心神困扰，故神志昏蒙，似清非清，似寐非寐。邪留气分，未入营血，故舌质不绛。湿热上泛，故舌苔垢腻。湿蒙心包证以神志时清时昧，舌苔垢腻为辨证要点。

上焦温病一般多见于发病初期。当温邪初犯肺卫时，如感邪轻者，正气抗邪有力，邪气受挫而不向里传，邪可从表而解。如感邪重而邪热转甚者，温邪由表入里，可引起肺热亢盛，若肺气大伤，可致"肺之化源欲竭"。若患者心阴心气素虚，肺卫之温邪可直接内陷心包，甚至导致内闭外脱而死亡。但心包证候亦可见于温病发展的极期，如邪入营血后，每可发生邪热内陷心包。

2. 中焦证　中焦病候为温病的中期或极期阶段，包括足阳明胃、手阳明大肠和足太阴脾的病变。病位在胃、肠、脾等。邪在上焦不解，进一步向下传至中焦，常见的证候有以下几种。

（1）阳明热盛证：指热入阳明，里热蒸迫而盛于内外的证候，又称阳明热炽证、胃热亢盛证、阳明经（热）证。症见壮热，大汗出，心烦，面赤，口渴引饮，脉洪大而数等。足阳明胃为多气多血之经，被称为十二经之海，故其抗邪时阳热极盛。里热亢盛，蒸津外出，故见大汗出；邪热扰心则心烦，邪热上蒸，则见面红赤；邪热耗伤阴液则口渴而多饮，特别是喜饮凉水；脉洪大而数亦是邪热盛于内外的表现。因熏蒸之热弥漫内外而未里结成实，故称其病理变化为"散漫浮热"或"无形热盛"。本证以壮热，汗多，渴饮，苔黄燥，脉洪大为辨证要点。

（2）阳明热结证：指肠道中邪热与糟粕相结，耗伤阴津，肠道传导失司的证候，又称热结肠腑证，或阳明腑实证。症见日晡潮热，大便秘结或热结旁流，腹部硬满疼痛，或时有谵语舌苔黄黑而燥，脉沉实有力等。由于阳明经气旺于日晡，人身之正气得天气之助，与邪抗争，故日晡热甚；肠道热结津伤，传导失职，故大便秘结，或热迫津液从燥结旁流而表现为下利清水，其气臭秽；邪热与糟粕结于肠中，腑气不通，故腹部胀满疼痛拒按；胃肠邪热夹杂浊气可上扰心神，故现谵语；燥热内

笔记栏

结，津液被劫，则舌苔黄厚干燥，或起芒刺，甚或苔焦黑燥裂。邪热亢盛，有形之邪阻滞，脉道壅滞，故脉沉实有力。热结肠腑日久不愈，消铄津液，耗伤正气，可导致津液大伤或正气欲竭，形成正虚邪实之证，则预后极差。本证以潮热，便秘，苔黄黑而燥，脉沉实有力为辨证要点。

另外，还有因邪热损伤肠络，血溢肠间，而致肠腑蓄血者，症见身热夜甚，神志如狂，大便色黑等，如吴有性说："尽因失下，邪热久羁，无由以泄，血为热搏，留于经络，败为紫血，溢于肠胃。"该证病位虽也在肠腑，但属邪热与瘀血相结，与阳明热结之证邪热与燥屎相结不同。

（3）湿热中阻证：指湿热性质的病邪，如湿热病邪、暑湿病邪等困阻于中焦脾胃的证候。湿系土之气，脾胃同属中土，湿土之气同类相从，故易入侵脾胃。章楠曾指出，胃为戊土属阳，脾为己土属阴，湿土之气同类相招，故始虽外受，终归脾胃。外邪入侵，必随人身之气而变，湿热常随中气盛衰而从化。湿热中阻证因湿热之偏盛不同而有不同的表现：湿重热轻者，脾气受困，气机郁阻，症见身热不扬，胸脘痞满，泛恶欲呕，舌苔白腻，或白厚，或白苔满布，或白多黄少等。由于热处湿中，热势为湿邪所遏，故身热不扬；湿困太阴，气机不畅，故胸脘痞满；脾失健运，胃失和降，浊气上逆，故泛恶欲呕；舌苔白腻、白苔满布或白多黄少等，均系湿邪偏盛的征象。如湿渐化热，形成湿热并重或热重湿轻者，症见高热持续，不为汗衰，烦躁不安，脘腹痛满，恶心欲呕，舌苔黄腻或黄浊。里热偏盛，故见高热持续；湿热相蒸，故虽汗出而热势不衰；中焦湿热互结，升清降浊受阻，气机失于宣展，则脘腹痞满或疼痛；湿热中阻，胃气上逆，则恶心呕吐。舌苔黄腻或黄浊，亦为湿热互结的征象。湿热中阻证以身热，脘痞，呕恶，苔腻为辨证要点。

（4）湿热积滞搏结肠腑证：指肠腑湿热与糟粕积滞相搏，肠道传导失职的证候，症见身热，烦躁，胸脘痞满，腹痛，大便溏垢如败酱，便下不爽，舌赤，苔黄腻或黄浊，脉滑数等。肠腑有湿热熏蒸则身热，烦躁；湿邪郁阻气机则胸脘痞满；湿热积滞内阻肠道，气机不通，故见腹痛，便溏不爽；舌赤，苔黄腻或黄浊，脉滑数为湿热内盛之象。本证以身热，腹痛，大便溏垢，苔黄腻、黄浊为辨证要点。

（5）湿阻大肠证：指在湿热性的温病过程中，湿浊闭阻于肠道，湿浊之气不得下降而蒙上的证候。症见大便不通，神识如蒙，少腹硬满，苔垢腻，脉濡等。本证多因湿热之邪流连气分，阻滞肠道，传导失司所致。肠道湿滞气结，气机闭阻则大便不通；由于大便不通，邪无出路，浊湿弥漫，上蒙清窍则神志如蒙，下闭浊道则少腹硬满；湿浊偏盛则苔垢腻，脉濡。其病机为湿阻肠道，传导失职。本证以大便不通，少腹满，苔垢腻为辨证要点。

温病中焦病证一般发生于疾病的中期和极期，病机总的特点：病邪虽盛，正气亦未大伤，故邪正斗争剧烈，只要治疗得当，尚可驱邪外出而解。但若邪热过盛或腑实严重，每可导致津液或正气大伤，甚则引起真阴耗竭殆尽，或湿热秽浊阻塞机窍，均属危重病证，可危及生命。另外，湿热久在中焦，若素体阳气不足则往往可以从湿而化，进一步损伤阳气而形成湿胜阳微或寒湿之证。

3. 下焦证　包括足厥阴肝和足少阴肾的病变，为温病末期，病位在肝肾。虽然从定位上肝居于中焦。但三焦辨证体系中，吴瑭从病机转化出发将肝归属于下焦，其根据除了生理上"乙癸同源"外，主要是因为病理上温病后期出现的肾经病变导致肝经病变的证候，即肾阴耗伤导致肝阴亏虚，水不涵木，而出现手足抽搐，甚或瘛疭等肝风内动之证。三焦辨证作为一种辨证方法，是对温病的病因、病性、病位、病势的整体性概括。其上、中、下三焦脏腑的分属，不完全指脏腑的部位与功能，而是如同六经辨证、卫气营血辨证一样，更重要的是借助六经、卫气营血、三焦等生理概念，对疾病发病过程中不同阶段的病理概括。下焦证常见的病证有以下几种。

（1）肾精耗损证：邪入下焦，久留不退，劫铄肾之真阴，阴虚不足以制阳，阳不潜藏，脏腑失养而致的邪少虚多的证候，又称真阴耗伤证。症见低热，神疲委顿，形体消瘦，口燥咽干，耳聋，手足心热甚于手足背，舌绛不鲜干枯而痿，脉虚无力。由于肾精耗损，形体失养，故神疲委顿，消瘦无力，脉虚；肾精不足，不能上奉而濡养清窍，则症见耳聋，口燥咽干；肾精耗竭，阴不维阳而内热，则见低热，手足心热甚于手足背等；舌绛不鲜干枯而痿为肾阴不足之象。肾精耗损，多由中焦病变发展而来，特别是阳明邪热不去，阴液耗伤过甚，更易引起本证，属于温病后期。本证以手足心热甚于手足

笔记栏

背，口干咽燥，舌绛不鲜干枯而痿，脉虚为辨证要点。

（2）虚风内动证：虚风内动是肾精虚损，肝木失养，风从内生的病理变化，即所谓“水不涵木”，又称为阴虚动风证。症见神倦肢厥，耳聋，五心烦热，心中憺憺大动，手指蠕动，甚或瘛疭，脉虚弱等。虚风内动是在肾精虚损的病理基础上发展而形成，故有肾精虚损的基本表现；同时，肝为风木之脏，依肾水而滋养，如肾水受劫，肝失涵养，筋失濡润，则风从内生，症见手指蠕动，甚或瘛疭。此外，肾水枯竭，不能上济心火，心神不能内舍，则见心中极度空虚而悸动不安，即所谓憺憺大动。虚风内动证以手指蠕动，或瘛疭，舌干绛而痿，脉虚为辨证要点。

温病下焦证一般发生于疾病的后期，一般属邪少虚多。病情虽已缓解，但因阴精已大衰，所以病情仍然较重。若正气渐复，驱除余邪外出则可逐渐向愈。但若阴精耗尽，阳气失于依附，则可因阴竭阳脱而死亡。

（二）三焦证候的相互关系及其传变

三焦所属脏腑的病理变化和证候表现，也标志着温病发展过程的不同阶段。上焦手太阴肺的病变多为温热病的初期阶段；中焦足阳明胃的病变，多为中期或极期阶段；下焦是足少阴肾、足厥阴肝的病变，多为末期阶段。三焦所属脏腑的证候传变，一般多由上焦手太阴肺开始，可向中焦阳明传变，致胃热亢盛或热结肠腑，称为顺传；若在肺卫之邪不解，由肺卫内陷心包，则称为逆传心包。叶桂《温热论》曰：“温邪上受，首先犯肺，逆传心包。”即指此种情况，往往病情较重。中焦病不愈，则多传入下焦肝肾。正如吴瑭所说：“温病由口鼻而入，鼻气通于肺，口气通于胃。肺病逆传，则为心包；上焦病不治，则传中焦，胃与脾也；中焦病不治，即传下焦，肝与肾也，始上焦，终下焦。”但这仅指一般病发于表的温病而言。

由于病邪的性质不一，其发病初起，不一定皆始于手太阴肺经。另外，在传变过程中，有上焦证未罢而又见中焦证的，亦有中焦证未除而又出现下焦证的。如湿温初起，病变重心就在足太阴脾，而稍兼邪郁肌表；暑温发病即可见中焦阳明病证。另如暑风、暑厥，病一开始即呈足厥阴肝、手厥阴心包见证。正如王士雄所说：“夫温病究三焦者，非谓病必上焦始，而渐及于中下也。伏气自内而发，则病起于下者有之，胃为藏垢纳污之所，湿温疫毒，病起于中者有之，暑邪挟湿者，亦犯中焦。又暑属火，而心为火脏，同气相求，邪极易犯，虽始上焦，亦不能必其在手太阴一经也。”所以关于三焦的病程阶段及传变，应根据每一具体疾病而分别看待。三焦辨证见表4–2。

表4–2 三焦辨证表

证型		病理	证候	辨证要点	备注
上焦	温邪犯肺	邪袭肺卫，肺气失宣	发热，微恶风寒，咳嗽，头痛，口微渴，舌边尖红赤，舌苔薄白欠润，脉浮数	发热，微恶风寒，咳嗽	/
		邪热壅肺，肺气闭郁	身热，汗出，咳喘气促，口渴，苔黄，脉数	身热，咳喘，苔黄	/
		湿热阻肺，肺失清肃	恶寒发热，身热不扬，胸闷，咳嗽，咽痛，苔白腻，脉濡缓	身热不扬，胸闷，咳嗽，苔白腻	/
	邪犯心包	热陷心包，机窍阻闭	身热，神昏，肢厥，舌蹇，舌绛	神昏，肢厥，舌绛	/
		湿热酿痰，蒙蔽心包	身热，神识似清似昧或时清时昧，或有谵语，苔腻	神识昏蒙，苔腻	/
中焦	阳明热盛	胃经热炽津伤	壮热，大汗，心烦，面赤，口渴引饮，苔黄燥，脉洪大而数	壮热，汗多，渴饮，苔黄燥，脉洪大	/
	阳明邪结	肠道热结，传导失司	日晡潮热，神昏谵语，大便秘结或热结旁流，腹部硬满疼痛，舌苔黄而燥	潮热，便秘，苔黄黑燥，脉沉实有力	/
		湿热积滞，搏结肠腑	身热，烦躁，胸闷痞满，腹痛，大便溏垢如败酱，便下不爽，舌赤，苔黄腻或黄浊，脉滑数	身热，腹痛，大便溏垢，苔黄腻、黄浊	/
		湿阻大肠	大便不通，神识如蒙，少腹硬满，苔垢腻，脉濡	大便不通，少腹满，苔垢腻	/

笔记栏

续　表

证型		病理	证候	辨证要点	备注
中焦	湿热中阻	湿热困阻脾胃，升降失司	身热不扬，胸脘痞闷，泛恶欲呕，舌苔白腻等；或高热持续，不为汗衰，烦躁，脘腹痛满，恶心欲吐，舌绛，苔黄腻，黄浊	身热，脘痞，呕恶，苔腻	有湿与热偏轻偏重的区别
下焦	肾精耗损	热邪久羁，耗损肾阴	神疲委钝，消瘦无力，口燥咽干，耳聋，手足心热甚于手足背，舌绛不鲜，干枯而痿，脉虚	手足心热甚于手足背，舌绛不鲜，干枯而痿，脉虚	/
下焦	虚风内动	肾精虚损，肝失涵养，虚风内动	神倦肢厥，耳聋，五心烦热，心中憺憺大动，手指蠕动，甚或瘛疭，脉虚弱	手指蠕动或瘛疭，舌干绛而痿，脉虚	/

参考文献

三、卫气营血辨证与三焦辨证及其他辨证理论的关系

（一）卫气营血辨证与三焦辨证的关系

卫气营血辨证、三焦辨证的病理变化和证候表现，即如上述，据此可以看出两者在具体内容上，既有所区别，又有所联系。如上焦手太阴肺卫的病变，相当于邪在卫分，热壅于肺而无表证的，则属气分范围；上焦热入心包的病变，虽可归属在营分范围，但其病理变化及症状表现与热入营分者不尽一致，前者主要是邪热炼痰内闭心窍，后者主要是热损营阴而心神被扰；中焦足阳明胃和足太阴脾的病变虽都属气分范围，但邪在气分者不都限于中焦病变，凡邪不在表而未入营血的病证都属气分病变范围；下焦肝肾的病变和邪在血分，其证候表现则有显然区别，前者是热伤肝肾之阴，其证属虚，后者病变不限于下焦，以热迫血溢为主，其证属实中有虚之候。

卫气营血辨证与三焦辨证都是用以分析温病病理变化、明确病变部位、掌握病势轻重、认识病情传变、归纳证候类型，从而确立治疗方法的理论概括。因此，在临床运用时，必须把两者有机结合起来，才能更全面地指导温病的辨证论治。一般地说，温病的病变部位，不超越卫气营血辨证所示的病变层次和范围。因此辨证时常先以卫气营血辨证确定病变浅深层次及其发展趋势，同时，再用三焦辨证确定病变的具体脏腑部位。卫气营血辨证和三焦辨证所归纳出的各种病证类型，相互之间既有联系又有区别：即卫气营血辨证主要反映卫气营血的功能失常及其损伤，往往与脏腑的功能失常及其损伤有一定关系；同样，作为重点揭示脏腑功能失常及其损伤的三焦辨证，也会在一定程度上反映出卫气营血的病机变化。在临床上，卫气营血辨证与三焦辨证相辅而行，经纬相依，才能将病变层次及部位、病证类型及性质、病势轻重及转归等辨析清楚而准确，从而归纳出准确的病机，为确定治法和选择方药提供可靠依据。

（二）卫气营血、三焦辨证理论与其他辨证理论的关系

温病卫气营血和三焦辨证的理论体系，与《伤寒论》的六经辨证体系，都是外感热病的辨证纲领，它们认识外感热病的发展都是由表及里、由浅入深、由轻到重的，在内容上也有共同之处并相互联系。在温病学中运用了一些六经辨证的内容，如热邪在足阳明胃的病变、邪在足少阳胆经的病变等。而对湿热之邪伤阳后的病变，亦多以足太阴病变论之。但《温病学》与《伤寒论》研究的内容各有侧重，研究方法也各有特点，卫气营血和三焦辨证论治体系的创立，补充了《伤寒论》六经辨证论治体系在外感病辨治上的不足，是中医学术体系在继承中的重要发展。

温病辨证理论与脏腑辨证、气血津液辨证的关系也十分密切。脏腑辨证理论主要用于指导内伤杂病的辨证，用它来探讨和归纳内伤疾病发生演变过程中，脏腑功能活动失常所引起的病理变化，从而为此类疾病的治疗方法提供依据。气血津液是脏腑功能活动的物质基础，气血津液辨证是用以概括和说明人体气血津液病理变化的一种辨证方法。卫气营血与三焦辨证虽然代表了温病由表入里、由浅入深的病变层次，但无论在哪个阶段，都必须落实到具体的病变脏腑，否则，就缺乏病变的准确定位，给临床治疗带来一定的盲目性。如在临床上见高热，烦渴，气喘，咳嗽痰黄，舌红苔黄，脉数，用卫气营血辨证，属气分证，但由于气分证的病变涉及的脏腑较多，仅仅定位于气分，而没

笔记栏

有落实到脏腑，是不能有效地指导临床治疗的。又由于气血津液是人体脏腑功能活动的物质基础和表现形式，故只有落实到某一脏腑的气血津液之上，才能更好地确定治法和方药。同时，在温病过程中，常有伤津、损血、耗气等病变，虽在三焦辨证理论中有所涉及，但仍常用气血津液的辨证方法。因此，温病卫气营血和三焦辨证在具体应用时还须与脏腑辨证、气血津液辨证相结合，每以卫气营血、三焦辨证为纲，脏腑辨证、气血津液辨证为目，对温病各个阶段、种种病位、不同性质的病症进行全面的病机分析。

复习思考题

1.“卫气营血”各阶段的病理特点和辨证要点是什么？

2. 如何理解顺传与逆传？

3. 手太阴肺经病变可出现哪些证候？为什么？

4. 手厥阴心包证的病证特点和病机是什么？其与营分证有何区别和联系？

5. 下焦病证包括了哪些脏腑的病变？其证候和病机是什么？

6. 卫气营血证候传变和三焦证候传变有何规律？

7. 卫气营血辨证和三焦辨证有何关系？

8. 试从卫气营血和三焦辨证产生的背景、意义，分析现阶段应如何发展相关中医理论？

（吴范武　江春花）

笔记栏

第五章　温病的常用诊法

导　学

温病的诊断方法，不外望、闻、问、切四诊。但根据温病的临床特点，辨舌验齿，辨斑疹、白㾦及发热，口渴，汗出等常见症状又具有其特异性的诊断意义。正确地运用温病的各种特色诊法，能为温病卫气营血辨证、三焦辨证及四时温病诊断的确立提供客观依据。鉴于治疗的正确与否往往取决于诊断及辨证是否准确，因此熟练掌握和运用温病的常用诊法具有极其重要的意义。

掌握温病过程中各种舌象及其动态变化所代表的诊断意义；斑疹的形成机制、形态、色泽、分布等特点及诊断意义。熟悉发热、口渴、汗出异常、神志异常、痉厥、出血等症的形成机制、主要类型及其辨析要点。了解白㾦及辨齿的临床意义。

一、温病的诊断原则

温病具有起病急、变化快的特点，而且多具有传染性、流行性，因此在温病诊断过程中，除了遵循中医诊断“整体审察、诊法合参、病证结合”三大基本原则外，还要遵循下述温病的诊断原则。

1. 早期诊断，辨病为先　早期诊断对任何疾病的诊断都适用，但对温病则尤为重要，这是由温病的特点所决定的。温病大多具有发病急、传变速、变化多的特点，而且易内陷生变，常出现斑疹、出血、痉厥、神昏等危重证候，为争取尽快治愈患者和控制疾病的蔓延传播，需要给予及时而恰当的治疗与处理，这就需在早期明确诊断的前提下才能进行。

病证结合是中医诊断的基本原则，虽然辨证论治是中医的特色和优势，但在温病的诊断过程中，还要强调辨病为先。首先，温病学理论中已经形成了较完善的“病”的概念，吴瑭在《温病条辨》中提出“温病者：有风温、有温热、有瘟疫、有温毒、有暑温、有湿温、有秋燥、有冬温、有温疟”，然后详论每一病的证候特点、传变规律及治法方药。这样，温病就不再是一个笼统的、模糊不清的概念，各个具体病的出现，使辨病论治具有可操作性。其次，辨病是对疾病全过程特点与规律的把握，辨病论治可以把握病的发展变化规律，能预见病的发展趋势，确保及时采用有效治疗措施，这对于传变迅速的温病来说，具有特殊重要的意义。如吴有性在《温疫论》中提及：“……此一日之间，而有三变，数日之法，一日行之，因其毒甚，传变亦速，用药不得不紧。设此证不服药或投缓剂，羁迟二三日必死。设不死，服药亦无及矣。”这种急证急攻的思想就是在辨病的基础上形成的。

2. 先分阶段，再定脏腑　温病区分于内伤杂病的突出特点就是病程发展具有阶段性。前人用人体卫气营血与三焦所属脏腑的功能失调和实质损害来说明温病发生发展过程中的病情演变情况，形成卫气营血与三焦辨证理论来概括温病由表入里、由浅入深、病情由轻转重、正气由实致虚的规律性变化。所以温病的诊断首先要应用卫气营血与三焦辨证辨别当前病变所处的阶段，然后再结合脏腑辨证等确定具体的病位。这样既可把握温病每一病变阶段共性的病理本质、掌握疾病传变的可能趋势，又可把握每个具体病人脏腑病变的个体特征，有利于对温病的及时治疗。

3. 中西结合，依法管制　中医温病学研究的范畴包括西医学多种急性传染性疾病、感染性疾

笔记栏

病、非感染性发热性疾病在内，如流行性感冒、人感染高致病性禽流感、流行性脑脊髓膜炎、流行性乙型脑炎、传染性非典型肺炎等。有些疾病在发展的过程中，可出现休克、弥散性血管内凝血、多脏器衰竭等多种危重症候。因此，在温病的诊断(包括治疗)过程中，采取中西医结合的方法是必要的也是必需的。特别是某些具有强烈传染性的疾病，可引起大范围的流行，形成影响人群健康的严重公共卫生事件，在临床实际中要按照国家颁布的《中华人民共和国传染病防治法》对这些疾病进行正确的诊断、上报和管制。

二、温病的特色诊法

温病的诊法，不外望、闻、问、切四诊，但温病的发生发展变化又有着自身的特点与规律，前人根据温病的临床特点，在常规诊法的基础上，发展了辨舌验齿、辨斑疹白瘖等特色诊法。正确运用这些方法，能为温病卫气营血辨证、三焦辨证，以及四时温病诊断的确立提供客观依据。因此掌握温病的特色诊法，具有极为重要的意义。

(一) 辨舌

1. 辨舌的意义 人体是一个统一的整体，人体的脏腑有许多经络与舌相通，从而使舌与脏腑间有着密切的联系。感邪的性质、病情的传变发展、人体气血津液的盈亏、脏腑的虚实等均可以从舌象上反映出来，而且温病的发展变化较快，舌象能比较及时地反映病情，因此诊察舌象在温病中显得尤为重要，辨舌是诊断温病的一种重要方法，故有“杂病重脉，温病重舌”之说。温病舌诊的临床意义大致有以下几方面。

(1) 判断邪正盛衰：邪气与正气的强弱，特别是津液的盛衰，都可以从舌象的变化上反映出来，如舌体淡红，柔软灵活，舌苔薄白润泽，说明正气充足，气血运行正常；舌干苔燥，是津液已伤；舌苔厚则为邪气盛；舌苔薄则为邪气不盛。

(2) 区别病邪类型：温病虽皆属温邪为患，但病邪有夹风、暑、湿、燥等不同，其舌象变化也有不同表现。如风热袭表，苔多薄白而舌边尖红；湿邪阻滞，苔多白腻或黄腻；燥邪犯肺，苔质干燥。

(3) 辨别病位浅深：不同的舌象较客观地反映温病过程中各个阶段不同的变化。如邪在卫分，舌苔薄白；邪传气分，舌苔黄厚，舌质红；邪入营分，可见舌质红绛；邪入血分，可见舌质深绛或紫黯，苔少或无苔。

(4) 推断病势预后：舌象的变化反映温病的病势轻重及预后。一般苔薄润泽者，病多轻浅，预后良好；苔厚燥枯者，病多深重，预后不良。舌体色红、质地润泽者，病势较轻，预后良好；舌色深绛、质地焦枯、晦暗不荣者，病势深重，预后不良。

温病中的舌象主要包括舌苔、舌质的色泽、形状、润燥及其形态变化等方面的情况。

2. 辨舌苔 舌苔是由脾胃之气蒸化胃中食浊而产生。观察舌苔的色泽、形状及润燥等方面的变化，有助于辨别温病过程中的病邪性质、津液盈亏、病情轻重、病势进退等情况。温病中舌苔的变化，侧重于反映卫分和气分的病变。苔色的变化主要包括白苔、黄苔、灰苔和黑苔，各种苔色变化需要同苔质、舌色和舌态变化结合起来综合分析。

(1) 白苔：白苔有厚薄、润燥之分。薄者主表，病属卫分，可见于温病初起，病变尚轻浅；厚者主里，病属气分，多见于湿热为患；白而润者为津液未伤或津伤不甚；白而燥者为津液已伤。主要分为下列几种。

白苔

1) 苔薄白欠润，舌边尖略红：多见于风温病初起，为温热病邪侵袭人体卫分的征象。风寒表证亦可见到苔薄白，但质地润泽，舌色正常，与此不同。

2) 苔薄白而干，舌边尖红：为温病表邪未解，肺津已伤。常见于以下几种情况：素体津液亏损而又外感风热者；感受风热病邪较重，邪在卫分而津液已伤者；或见于燥热病邪侵袭肺卫者。

笔记栏

3) 苔白厚而黏腻：多见于湿温病过程中湿阻气分而湿浊偏盛的病证。多为湿与热相搏，浊邪上犯的征象，如舌苔黏腻而厚，口中发甜，是脾胃湿热，邪聚上泛。

4）苔白厚而干燥：为温病脾湿未化，胃津已伤。亦可见于胃燥气伤之证，即胃津不足无以上承，同时肺气受伤，气不化液，故舌苔白厚而干。

5）苔白腻而舌质红绛：多见于气分病证，为湿遏热伏之征象，即湿邪遏阻而致热邪内伏不能外达。也可见于热毒入营而湿邪未化者，临床应结合全身症状、体征进行鉴别。

6）白苔滑腻厚如积粉而舌质紫绛：为湿热秽浊郁闭膜原之象，其病变虽在气分，但传变甚快而病多凶险，多见于湿热性质的温疫病。

7）白苔如碱状：为温病胃中有宿滞而兼夹秽浊郁伏之征象。

8）白砂苔：苔白干硬如砂皮，又名水晶苔。为邪热迅速化燥入胃，苔未及转黄而津液已大伤的征象。

9）白霉苔：满舌生白衣，甚至弥漫到唇腭，或如霉状，或生糜点，或如饭粒样，或如豆腐渣样。为秽浊之气内郁上泛于舌而胃气衰败之征象，预后多属不良。

总之，白苔薄者主表，厚者主里；润泽者是津液未伤或津伤不甚，干燥者为津液已伤，干硬粗燥者主里热实结津液大伤；厚浊苔白厚而黏腻多夹湿痰秽浊。一般说，白苔主表、主湿，病情较轻，预后较好。但白砂苔、白霉苔均系里证、重证，属于白苔中的特殊类型，临证时应予以注意。

黄苔

（2）黄苔：黄苔多由白苔转变而来，标志邪热已入气分、里热已盛。临床上须区分其厚薄、润燥、黏腻等苔质变化，同时注意是否兼有白苔。

1）薄黄苔：如苔薄黄不燥，为邪热初入气分，津液未伤或津伤不甚；如苔薄黄干燥，为气分热甚，津液已伤。

2）黄白相兼苔：如薄而干燥，一般为邪热已入气分，表邪尚未尽解；如较厚腻，多为湿邪化热所致。

3）黄燥苔：如苔色黄干燥而不甚厚，可见于阳明热盛之证或其他里热证；如苔色深黄厚燥，苔干而硬，或焦燥起刺，或中有裂纹，为邪热伤津，阳明腑实之证。

4）黄腻苔或黄浊苔：为湿热内蕴之征象，多见于湿热或暑湿病证湿热并重的气分阶段。

总之，黄苔主里、实、热证。薄者为病邪较轻浅，厚者为病邪较深重；润泽者为津液未伤或津伤不甚，干燥者为津液已伤；黄厚焦燥者为阳明腑实，黄腻厚浊者为湿热蕴阻。

灰苔

（3）灰苔：有润燥的不同，如灰而燥者，多从黄燥苔发展而来；其灰而腻滑者，多从白腻苔或黄腻苔发展而来。温病过程中多见如下三种。

1）灰燥苔：主实证、热证，多为阳明腑实热盛，阴液大伤。

2）灰腻苔：主温病兼夹痰湿内阻，多伴有胸痞脘闷，渴喜热饮或口吐涎沫等症状。

3）灰滑苔：为阳虚有寒的征象，多伴有肢冷，脉细或吐泻等症状。另湿温病湿盛阳微而演变为寒湿者可见此苔。

总之，灰苔、黑苔所反映的病变，多属实热证，但临床有寒热、虚实及痰湿之别，须根据苔的润燥及全身证候进行辨别。

黑苔

（4）黑苔：温病过程中出现的黑苔，多由黄苔或灰苔转变而成，是病情危重的标志。临床上须区分其厚薄、润燥等苔质变化。

1）黑苔厚而焦燥起刺，质地干涩苍老：多由黄燥苔或灰燥苔转变而成，为阳明腑实，阴液耗损之征象。即热结腑实证，应下失下而致热毒炽盛，阴液耗竭，此舌象属病情危重。

2）黑苔薄而干燥甚或焦枯：舌色绛而不鲜，舌体枯萎，苔薄而无芒刺，多为温病后期邪热深入下焦而肾阴耗竭之征象。

3）遍舌黑润：为温病兼夹痰湿之征象。多见温病患者素有胸膈伏痰，多伴有发热，胸闷，渴喜热饮等症状，而无其他险恶征象。

笔记栏

4）舌苔干黑、舌质淡白无华：为正虚外脱之征象。多见于湿温病热入营血，灼伤阴络，大量失血，气随血脱，舌质淡白无华；但由于病变发展迅速，苔色尚未及转化，仍是原有邪热亢盛产生的黑苔。

总之,黑苔所反映的病变,多属热极津枯之征象,也有湿热夹痰浊或寒湿证。如黑苔焦燥的多为热邪极盛,真阴耗竭的征象;如黑苔润滑的多为夹痰浊内伏或寒湿证。

3. 辨舌质 舌为心之苗,心主血脉,故舌质的变化较易反映心及营血的情况。在温病过程中,对舌质进行观察,可以辨别温病过程中的热入营分、血分的证候,能反映出邪气的盛衰和气血津液的盈亏情况。温病辨舌质主要包括舌色、舌形等内容,舌色主要包括红舌、绛舌和紫舌,各种舌色变化需要同舌的形态、苔色和苔质变化结合起来综合分析。

(1)红舌:如红舌较正常舌色稍深,多为热邪亢盛、热入营分的标志。应注意与温病卫分证、气分证进行区别,邪在卫分、气分时,由于热邪亢盛,舌色亦可变红,但多局限于舌的边尖部位,且多覆有苔垢。温病中见到的红舌主要有以下几种。

红舌

1)舌尖红赤起刺:多为心火上炎。亦可见于邪热初入营分的温病中,即红绛舌之早期。

2)舌红中有裂纹如人字形,或舌中生有红点:多属心营热毒极盛。邪热内盛,阴液大伤,舌生裂纹;或营热郁结,舌络充斥(热充舌络),舌生红点。

3)舌质光红柔嫩,望之似觉潮润,扪之却干燥无津:多为邪热初退而津液未复,肺胃阴伤的征象。

4)舌色淡红而干,其色不荣:指比正常淡红舌更淡的一种舌色,多为心脾气血不足,气阴两虚的征象。主要见于温病后期邪热已退而气阴未复的病证。

总之,温病过程中的红舌有虚实性质的不同,实者多为热邪亢盛、热入营分,伤及津液,舌红赤鲜明,或生刺、红点,或有裂纹;虚者多为气阴两伤而致者,舌色淡红而不荣。

(2)绛舌:较红舌颜色更深,或略带黯红色。绛舌多由红舌进一步发展而成,与红舌所候病变基本相同,绛色愈深,病邪愈甚。《辨舌指南》说:"绛,深红色也。心主营、主血,舌苔绛燥,邪已入营中。"温病中见到的绛舌主要有以下几种。

绛舌

1)纯绛鲜泽:多为热入心包而致。

2)绛而干燥:多为营热炽盛,营阴耗伤而致。

3)绛而兼有黄白苔:多为邪热初传入营,而气分之邪尚未尽解。

4)绛舌上黏腻苔:多见于邪入营血而痰浊未化的湿热性温病中;或绛舌上罩黏腻苔垢,多见于邪热夹痰浊闭阻心包证中,多伴有神昏、谵语等神志异常症状。

5)绛舌光亮如镜(镜面舌):舌面光亮如镜,干燥无津,为胃阴衰亡的征象。《辨舌指南》说:"绛而光亮者,胃阴亡也。"

6)舌绛不鲜,干枯而痿:为肾阴枯涸的征象,病情多危重,预后较差。《辨舌指南》说:"舌虽绛而不鲜,干枯而萎者,肾阴涸也。"

总之,绛舌所反映的病候有虚实之分,纯绛鲜泽及绛而干燥,多属实证;光亮如镜或干枯而痿则为虚证,前者主胃阴衰亡,后者主肾阴枯涸。

(3)紫舌:紫舌比绛舌色更深而且更暗。紫舌多由绛舌发展而成,其所反映的病证更深重,多为营血热毒极甚的征象。此外,亦有阴竭或瘀血而形成的。温病中见到的紫舌主要有以下几种。

紫舌

1)焦紫起刺:状如杨梅,又名杨梅舌。多为血分热毒极盛之征象,亦见于热极动风、动血之先兆。

2)紫晦而干:色如猪肝,又名猪肝舌。为肝肾阴竭之证,病情危重,预后不良。

3)紫而瘀黯,扪之潮湿:为内有瘀血的征象,多伴有胸胁或腹部刺痛等症状,常见于温病患者而兼夹瘀伤宿血。

此外,舌色淡紫而青滑,多为淡白舌转化而成,由阴寒内盛,阳气被遏,或阳气虚衰,气血不畅,终致血脉瘀滞。与温病紫舌属热者不同。

总之,紫舌所反映的病候有虚实之别,焦紫起刺为热毒极盛,属实证;紫而瘀黯为兼瘀血,属实证;紫晦干枯为肝肾阴竭,属虚证。

笔记栏

舌态

4. 辨舌态　观察舌体形状及其动态、舌苔的质地和形状往往可以反映出病情的进退变化和邪正的关系，在辨证中也具有重要的参考价值。温病中老嫩、点刺、裂纹等舌形的变化已结合舌色综合分析；温病中薄厚、润燥、腻腐、剥落等苔质的变化已结合苔色综合分析，不再另述。舌态异常反映脏腑功能及气血经脉情况，现将舌态简述如下。

(1) 舌体强硬：多属气液不足，络脉失养所致，为动风先兆。

(2) 舌体短缩：多属热盛伤津，筋脉挛急所致，为内风扰动，痰浊内阻的征象，是病情危重的表现。

(3) 舌卷囊缩：指舌体卷曲，兼阴囊陷缩，为病邪深入厥阴的危险征象。

(4) 舌体痿软：指舌体软弱无力，不能随意伸缩回旋，为肝肾阴液将竭的征象。

(5) 舌斜舌颤：多为肝风内动之征象。

(6) 舌体胀大：如兼黄腻苔垢满布者，为湿热蕴毒上泛于舌的征象；如舌体胀大，其色紫晦者，为湿热酒毒上泛、酒毒冲心的征象。

(二) 验齿

验齿是温病诊断的重要方法之一。由于温热病最易耗伤胃津，劫铄肾液，观察其润燥情况，可以了解胃津、肾液的存亡，正如叶桂所说："温热之病，望舌之后，亦须验齿。齿为肾之余，龈为胃之络，热邪不燥胃津，必耗肾液。"

1. 牙齿干燥　为津液耗损或津不上承，牙齿失于濡润所致。在温病中，牙齿干燥的程度不同反映出病变的轻重浅深。常见的牙齿干燥情况如下。

(1) 光燥如石：指齿面干燥，形体不枯，仍有光泽。多为胃热津伤，肾阴未竭，病情尚不甚重的征象。亦见于温病初起，伴有恶寒无汗者，则为卫阳郁遏，表气不通，津液不能上布所致。一经发散，则表气疏通，津液布于上，齿燥即可转润。

(2) 燥如枯骨：指齿面干燥，形枯而无光泽。为肾阴枯竭，精不上荣所致，可见于温热病的晚期，属病重。

2. 齿缝流血　温病中出现齿缝流血，其反映的病候有虚实之分，一般而言，因于胃者属实；因于肾者属虚。常见情况如下。

(1) 齿缝流血兼齿龈肿痛：血从齿缝流出，色鲜红而血量较多，伴牙龈红肿疼痛，多为胃火亢盛，循经上炎，熏灼于牙龈所致，其病属实。

(2) 齿缝流血齿龈无肿痛：血从齿缝渗出，而无牙龈红肿疼痛，多为肾阴不足，虚火上炎，燔灼牙龈所致，其病属虚。

3. 齿龈结瓣　在温病过程中牙龈之间结的血瓣，多为邪热动血，血凝结于齿龈所致。常见情况如下：

(1) 齿龈结瓣紫如干漆：多为阳明胃热，亢盛动血所致，又称为阳血，其病属实。

(2) 齿龈结瓣黄如酱瓣：多为阴虚于下，虚阳载血上浮所致，又称为阴血，其病属虚。

(三) 辨斑疹

温病中常在皮肤上出现斑疹，因此斑疹是温病的重要体征之一，斑与疹的形态不同，病变机制不同，临床意义也各异。但因其可以伴随出现，故古代医籍经常举斑以赅疹，或称为疹而实指斑，也有统称为斑疹者，应予以注意。

斑、疹

1. 斑与疹的形态　斑疹形态不同，斑是皮疹点大成片状斑块，平铺于皮肤，有触目之形，而抚之不碍手，压之不褪色者；疹是皮疹点小呈琐碎小粒，形如粟米，高出皮肤，抚之碍手，压之褪色者。

2. 斑与疹的发生、分布部位　斑与疹的发生和分布部位也有所不同。如斑的发生，多先起于胸腹，继而分布于四肢。疹的发生有多种形式，如麻疹，一般在疹前期口腔内两颊黏膜近臼齿处可见细小白或淡黄点，其周有红晕，并由少增多，称为"黏膜疹"(又称"滑氏斑")，疹由口腔、上腭而出，继而分布于耳后、头面及背部，再则分布于胸腹、四肢，3～4日内，以手足心见疹为出齐。

笔记栏

3. 斑与疹形成的病变机制　斑疹的病变多为热邪深入营血的征象，但斑与疹两者发生的病机有所不同，正如章楠所说："热闭营中，故多成斑疹。斑从肌肉而出属胃，疹从血络而出属肺。"如邪热郁阳明，胃热炽盛，内迫营血，血从肌肉外渍，则形成斑；如邪热郁肺，内窜营分，从肌肤血络而出，则形成疹。故有“斑出阳明，疹出太阴”之说，又如陆廷珍(字子贤)说：“斑为阳明热毒，疹为太阴风热。”可见斑与疹的形成，在病变上有浅、深不同，在病位上有胃、肺之异。

4. 斑与疹的征兆 斑疹往往在欲透未透时先出现一些先兆症状：灼热、烦躁、口渴、舌绛苔黄、脉数等，若兼闷瞀，耳聋，脉伏等症状，多为发斑之征兆；若兼胸闷、咳嗽等症状，多为出疹之征兆。同时认真诊察患者口腔、面部、耳后、颈项、胁肋、胸腹、四肢有无斑疹隐现，以及早发现斑疹。

5. 斑与疹的诊察要点 在温病中，如斑疹顺利透发，热退神清者，是邪去正安，为顺；如透发不顺，壮热不退，神识不清，是邪气内陷，为逆。诊察斑疹透发时病情的顺逆，可以从斑疹的色泽、形态、分布疏密，以及发出时的脉症等状况加以分析，从而判断病情轻重，预后好坏，为确定治疗原则、方法提供依据。斑与疹的诊察要点主要有以下几个方面。

(1) 观察色泽：斑疹红活荣润者为顺，为血行尚畅，邪热外透的佳象；斑疹色艳红如胭脂，为血热炽盛的表现；斑疹紫赤如鸡冠花，为热毒深重的表现；斑疹色紫黑，多为火毒极盛，属凶险之征象。如果其黑而光亮，属热毒虽盛，但气血尚充，尚可救治；如果黑而隐隐，四周赤色，为火郁内伏，但气血尚活，用大量清凉透发药物，也有转红可救者；如果黑而晦暗，属元气衰败而热毒锢结的征象，较难救治，预后不良。总之，斑疹色泽愈深，则病情愈重，正如雷丰所说：“红轻，紫重，黑危。”

(2) 辨别形态：斑疹的形态能反映病情的轻重、预后的好坏，正如余霖所说：“苟能细心审量，神明于松浮、紧束之间，决生死于临症之顷。”若斑疹松浮，如洒于皮面者，为邪毒外泄之征象，预后大多良好，属顺证；若斑疹紧束有根，从皮里钻出，如履透针，如矢贯的，为热毒深伏，锢结难出之征象，预后大多不良，属逆候。

(3) 注意疏密：斑疹分布的疏密可以反映热毒的轻重情况。如斑疹分布稀疏、均匀，为热毒轻浅之征象，一般预后良好；如斑疹分布稠密，甚至融合成片者，为热毒深重之征象，预后多不佳，故叶桂称斑疹“宜见不宜见多”。“宜见”是指斑疹稀疏，为热毒轻浅透发之象，提示邪热外透，病情轻浅；“不宜见多”是指斑疹过于稠密，为热毒深重的表现，提示病情危重。但诊断斑与疹的疏密情况时有所不同：一般来说，疹应透发至全身，而斑不宜过多。

(4) 结合脉证：斑疹的辨别应结合全身的脉证来综合分析。如斑疹透发之后，热势随之下降，神情清爽，提示为邪热得以外达，外解里和之佳象；如斑疹透发不顺，热势不退，神识不清，提示邪热未能向外透达，多因热毒深重，或津液大伤所致；如斑疹甫出即隐，神志昏愦，四肢厥冷，脉微欲绝或深伏者，为正不胜邪，毒火内闭的险象，属逆，预后不良。

(5) 把握演变：从斑疹的演变过程中可以判断出邪正盛衰、病势的进退、病情的顺逆。如斑疹色泽由红变紫，甚为紫黑，提示热毒加重，病势渐进，反之则病势渐退之象；如斑疹形态由松浮而变得紧束有根，为热毒渐深，毒火内闭，病情属逆，反之则为热毒外达之象；斑疹分布由稀疏明润而转为稠密成团，为热毒深重之象。

此外，还有一种“阴斑”，临床上较罕见，其斑色淡红，隐而不显，分布稀疏，仅在胸背微见数点，多伴四肢厥冷，口不甚渴，面赤足冷，下利清谷，脉不洪数等症。多为温病治疗中过用寒凉，或误用吐下，致中气亏虚，阴寒下伏，则无根失守之火载血上行，溢于肌肤所致。阴斑与温病实火发斑在病因、病机和症状表现等方面不同，应注意鉴别。

(四) 辨白瘖

白瘖又称白疹。在湿热性温病中，皮肤上出现的白色细小疱疹，形如粟米，色类珍珠，突出于皮肤，一般内含有少量浆液，其外观晶莹，在消退时可有细小的皮屑脱落。多见于颈项、胸腹等部，四肢少见，头面极少见。

白瘖

白瘖是湿热病邪留恋气分，蕴酿淹缠，蕴蒸于皮肤而形成的细小白色疱疹。湿热性温病中，湿热病邪久在气分留连，湿热久蕴，郁蒸卫表而成，一般不见于病之初起。白瘖每随发热与出汗而透发，但因湿热之邪性质黏腻重浊，非一次所能尽透，所以常随身热增高、汗出而透发一批，热势稍退。但再次转盛、透发，如此反复，可透发多次。一般在透发之前，湿热郁蒸而胸闷不舒，透发之后，病邪

笔记栏

外达，胸闷可暂时得以缓解。

诊察白痦可辨别病邪性质和津气盛衰程度。凡有白痦发出，即说明湿热为患，多见于湿温、暑湿、伏暑等湿热性疾病。对这些病证如误用滋腻之品，或失于轻清开泄时，则尤易出现。若白痦出晶莹饱绽，颗粒清楚者，称为“水晶痦”，透发后，热势递减，神情清爽，为津气充足，正能胜邪，湿热外达之顺证；若痦出色枯而白，干瘪无浆者，称为“枯痦”，并伴见身热不退，神志昏迷等症，为津气亏竭，正不胜邪，邪毒内陷之逆证。此外，还偶见痦出而内含脓样浆液者，称为“脓痦”，属热毒极盛之象，病情多危重。

三、温病常见症状

司外揣内是中医诊断的基本原理，温病复杂多样的临床证候是各种温邪导致的卫气营血及三焦所属脏腑生理失常的结果。不同的病因病机可引起各种不同的症状，而同一症状也可由不同的病因病机引起。所以认真辨识温病中常见的症状，特别是辨别温病的一些特有的症状，有助于探求温病的病因病机，分析邪正消长的态势，是准确辨证、确立治法的重要依据。温病的症状表现繁多，现就常见而又重要的症状介绍如下。

（一）发热

发热是各种温病必具的主要症状，几乎贯穿于温病的全过程，其性质有虚、实之分。实性的发热，多伴有体温的升高，见于温病的初期和中期、极期阶段。一般是由于人体感受温邪后，正气抗邪、邪正相争而引起阳热偏盛的结果，是机体对温邪的一种全身性的反应；虚性的发热，可表现为低热，或没有体温的升高，仅有发热的感觉，见于温病的后期。多由于阴液大伤而余邪未尽或肝肾阴虚所致。

在临床上，发热可见于许多疾病，如某些内伤杂病也可出现发热，而温病的发热在病因和临床表现上与内伤杂病有所不同：内伤杂病的发热多由脏腑功能紊乱，气血失和，阴阳失调，阳气偏盛而致，其临床表现多起病缓慢，病程较长，热势多不甚，或时断时续，并伴有脏腑气血病变的相应症状。温病发热则起病急骤，初起时多发热恶寒并见，或见寒战壮热，继则热势较盛，往往具有卫气营血各阶段的证候表现，病程相对较短。

温病与伤寒均为外感热病，都有发热这一主症，都是由外邪所引起。但伤寒发热系外感风寒之邪所致，初起属表寒证，病变过程多按六经传变，在病变后期多表现为虚寒证，与温病发热初起多表现为表热证，病变过程多按卫气营血传变，后期多表现为虚热证也有所不同。

温病在卫气营血各阶段都有发热，但因感受病邪性质不同，病证涉及的脏腑组织不同，病变的轻重深浅各异，所以其发热的病机也各不相同，所见的症状亦各有区别。因而对发热这一症状及相应临床表现的诊察，有助于判别病邪之性质、病变之浅深、病情之轻重及病势之进退。温病的发热类型主要有以下几种。

1. 发热恶寒 指发热与恶寒同时出现的症状，多见于温病初起阶段。伤寒初起也可见发热恶寒并见，但由于感受病邪性质不同，发热恶寒的轻重表现不同，伤寒表现为恶寒重而发热轻，伴见口不渴，舌色正常，脉浮紧等症。风热之邪侵犯肺卫，可见发热重而恶寒轻，伴见口微渴，咳嗽，咽痛，舌边尖红，苔薄白，脉浮数等；湿热邪气侵犯卫表，湿遏卫阳可见恶寒之症较重，并伴身热不扬而少汗，头身沉重，肢倦胸闷，苔白腻，脉濡缓等症。

古人曾谓：“有一分恶寒，就有一分表证”，强调外感病出现发热恶寒并见，多为表证。但对此不可一概而论，因温病过程中出现发热恶寒并见也有不属表证者：如上海柯雪帆等主编的《中医外感病辨治》一书中指出：“温热邪毒入侵人体，初起在卫，但一般为时短暂，一旦确定或疑为败血症，往往疾病已在气营之交，或已入营血之期……热在气分阶段，由于热毒炽盛正邪剧烈斗争，故寒战高热。”另外，暑热之邪炽盛于阳明，里热蒸腾而逼迫津液外泄，汗大出，气随汗泄而腠理疏松时，可见微恶寒，兼见壮热不已等症。吴瑭在《温病条辨·上焦篇·暑温》中说：“暑必伤气，最令表虚。”此种恶寒与邪在卫表之恶寒，无汗或少汗，脉浮者截然不同。

笔记栏

2. 寒热往来　指恶寒时不发热、发热时不恶寒，恶寒与发热交替发作的症状，是正邪相争，互为进退的病理反映，为半表半里证寒热的特征。温病过程中常见于两种情况：一是疟疾，表现为寒热往来，反复发作，发有定时，先恶寒，甚者寒战，继则壮热，最后汗出通身，热退身和，同时伴有头痛如裂，周身乏力，肢体疼痛，口渴引饮等症；二是湿热郁阻，表现为往来寒热如疟，口渴心烦，脘闷，腹胀，呕恶身热，午后较重，入夜尤甚，天明得汗诸症稍减，但胸腹灼热不除，苔黄白而腻，脉弦数。

3. 壮热　指高热持续不退（体温在39℃以上），不恶寒只恶热的情况。为邪入气分，邪正剧争，邪热蒸腾于内外之征象。多在壮热的同时伴有汗大出，口大渴和脉洪大等症状，也就是通常所说的"四大"症状，还可见到面目红赤，欲脱衣揭被等里热蒸迫、热势浮盛的表现。

4. 日晡潮热　潮热指按时发热，或按时热势加重，如潮汐之有定时的症状。日晡潮热指下午3～5时（申时）发热或热势较高的情况。常见于热结肠腑之证，由于胃肠燥热内结，阳明经气旺于申时，正邪相争剧烈，故在此时热势加重。多见便秘或热结旁流，腹满痛，苔焦黄等腑实见症。

温病多种病证可出现潮热症状。如湿温病中可见下午身热升高，并伴有胸闷脘痞，苔白腻，脉濡缓等症状，为湿热在午后交蒸较甚之象；如潮热伴见口干而漱水不欲咽，下腹部硬痛，舌见瘀斑或青紫，脉细涩者，则属瘀热蓄积于下焦，即为下焦蓄血证；温病后期阴液亏虚也可出现午后低热，伴手足心热，心烦盗汗，舌红而光，脉细数者，属虚热内生之症。

5. 身热不扬　指身热稽留而热象表现不显，初扪皮肤不觉很热，但扪之稍久则觉灼手。为湿热病邪阻遏卫气，湿重于热，热为湿遏之象，多见于湿温病之初期。可伴见午后热势较盛，汗出热不解，胸闷脘痞，身重纳呆，苔白腻，脉濡缓等症状。

6. 身热夜甚　指发热入夜后热势更甚的表现，为温病热入营分，劫灼营阴，营阴受损之象，多伴有时有谵语，口渴不欲饮，斑疹隐隐，舌绛，脉细数等营分见症。如热入血分，热瘀交结亦可见身热夜甚之症。

7. 夜热早凉　指夜间发热，天明时热退身凉而无汗。为温病后期邪热未净，余邪留于阴分之象。卫气昼行阳分，夜行阴分，入夜与邪相争则发热，清晨复行阳分，不与邪争则热退，但病邪仍伏阴分，故热退时多无汗出。多伴有舌红少苔、脉细数之阴虚症状。

8. 低热　热势低微，甚至没有明显的体温升高，但低热持续不退，伴见手足心热甚于手足背之象。为温病后期，胃阴亏耗或肝肾阴虚而生虚热之征。

（二）口渴

口渴是温病常见的症状之一，其发生原因较多，但不外热邪亢盛，耗伤阴津或湿邪阻滞，气不布津两种情况。一般来说温病初、中期热邪愈重，津伤愈甚，口渴也愈甚，此时可以根据口渴的程度判断热邪的盛衰；温病恢复期，以是否口渴判断有无邪气，口渴有余邪，不渴无余邪。在临床上主要通过对口渴程度、喜饮或不喜饮、渴喜热饮或渴喜冷饮等情况的观察，再结合其他症状进行辨察，有助于判断热势盛衰、津伤程度，以及津液不能正常敷布的原因。

1. 口渴欲饮　多为热盛津伤的表现，按照口渴程度分为口微渴和口大渴两种情况。一般来说，邪在卫表时，伤津不甚，口渴很轻，饮水少；邪入气分，津液受伤较重，口大渴而喜凉饮并见壮热、汗大出等症，多为阳明热盛，胃津受损引起；另外在湿热性温病中可见口虽渴饮，但欲饮热水的情况，往往为湿浊痰饮中阻，津不上承之象，不可与热盛津伤证相混。如在湿热性温病中见口渴而欲冷饮，兼见苔黄燥者，则应考虑湿已化热，形成热重于湿之证。

2. 口渴不欲饮　多为湿郁不化，气不布津，津不上承所致，薛雪说："热则液不升而口渴，湿则饮内留而不引饮。"主要见于湿温病的湿重热轻阶段。但在温病夹有痰饮时，亦可见口渴而不欲饮，或渴喜热饮，每可伴见胸脘痞满，苔腻。另外，当邪热进入营分时，往往表现为口干而不甚渴饮，是营热炽盛，营阴受灼而上蒸之象，此时多伴有热灼营阴的身热夜甚，心烦，舌绛，脉细数等营分证症状，与湿郁不化引起的口渴不欲饮者明显不同。

3. 口苦而渴　主要见于胆火内炽或里热亢盛而化火，热毒炽盛之证，同时可伴见心烦，尿赤，舌

笔记栏

红,脉弦数等症状。

(三)汗出异常

汗液为水谷精微所化生,在正常情况下,出汗是一种生理现象。所谓汗出异常,是指当有汗而无汗,或不当出汗而出汗,或汗出过多等不正常表现。在温病过程中,由于感受外邪而致腠理开合失司,或阳热亢盛而迫津外泄,或津液亏损而致汗源不足等原因,可出现各种汗出异常的表现。临床上通过对温病过程中汗出异常的辨察,有助于了解邪热的轻重浅深和津液正气的盛衰。正如章楠说:“测汗者,测之以审津液之存亡,气机之通塞也。”温病的汗出异常类型主要有以下几种。

1. 无汗　即皮肤无明显汗液。多见于温病初起的卫分阶段,因邪郁肌表,腠理闭塞所致,常伴有恶寒,发热,头痛,苔薄白等症状。另外,温病营血分阶段因营阴耗损,也可见无汗之症,此为津液不足,无作汗之源之象,常伴有身热夜甚,烦躁,舌绛,脉细数等症状。

2. 时有汗出　指汗出随热势而起伏,热高时出汗,汗出则热减,继而复热复汗的表现。多为感受湿热或暑湿之邪,热蒸湿动,湿遏热伏,气机不畅所致。正如吴瑭所说:“若系中风,汗出则身痛解,而热不作矣;今继而复热者,乃湿热相蒸之汗,湿属阴邪,其气留连,不能因汗而退,故继而复热。”

3. 大汗　指全身大量汗出的表现。因感邪轻重及病机不同,温病过程的大汗常见以下四种情况:一阳明气分热炽,迫津外泄可见大汗而伴有壮热,大渴,脉洪大等症状;二热盛阳明而兼有气阴受损,则在大汗的同时兼见背微恶寒,脉洪大而芤等症状;三阴津大伤,可见亡阴之脱汗,表现为骤然大汗,淋漓不止,伴见体温骤降,气短神疲,甚则喘喝欲脱,唇干齿燥,舌红少津,脉散大等症状;四气脱亡阳可见冷汗淋漓不止,伴肤冷肢厥,面色苍白或青惨,神情委顿,语声低微或倦卧不语,舌淡无华,脉微欲绝等症状。

4. 战汗　指患者先全身战栗,继之热甚而全身大汗,汗出后热势骤降的表现。为邪气留连气分,邪正相争,正气奋起鼓邪外出之征象。在战汗欲作时,常可伴见四肢厥冷,爪甲青紫,脉象沉伏等先兆。

战汗是邪正相争的表现,是疾病发展的转折点,因此临床应注意观察战汗后的病情发展。如战汗之后热退神清脉转和缓,提示正气尚能胜邪,是病邪随汗而解的佳象;如战汗后,身热骤退,但冷汗淋漓不止,肢体厥冷,躁扰不卧或神情委顿,脉急疾而微弱,此为正不胜邪,病邪内陷而阳气外脱之象。《瘟疫明辨》中说:“凡战汗后,神静者吉,昏躁者危,气细者吉,气粗而短者危,舌痿不能言者死,目眶陷者死,目转运者死,戴眼反折者死,形体不仁水浆不下者死。”如战栗而不能汗出,有两种可能:一种可能是邪气内陷病情危笃;另一种可能是正气聚集尚未到位,至来日复作战汗。

(四)神志异常

心藏神,主营血的运行,温病中邪热侵扰心、营(血),皆可出现神志异常。另外,温病发生神志异常还与湿、痰、瘀等病理因素有关。因湿为阴邪,其性重浊黏滞,湿与温相合,蒙蔽心窍,也可以使神明失用而神志异常;也可因邪热炼液成痰,或湿热内蕴而聚浊成痰,痰浊与邪热相搏内阻心窍,使神明失用而致神志异常;又有因热伤血脉致瘀,或宿瘀与热相搏,瘀热内闭心窍,而导致神明受损,神志异常。还有因机体正气大衰,气阴或阳气外脱而致心神失养,也可以造成神志异常。温病过程中的神志异常类型主要有以下几种。

1. 烦躁不安　指心中烦乱,坐卧不安,并可有身体及手足躁扰,但神志尚清。主要病机为热扰心神,热在气分和营分都可出现烦躁,尤以热入营血分更为多见,温病后期,肾阴已亏,心火仍炽,亦可见此症。

笔记栏

2. 神志昏蒙　指表情淡漠,意识模糊,时清时昧,似醒似寐,或有谵语之象。多为湿热郁蒸于气分,蒸酿痰浊而蒙蔽清窍所致。多伴有身热不扬,胸闷脘痞,苔黄腻,脉濡滑等湿热痰浊症状。

3. 神昏谵语　神昏指神志昏迷,意识丧失,谵语是指胡言乱语。两者每同时出现,也称为昏谵,多系闭证、实证，温病的气、营、血阶段都可出现。营血分阶段邪热夹痰内闭心包，则可见神昏而体热肢厥，舌蹇语涩，舌绛，或见斑疹密布、全身多部位出血等症。如谵语而伴见语声重浊，潮热，便秘或热结旁流，腹满硬痛，舌苔黄燥焦厚者，则为热结肠腑，热邪上扰心神所致，称为“胃热乘心”，属气分病变。

4. 昏愦不语　指意识完全丧失，对外界各种刺激全无反应的表现，是神志异常中昏迷程度最深者。多为热闭心包，或邪热夹痰闭阻心包，或为瘀热闭阻心包而致窍机堵塞之象。其中有因邪热内闭心包继而发生正气外脱者，则可伴见肢体厥冷，面色灰惨，舌淡无华，脉微欲绝等症，称内闭外脱证。

5. 神志如狂　指神昏躁扰，狂乱不安的表现。为下焦蓄血，瘀热扰心所致，多伴见身热，少腹硬满疼痛，大便色黑，舌质紫暗等症。

6. 神情呆钝　指神情淡漠，反应迟钝，如痴如呆之象。多为湿热之邪上蒙清窍所致，或见于温病后期，余邪与营血相搏，痰瘀阻遏心窍，可见言语不利或默默不语甚或神识错乱等神志异常症状。

（五）痉

痉是指肢体拘挛强直或手足抽搐，又称为痉挛或抽筋。在温病过程中出现痉证，多为肝风内动所致，是一种病情危重的标志。由于在动风发痉时每伴有神志不清，四肢厥冷，即厥的表现，所以又常称为痉厥。

痉的发生原因主要与肝有关，肝为风木之脏，主筋脉，当温病邪热炽盛熏灼筋脉，或阴液亏损而致筋脉失养时，均可造成筋脉拘急或抽搐而成痉证，即所谓肝风内动。由于发生痉证的原因有热盛动风与阴虚风动之不同，温病痉证大体上可分为实风和虚风两类。

1. 实证动风　多见于温病的极期，表现为手足抽搐，牙关紧闭，颈项强直，甚则角弓反张，同时可见壮热，神昏，舌红赤，脉弦数有力等症，为邪热炽盛，热极生风之象。实风可发生于温病气、营、血分之热盛阶段。如伴见壮热，渴饮，大汗，苔黄燥，脉洪数者，多为阳明热盛引动肝风；如伴见高热，咳喘，汗出者，为肺金邪热亢盛，肝火无所制而致肝风内动，又称为“金旺木囚”；如伴见身灼热，发斑疹或吐血、便血，神昏谵语，舌绛者，则为营血分邪热而引动肝风。

当邪热内陷足厥阴肝经而致肝风内动时，往往同时伴有邪热陷于手厥阴心包经而出现神昏谵语，此时昏痉并见，每统称其病机为热陷厥阴，或称为邪犯手足厥阴。

2. 虚证动风　多见于温病后期，表现为抽搐无力，或为手指蠕动，或口角颤动、抽搐，心中憺憺悸动等，同时可伴见低热或五心烦热，颧红，神疲倦怠，口干，舌绛枯萎，脉细无力等症状。这均为邪热耗伤肝肾真阴，水不涵木，筋脉失于濡养之象。

（六）出血

温病过程中发生出血，包括广泛性出血和局部出血两大类，以邪热深入营血，迫血妄行最为多见。广泛性出血，即全身性的出血，指温病过程中出现急性多部位出血，包括咯血、衄血、吐血、便血、尿血、肌衄、阴道出血等。如血色鲜红并见身热烦渴，甚则昏谵，舌深绛者，为血分热盛，耗血动血之证。如血块较多，其色瘀黯，舌青紫或有瘀斑，脉涩者为瘀血阻络之象。如出血过多，可导致气随血脱而见血溢不止，肢体厥冷，昏沉不语，舌淡无华，脉微细欲绝等症状。局部出血，表现为偏于身体某一部位的出血，多为热邪炽盛，灼伤某一脏腑所致，以邪热炽盛灼伤肺络之咯血，损伤肠络引起的便血最为常见。

复习思考题

1. 舌苔之薄白而腻、白厚而腻、白厚而干燥、白腻而质红绛、白霉苔及黄白相兼、苔黄腻、苔黑腻的病变机制各是什么？

2. 舌质之纯绛鲜泽、镜面舌、绛而不鲜干枯而萎及杨梅舌、猪肝舌的病变机制各是什么？

3. 试述斑疹的形成机制、常见形态及临床意义。

笔记栏

参考文献

4. 如何理解“斑为阳明热毒,疹为太阴风热”?
5. 试述白痦的形成机制、常见形态及临床意义。
6. 温病的发热有哪些类型?其诊断意义有何不同?
7. 试述温病各种神志异常的病机及临床表现。
8. 怎样辨别动风痉厥之属虚属实?

(闫　昕)

笔记栏

第六章　温病的治疗与预防

导　学

本章主要介绍温病的治则治法及预防。

通过学习，掌握卫气营血治则和三焦治则在温病治疗中的总体指导作用，温病主要治法中泄卫透表、清解气热、和解祛邪、祛湿清热、清营凉血、通下逐邪等治疗大法的定义、治法、分类、运用注意事项、现代药理研究；熟悉温病的治疗原则和确立治法的依据，比较相关治法间的作用异同；了解温病主要治法的现代药理研究成果，温病外治法的临床运用及温病的预防。

温病的治疗是在温病辨证论治理论指导下，根据温病的致病因素、病机变化、病变部位、证候特征、邪正消长等明确诊断，遵循温病治则，确定治法，选用合适的方药和其他方法，从而达到祛除病邪，调整气机，扶助正气，促使患者恢复健康的目的。

一、温病的治疗原则及确立治法的依据

（一）温病的治疗原则

温病治疗的原则是根据叶桂、吴瑭卫气营血辨证理论和三焦辨证理论而确定的，对于温病的治疗具有总体指导作用。根据温病不同的病邪所致的病变机制的不同，所采用的治法亦不同。叶桂提出："在卫汗之可也，到气才可清气，入营犹可透热转气……入血就恐耗血动血，直须凉血散血。"这是卫气营血不同阶段的治则。吴瑭提出："治上焦如羽，非轻不举""治中焦如衡，非平不安""治下焦如权，非重不沉"。这是三焦不同阶段的治则。

（二）确立温病治法的依据

确立温病治法的依据主要有以下几个方面：一是审察病因，根据病邪的性质审因论治；二是辨病机，即按照卫气营血辨证和三焦辨证来明确病变的部位、病邪的性质、邪正虚实等；三是针对特殊症状辨治；四是察邪正辨治。温病治法仍然要强调扶正和祛邪两个方面。

参考文献

1. 审病因　温病的致病因素主要是温邪，不同季节又有风温、暑温、温热、湿热、燥热等区别。引起温病发生的各种病邪，具有不同的致病特点。当这些病邪侵犯人体时，根据其临床表现，结合发病季节，找寻温病的病因，这就是审因论治。病邪不同，则治法不同。如六淫、温毒、疫疠、伏寒化温等病邪所致的各种温病，其治法也不同。

2. 辨病机　温病辨证论治的关键就是辨病机。病机不同，治法亦不同。而辨病机在温病辨证理论中占有重要位置，卫气营血辨证和三焦辨证在温病的辨证意义上是一致的，两者均用以分析温病病理变化，辨别病变部位，掌握病情轻重，认识病机传变，归纳证候类型，从而为确定治疗原则提供依据。叶桂的卫气营血治则是根据卫气营血辨证病机特点所确立的治法。"在卫汗之可也"指邪入卫分郁于卫表，肺卫失调施以解表透邪之法，辛凉解表为主，宣泄肺卫，透邪外达；湿邪在表者，可用辛温芳香化湿之剂；表气郁闭较甚而恶寒，无汗明显的表热证，可在辛凉中少佐辛温。"到气才可清气"主要指邪入气分，邪正剧争，热炽津伤施以清气泄热之法，本法多适宜邪入气分，但不拘泥不变。因气分病邪性质各异，治法还应包括化湿、攻下、和解、宣气等法。"入营犹可透热转气"是指热入营分，营热阴伤，扰神窜络，应在清营基础上配以轻清透泄之品，使营热转出气分而解。"入血就恐

笔记栏

耗血动血，直须凉血散血”指热入血分，血热炽盛，耗血动血，瘀热内阻应采用凉解血热，滋阴解毒，活血化瘀法。吴瑭三焦治疗原则的提出是根据三焦辨证病机特点所确立的治法。“治上焦如羽，非轻不举”是指温病初起，邪在肺卫，病位浅，宜用质轻如羽之品，辛凉散泄，轻宣上焦气机，清泄上焦邪热，该类药有轻以去实之能，一般剂量宜小，煎煮时间较短。“治中焦如衡，非平不安”是指温邪深入中焦，多属温病中期，正气不虚，邪气较盛，脾胃升降失司，用药既不能轻清越上，又不可重坠趋下，须直入中焦，使热降清升，脾胃升降臻于平衡。“治下焦如权，非重不沉”是指温邪传入下焦，耗竭真阴，以复阴为主要治法，所用方药性质沉降重镇，质味浓厚，以滋腻浓厚之品填补下元，用药剂量宜大，煎煮时间宜长。

总之，辨病机时应对温病各阶段、不同病位、不同性质的病证进行全面的病机分析，从而确立相应的治法。

3. 观证候 神昏、惊厥、斑疹、虚脱等是温病发展过程中常出现的特殊症状。针对这些症状分别采取开窍、息风、化斑透疹、固脱等对症治疗的方法。同时还应遵循辨证论治原则，结合实际，随证加减。

4. 察邪正 温病发展过程中邪正消长变化，决定扶正与祛邪法的运用。有时需扶正祛邪并用，有时扶正为主，有时祛邪为主。一般情况来说，发病初期，邪盛正不虚，多以祛邪为主；发病后期，邪气已衰，正气已虚，治疗多以扶正为主。温病以祛邪为治疗的关键，强调祛除病邪，邪去而正安。

二、温病的主要内治法

温病的治法内容丰富，涉及面广，几乎涉及中医学中的各种治法，但因温病的病机变化及证候的特殊性，本节内容只针对温病常见的证候，重点介绍温病的几种主要内治大法，如泄卫透表法、清解气热法、和解祛邪法、祛湿清热法、清营凉血法、通下逐邪法、开窍醒神法、息风止痉法、滋阴生津法、固正救脱法。其中泄卫透表法、清解气热法、和解祛邪法、祛湿清热法、清营凉血法、通下逐邪法是以祛邪为主的治法；滋阴生津法、固正救脱法是以扶正为主的治法；开窍醒神法、息风止痉法为急救治法。

（一）泄卫透表法

泄卫透表法是祛除表邪，解除表证的治法。主要作用是疏泄腠理，透邪外出。主治温病初起，温邪在表之证。《素问·阴阳应象大论》:“其在皮者，汗而发之。”

1. 治法分类

（1）疏风泄热：选用辛凉解表，辛散凉泄之剂，以疏散卫表之风热，适用于风热在表之证，症见发热微恶风寒，无汗或少汗，口微渴，咳嗽，苔薄白，舌边尖红，脉浮数。代表方为银翘散、桑菊饮。

（2）透表清暑化湿：选用微辛温外散表寒，辛凉及苦温化湿之品内清暑湿，以外散表寒，内清暑湿，适用于温病“寒遏暑湿”之证，症见恶寒，头痛，身形拘急，发热无汗，口渴心烦等。代表方为新加香薷饮。

（3）宣表化湿：选用芳香宣透化湿之品，以芳香宣透，疏表化湿，适用于湿温初起，湿遏卫阳之证，症见恶寒头重，身体困重，四肢酸重，微热少汗，胸闷脘痞，苔白腻，脉濡缓。代表方为藿朴夏苓汤。

（4）疏表润燥：选用辛凉清润之品，以辛凉透邪，清润肺燥，适用于秋燥初起，肺卫温燥之证，症见身热，头痛，咳嗽少痰，咽干喉痛，鼻干唇燥，苔薄白而欠润，舌边尖红。代表方为桑杏汤。

2. 运用注意事项

（1）温病初期，里热外发而无表证者，忌用解表法。

（2）一般忌用辛温之品，即使“客寒包火”也只可稍佐辛温之品，助其发散透邪，过用辛温有助热化火之弊。

（3）温病表证，治宜辛凉开达，注重辛散，不可过分清凉，以防其凉遏不解。

（4）应用解表法当分清病邪性质，中病即止。

笔记栏

3. 现代药理研究　本法具有可促进汗腺分泌功能及血管舒张反应，加快散热及降温；调整人体免疫功能，有利于祛除病原体及病毒；改善循环功能，有利于炎症吸收和功能恢复；抗病原微生物等作用。

（二）清解气热法

清解气热法是选用寒凉药物清泄气分无形邪热的治法。主要作用是清热保津，宣畅气机，泻火解毒，止渴除烦。主治气分无形邪热亢盛之证。

气分阶段是温病病情转折的关键时期，邪热虽盛，但正气未衰，其临床证候都是正邪剧争的表现，因此，把握气分病证的治疗，是关系到疾病好转与恶化的关键，必须充分注意，治疗上应积极促进病情向好的方面转化，否则易恶转。

1. 治法分类

（1）轻清宣气：选用轻清之品，以透泄邪热，宣畅气机，适用于热郁胸膈，气机不畅之证或风热、暑热初入于气分，郁滞气机之证，症见身热微渴，心中懊憹不舒，舌苔薄黄。代表方栀子豉汤加味。

（2）辛寒清气：选用辛寒之品清泄气分邪热，以辛透寒泄，大清气分邪热，退热生津，除烦止渴，适用于热炽阳明气分之证，症见壮热，汗出，心烦，口渴，苔黄燥，脉洪数。代表方白虎汤。

（3）清热泻火：选用苦寒清热解毒之品直清里热，泻火解毒，适用于热在气分，郁而化火之证，症见身热不退，口苦而渴，烦躁不安，小便黄赤，舌红苔黄。代表方黄芩汤、黄连解毒汤。

2. 运用注意事项

1）邪热已与有形实邪相结，不能单用本法。

2）邪未入气分者一般不宜早用。

3）湿邪未化者不宜滥用寒凉。

4）素体阳虚者，用本法勿过剂。

5）本法在具体运用时还应灵活化裁或配合他法，如轻清透表法、清热养阴法、清热宣肺法、清热解毒法、清热攻下法等。

3. 现代药理研究　本法对病原体具有一定的抑制杀灭作用，对毒素有中和解毒作用；降低毛细血管通透性；消炎、抗渗出，以减少病理损害；调整免疫功能；调整血液流变性质，改善血凝状态；解热、镇痛、升压、强心、止血、修复机体组织器官等作用。

（三）和解祛邪法

和解祛邪法是选用和解、分消、疏透之品治疗温病半表半里证的治法。本法具有清泄少阳，和解表里，分消走泄，清化痰湿，透达秽浊，宣通气机的作用，主治温病半表半里证，如邪郁少阳，兼有痰湿；邪留三焦，痰湿内阻；邪伏膜原，湿热秽浊郁滞等证。

1. 治法分类

（1）清泄少阳：选用清热化痰，祛湿理气之品以清泄少阳半表半里之邪热，祛除痰湿，和降胃气，适用于邪热夹痰湿郁于少阳之证，症见寒热往来，口苦胁痛，烦渴溲赤，脘痞呕恶，舌红苔黄腻，脉弦数。代表方为蒿芩清胆汤。

（2）分消走泄：选用宣气化湿之品以宣展气机，泄化三焦邪热痰湿，适用于湿阻三焦，气化失司之证，症见寒热起伏，胸痞腹胀，溲短，苔腻等。代表方为温胆汤加减，或以叶桂所说的杏仁、厚朴、茯苓之类为本法的基本药物。

（3）开达膜原：选用疏利透达之品开达膜原（募原）的湿热秽浊之邪，适用于邪伏膜原之证，症见寒甚热微，脘痞腹胀，身痛肢重，苔腻白如积粉而舌质红绛甚或紫绛。代表方为雷氏宣透膜原法。

2. 运用注意事项

1）本法清热之力较弱，里热盛而无湿者不宜。

2）分消走泄及开达膜原主在疏化湿浊，如湿已化热，热象较著及热盛津伤者不宜用。

笔记栏

3）同为半表半里证，但由于病邪性质、具体病位、病机不尽相同，所以治各有别，应区别应用。

4）因和解法运用范围较广，所以临床上对于不明原因，顽固性发热患者，只要运用得当，可以取得良好疗效。

3. 现代药理研究 本法具有解热、抗菌、消炎作用；利胆、调整胃肠功能；调整免疫功能等作用。

（四）祛湿清热法

祛湿清热法是以清热、芳化、苦燥、淡渗之品祛除湿热病邪的治法。主要作用是化湿泄浊，宣通气机，运脾和胃，通利水道，主治湿遏卫气、湿热蕴中、湿热阻下等湿热性病证。

1. 治法分类

（1）宣气化湿：选用芳香化湿，宣通之品，以宣通气机，透热化湿，适用于湿温初起湿遏卫气之证，症见身热不扬，午后为甚，汗出不解，或微恶寒，胸闷脘痞，小便短少，苔白腻，脉濡缓。代表方为三仁汤。

（2）燥湿泄热：选用苦辛通降之品辛开苦降，燥湿泄热，适用于湿渐化热，湿热俱盛而蕴伏中焦之证，症见发热，汗出不解，口渴不欲多饮，脘痞腹胀，泛恶欲吐，小便短赤，苔黄滑腻。代表方为王氏连朴饮。

（3）分利湿邪：选用淡渗之品利尿渗湿泄热使湿热之邪从小便而去，适用于湿热郁阻下焦之证，症见热蒸头胀，小便短少甚至不通，大便或溏，渴不多饮，苔白腻。代表方为茯苓皮汤。

2. 运用注意事项

1）对湿热之邪的治疗，应权衡湿与热之侧重及邪在部位而选用相应的药物。

2）如湿邪已化燥者不可滥用祛湿之品。

3）平素阴虚者慎用。

4）对温病中出现的小便不利，不能一味用淡渗之品以分利，而应区别不同情况而施治，如属气化不利而致湿邪内阻者，主以宣化气机以利湿；如属阴液消耗而小便不利者，应主以清热养阴，如滥用分利水湿之品，必更伤阴液。

3. 现代药理研究 本法具有抗感染、利尿作用；调整胃肠功能；调整免疫功能等作用。

（五）清营凉血法

清营凉血法是选用清营凉血解毒、滋阴活血化瘀之品清解营血分邪热的治法。主要作用是清营泄热，凉血解毒，滋养阴液，通络散血，主治热入营血之证如营热阴伤、热盛动血、气营（血）两燔的病证。

1. 治法分类

（1）清营泄热：选用清解营分邪热药伍以轻清透泄之品清营泄热，滋养营阴，使入营之邪转出气分而解。适用于营热阴伤之证，症见身热夜甚，心烦不寐，时有谵语，口不甚渴，斑疹隐隐，舌质红绛等。代表方为清营汤。

（2）凉血散血：选用凉解血热合活血散血滋阴之品以凉血散血，清热解毒，滋养阴液，适用于热入血分，热瘀交结，迫血妄行之证，症见身灼热，躁扰不安，甚或狂乱谵妄，斑疹密布，尿血便血或吐血衄血，舌质深绛或紫绛等。代表方为犀角地黄汤。

（3）气营（血）两清：选用清营或凉血法与清解气热法互相配合应用，以双解气营或气血邪热，适用于气营两燔或气血两燔或气营血三燔之证，症见壮热，口渴，烦躁，甚至神昏谵妄，两目昏瞀，口秽喷人，周身骨节痛如被杖，身发斑疹，或有尿血便血、吐血衄血，苔黄燥或焦黑，舌质深绛或紫绛等，代表方加减玉女煎、化斑汤、清瘟败毒饮。

2. 运用注意事项

笔记栏

1）未入营血分者一般不宜早用本法。

2）有湿邪者应慎用，必要时与祛湿药合用。

3）热入营血分而气分邪热仍盛者，必须兼清气分之热。

4）邪热入营血阶段病情较危重，如发生神昏、痉厥者，可与开窍、息风法合用。

3. 现代药理研究 本法具有抗感染、消炎、中和内毒素；增加外周血管血流量，改善微循环，减轻微血栓形成；镇静、强心等作用。

（六）通下逐邪法

通下逐邪法是选用泻下、化湿、导滞、通瘀之品通下攻逐里实邪热的治法。主要作用是通腑泄热，荡涤积滞，通瘀破结，主治温病邪热与有形实邪内结肠腑或湿热积滞胶结于胃肠或下焦瘀热互结的病证。

1. 治法分类

（1）通腑泄热：选用苦寒泻下之品攻逐肠腑实热燥结，以通腑泄热，荡涤积滞，适用于热结阳明证，症见潮热，谵语，腹胀满，甚则腹硬痛拒按，大便秘结或热结旁流，苔老黄或焦黑起刺，脉沉实。代表方为调胃承气汤、大承气汤。

（2）导滞通便：选用清热燥湿，理气消导之品，以清热化湿，通导积滞，适用于湿热积滞交阻肠胃之证，症见身热，脘腹痞满，恶心呕逆，便溏不爽，色黄赤如酱，舌苔黄浊等。代表方为枳实导滞汤。

（3）增液通下：选用通下剂配合滋养阴液之品，以泻下热结，滋养阴液，适用于阳明腑实，阴液损伤之证，症见身热不退，大便秘结，口干唇裂，舌苔干燥等。代表方为增液承气汤。

（4）通瘀破结：选用活血通瘀、攻下剂之品相配合，以通瘀破结，泻下邪热，破散下焦蓄结之瘀热，适用于瘀热互结，蓄于下焦之证，症见身热，少腹硬满急痛，小便自利，大便秘结，或神志如狂，舌黯紫，脉沉实。代表方为桃仁承气汤。

2. 运用注意事项

1）里未成实或里无郁热积滞者不可用。

2）再次用下者应慎重。

3）体虚用攻下，当攻补兼施。

4）津枯肠燥之便秘不能用苦寒攻下。

3. 现代药理研究 本法具有增强胃肠蠕动，改善肠道血循环，降低毛细血管通透性；抗菌、消炎，排除肠道及全身的毒素，促进新陈代谢；通过对肠道的局部刺激引起全身性反应，增强机体免疫；利尿、利胆、抗血栓形成等作用。

（七）开窍醒神法

开窍醒神法是选用清心化痰、芳香通络、开窍之品，以开通心窍，苏醒神志的治法。主要作用是清心泄热，开通心窍，化痰透络，开闭通窍，苏醒神志，主治温病热闭心包证和湿热酿痰蒙蔽心包证。

1. 治法分类

（1）清心开窍：选用清心化痰，透络开窍之品，以清泄心包痰热，透络开窍醒神，适用于热闭心包之证，症见身热，神昏谵语，或昏愦不语，舌蹇肢厥，舌质红绛，或纯绛鲜泽，脉细数等。代表方为安宫牛黄丸、至宝丹、紫雪丹。

（2）豁痰开窍：选用清化湿热痰浊，宣通窍闭之品，以清热化湿，化痰涤浊，宣通窍闭，适用于湿热郁蒸，酿生痰浊，蒙蔽机窍之证，症见发热，神志昏蒙，时清时昧，时有谵语，舌质红，苔白腻或黄腻，脉濡数等。代表方为菖蒲郁金汤。

2. 运用注意事项

1）如未出现神志异常症状，一般不宜投用。

2）如属心阳外脱而神昏者，不可用本法。

3）开窍法一般只能暂用而不宜久用，神志恢复正常则不再用。

4）对神昏之治重在祛除引起神志异常的原因，不可单凭本法。

5）开窍两法之适应证各有不同，应分别而用。

3. 现代药理研究 本法具有解热；减轻脑水肿，降低颅内压，保护中枢神经；纠正体内电解质紊乱；镇静、强心等作用。

笔记栏

（八）息风止痉法

息风止痉法选用清热凉肝或滋阴潜镇之品，以平息肝风，制止痉厥的治法。主要作用是凉肝息风，滋阴息风，制止痉厥，主治温病热盛动风（实证）、虚风内动（虚证）证。

1. 治法分类

（1）凉肝息风：选用清热凉肝之品，以清热凉肝，透热养阴，息风止痉，适用于热盛动风之证，症身灼热肢厥，手足搐搦，甚或角弓反张，口噤神迷，舌红苔黄，脉弦数等。代表方为羚角钩藤汤。

（2）滋阴息风：选用育阴潜镇之品，以滋养肝肾，填补真阴，潜镇肝阳，适用于温病肝肾阴亏，水不涵木而虚风内动之证，症见手指蠕动，甚或瘛疭，肢厥神倦，舌干绛而萎，脉虚细等。代表方为大定风珠、三甲复脉汤。

2. 运用注意事项

1）未出现痉厥者不宜使用。

2）实风与虚风应注意区分治疗。

3）应注意祛除动风之因。

4）小儿患者邪在卫气分不宜早投凉肝息风法。

5）注意选用风药不伤阴，滋阴不恋邪。

3. 现代药理研究 本法具有镇静、抗惊厥；解热、降血压；降低颅内压；纠正电解质等作用。

（九）滋阴生津法

滋阴生津法是选用生津养阴之品以滋补阴液的治法。主要作用是滋阴润燥，生津止渴，填补真阴，壮水制火，主治温病肺胃阴伤、肠液不足、肝肾阴伤等阴伤证。

1. 治法分类

（1）滋养肺胃：选用甘寒之品滋养肺胃阴液，以甘寒生津，滋养肺胃，适用于温病后期肺胃阴伤之证，症见低热或无热，口咽干燥，干咳少痰，或干呕而不思食，舌苔干燥，或舌光红少苔等。代表方为沙参麦冬汤、益胃汤。

（2）增液润肠：选用甘寒、咸寒之品滋润肠液，以滋阴生津润燥，通导大便，适用于津枯肠燥便秘之证，症见大便秘结，咽干口燥，舌红而干等。代表方为增液汤。

（3）填补真阴：选用甘寒、咸寒、酸寒之品滋补肝肾阴液，以咸寒滋润，壮水制火，滋养肝肾，适用于肝肾真阴耗伤之证，症见低热面赤，手足心热甚于手足背，口干咽燥，神倦欲眠，或心中憺憺大动，舌绛少苔，或干绛枯萎，脉虚细或结代等。代表方为加减复脉汤。

2. 运用注意事项

1）邪热等病邪仍盛者不宜单用本法。

2）有湿邪者应慎用，如阴伤而兼有湿邪，应化湿不伤阴，滋阴不碍湿。

3）体质偏于阳虚或脾虚便溏者慎用本法，以免更加损伤阳气，有碍脾运。

3. 现代药理研究 本法具有直接补充电解质及多种营养素；抑制病原微生物，中和毒素；调节机体的反应能力和免疫功能，促进损伤修复；兴奋垂体－肾上腺皮质功能，改善微循环和凝血功能，防治血管内弥散性凝血等作用。

（十）固正救脱法

固正救脱法是选用助阳补气，敛阴敛汗固脱之品救逆固脱的治法。主要作用是大补元气，回阳救逆，益气生津，敛汗固脱，主治温病正气外脱之阳气暴脱或津气欲脱证。

1. 治法分类

（1）益气敛阴：选用甘温、甘酸补气敛阴之品，以益气生津，敛汗固脱，适用于温病津气欲脱证，症见身热骤降，汗多气短，体倦神疲，脉散大无力，舌光少苔等。代表方为生脉散。

（2）回阳固脱：选用甘温益气温阳之品，以峻补阳气，固脱救逆，回阳敛汗，适用于温病阳气暴脱之证，症见四肢逆冷，汗出淋漓，神疲倦卧，面色苍白，舌淡而润，脉微细欲绝等。代表方为参附龙牡汤。

笔记栏

2. 运用注意事项

1）用药应快速及时。

2）根据病情轻重而适当掌握给药次数、间隔时间、用药剂量，并随时根据病情变化作相应的调整。

3）在正气欲脱的同时又见神昏等邪闭心包的症状，称为内闭外脱，治当固脱与开窍并用。

4）脱证纠正后注意有无邪热复炽，根据具体情况辨证论治。

3. 现代药理研究　本法具有强心；抗休克；改善微循环等作用。

三、温病外治法

温病外治法是通过皮肤、九窍等途径给药治疗温病某些证候的一种治法，适用于温病各阶段的多种病证。外治法种类较多，本节主要介绍较为常用的洗浴法、灌肠法、敷药法、搐鼻法四法。

1. 洗浴法　使用药液全身沐浴或局部浸泡，达到散热、透疹、托毒外出的效果。多用于温病表证无汗、高热、疹出不畅等患者。

2. 灌肠法　将煎好的药液行保留灌肠或直肠点滴发挥药效。多用于温病禁止或难以口服药物等患者。

3. 敷药法　将药物敷在病变部位或行穴位外敷达到治疗效果。多用于温病温毒类疾病或热盛动血、疟疾等患者。

4. 搐鼻法　将药物研成细末，抹入鼻孔，通过鼻腔黏膜吸收，促使病人打喷嚏达到治疗效果。多用于温病神志异常或呼吸障碍等患者。

四、温病的预防

预防是指在疾病发生之前就采取一定的措施以防止疾病的发生和发展。由于温病在发病和病情等方面的特殊性所以必须重视对温病的预防。我国古代医家关于预防早有记载如《素问·四气调神大论》曰："圣人不治已病治未病……夫病已成而后药之，乱已成而后治之，譬犹渴而穿井，斗而铸锥，不亦晚乎？"

参考文献

（一）温病预防的意义

温病是一类急性外感热病，其中多数具有传染性、流行性，而且起病急骤，来势凶猛，病情较重，有的还会造成难以恢复的后遗症，因而严重地影响人群的健康，甚至威胁生命，对社会和家庭能造成严重的危害，所以预防温病具有特别重要的意义。

我国自古以来，在认识到温病是可以传染和发生流行的基础上，积累了预防温病发生、传染和流行的许多经验。中华人民共和国成立后，国家贯彻"预防为主"的方针，开展以除害灭病为中心的爱国卫生运动，在较短时间内取得了巨大成就，如天花、鼠疫、脊髓灰质炎等急性传染病已被消灭，还有许多严重危害人民健康的传染病，如流行性脑脊髓膜炎、霍乱、疟疾、猩红热、斑疹伤寒等均得到很好控制。由此可见，温病是可以预防的，也是必须要预防的。因此要不断总结经验，进一步掌握温病发生和流行的规律，尤其是对新发疾病的认识要进行深入研讨，采取切实可行的措施，更好地预防温病。

进行接种免疫是预防传染病流行的最积极有效的措施，也是增强正气的方法。随着预防接种的不断推广，温病的预防取得了巨大的成就，温病的发生率明显下降。

（二）古代医学家对预防温病的认识及成就

中医学奠定了预防思想的基础，由"治未病"提出了诸多无病早防重要性的深刻认识。

笔记栏

《素问·刺法论》指出"五疫之至，皆相染易，无问大小，病状相似""正气存内，邪不可干，避其毒气"。《黄帝内经》之后，历代医家通过临床实践，观察到某些温病具有传染性并可造成流行，也认识到蚊、蝇、鼠等是某些疾病的传播媒介，积累了丰富的预防知识和方法，采取了多种有效措施如注意环境和卫生、重视饮食卫生、注意防害除害、实施严格隔离、采取药物预防、保护和增强人体正气。特别要提出的是我国发明的种痘法，开创了世界人工免疫之先河。

(三) 温病的预防方法

温病的范围包括了多种急性感染性、传染性及非感染性发热性疾病，现代传染病学认为：传染性疾病的发生和传播必须具备三个基本环节，即传染源、传播途径、易感人群。这三个环节同时存在并相互联结，如缺少其中任何一个环节，就不可能发生传染，形成流行。

中西医预防温病的具体方法很多，尤其是免疫接种等特异性措施，对一些相应的传染病有肯定的预防作用。以下主要介绍具有中医中药特色的一些预防温病的方法。

1. 培固正气，强壮体质，避其毒气　张仲景曰："若人能养慎，不令邪风干忤经络……不遗形体有衰，病则无由入其腠理。"指出未病时要内养正气，外慎邪气。如今预防一是要通过锻炼身体以增强体质；二是顺应四时气候变化，避其毒气；三是避免过度消耗正气；四是注意环境、个人、饮食卫生等方法加以防范。

2. 及时隔离诊治，控制传播　对具有传染性的温病患者，必须早期发现、早期隔离、早期诊断治疗，及时向有关防疫部门报告，使防疫部门能随时掌握疫情，采取相应措施。这不仅有利于患者及早得到诊治，有利于治疗和恢复健康，同时也有助于及早控制疾病的传播，防止发生流行。

3. 预施药物，防止染病　在温病流行期间，扶助正气为主，如接触温热邪气者，目前较多使用的预防方法有以下几种。

(1) 熏蒸法：即用药物加温燃烧烟熏或煮沸熏蒸。此法一般适用于以呼吸道为传播途径的温病预防。

(2) 滴喷法：即用药物滴入鼻孔或喷入咽部。此法一般也用于呼吸道传染病。如在流行期间，把某些药物研末后吹入鼻中或喷入咽部可预防流行性感冒、流行性脑脊髓膜炎、白喉等疾病。

(3) 服药法：即用一味或多味中药煎服，或制成丸剂、散剂、片剂等内服。现代医学研究已证实了很多中药的预防药理作用，如预防流行性感冒可选用金银花、连翘、野菊花、桉树叶、贯众、螃蜞菊、黄皮叶等；预防流行性乙型脑炎可选用大青叶、板蓝根、牛筋草等；预防猩红热可选用黄芩、忍冬藤等；预防麻疹可选用紫草、丝瓜子、贯众、胎盘粉等；预防传染性肝炎可选用板蓝根、糯稻根、茵陈等；预防痢疾可选用马齿苋、大蒜、食醋等。在使用时，可选其中一味或数味煎汤内服，每日1剂，连服2～4天。

复习思考题

1. 试述确立温病治法的依据及原则。
2. 卫气营血治则和三焦治则的内容是什么？其意义何在？
3. 解表法在温病的治疗中有哪些主要方法？
4. 温病和解法与《伤寒论》和解少阳法有何异同？
5. 通腑泄热法与导滞通便法的作用与适应证有何不同？
6. 温病运用祛湿法应注意哪些问题？

(钱占红)

笔记栏

各　论

第七章　风　温

导　学

本章主要介绍风温概念及辨证体系的形成、病因病机及演变规律、诊断及鉴别诊断、辨证要点、辨治原则、常见证型诊治，并附病案举例、西医相关疾病举例等。

风温作为温热性新感温病的代表，学习中要将第一篇所学基础理论、知识技能与风温病相关内容加以联系。通过学习掌握风温概念，把握风温病以肺为病变中心的特点与主线，对辨证论治内容的学习，要以培养临证辨证思维为目的；掌握病变过程中各证型的产生机制、辨证要点；掌握吴瑭辛凉三方和以肺为病变中心相关代表方的运用；掌握风温初、中、末期的治疗大法。熟悉本病的病因、发病及顺传、逆传演变规律，病机特点，诊断依据。了解各证临床运用。此外本章还要思考风热病邪与春温之温热病邪的区别及关系。

【概述】

一、定义

风温是感受风热病邪引起，初起以肺卫表热证为主要证候特征，多发于冬、春两季的一种新感温病。就本病病名而言，有风温、冬温之别，两者名异而实同，只是发病季节有别而已。

二、源流及辨证体系的形成

《伤寒论》首载本病病名，“太阳病，发热而渴，不恶寒者，为温病。若发汗已，身灼热者，名风温。”为热病误治（汗出太过）后的变证、坏证，而不是一个独立的疾病。还提出相关表现，“风温为病，脉阴阳俱浮，自汗出，身重，多眠睡，鼻息必鼾，语言难出。”晋代王叔和《注解伤寒论·伤寒例》认为风温是感受寒邪后发病过程中又感受风邪所形成的一种外感热病，“病中更感异气，变为他病，当依后坏病而治之……阳脉浮滑，阴脉濡弱者，更遇于风，变为风温。”唐代孙思邈《备急千金要方》对于《伤寒论》所述风温的治疗是以葳蕤汤为主方。隋代巢元方在《诸病源候论·风热候》中提出“风热病者，风热之气，先从皮毛入于肺也”，认为风热即风温。宋代朱肱《伤寒类证活人书》“其人素伤于风，因复伤于热，风热相薄，则发风温”指出了风温病的病因、症状、治则等。清代叶桂《三时伏气外感篇》“风温者，春月受风，其气已温”明确指出了风温为新感温病，同时指出了风温病的病名、病因、症状、病机特点、传变趋向及治则等。清代陈平伯（字祖恭）《外感温病篇》是第一部论述风温的专著，其中“风温为病，春月与冬月居多，或恶风或不恶风，必身热咳嗽烦渴，此风温之提纲证也”对风温病的常变证治做了系统的论述和分析，明确指出了本病的发病季节、初起证候特点、病因病机等。以后吴瑭、章楠等医家都对风温的相关理论进行了完善。自此，风温形成了较完整的辨证论治体系和独立的疾病形成。

笔记栏

西医学相关病种有流行性感冒、普通感冒、急性支气管炎、各种肺炎及上呼吸道感染、流行性脑脊髓膜炎等病，凡符合风温临床特点者，可参考本病辨证施治。

【病因病机】

一、病因发病

风温的病因分外因内因，外因是感受冬春季风热病邪；内因由人体素禀不足，正气虚弱或起居不慎、寒温失调，卫外失固，感邪发病。本病是外在的致病因素风热病邪与内在的发病条件正气虚弱相互作用的结果。

叶桂曰："风温者，春月受风，其气已温。"吴瑭曰："风温者，初春阳气始升，厥阴行令，风夹温也。"

二、病机特点

《温热论》曰："温邪上受，首先犯肺，逆传心包。"风温初起从肺卫开始，肺卫失调，以肺卫表热证为特点。风性疏泄，善行数变，其发展趋势或向愈而不传，或发生两种传变。一是顺传于气分，首先由肺卫传入肺经气分或胸膈，出现以肺为病变中心及相关脏腑的各种病理变化，如见邪热壅肺或郁于胸膈等证；其次由肺卫或肺经气分传入阳明气分者，则出现阳明热盛、阳明热结等证。至风温后期，肺胃阴伤。整个病程病理变化都重点体现了以肺为病变中心的特点。若气热亢盛，则可进一步深入营血分，但风温出现营血分证较春温为少。至于肺热波及营血分，窜于血络外发红疹者，其病机重点仍在气分，与营血分证外发斑疹者不尽相同。少数患者因阴液精血的耗损而致肝肾阴伤。二是逆传，风热之邪由肺卫而突然内陷心包的传变过程。这是病情的急剧恶转。临床上见到肺卫见证不久，很快出现热闭心包的神昏谵语，舌謇肢厥，舌红绛等神志症状。病变中肺之化源欲竭或内闭外脱者都易导致正气外脱，危及生命（图7–1）。

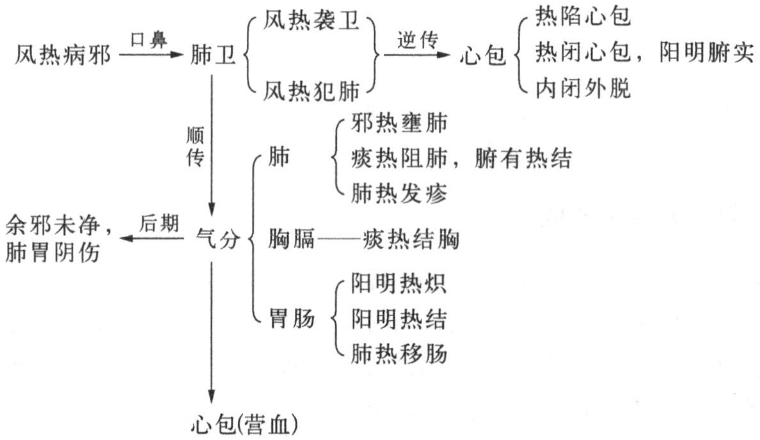

图7–1　风温病机演变示意图

【诊断与鉴别诊断】

一、诊断依据

1. 发病季节　多发于春季或冬季。

2. 临床表现　初起可见肺卫见证，继则出现邪热壅肺等气分证候，后期多致肺胃阴伤。危重证可见逆传心包证、内闭外脱证、阳气暴脱证等。

笔记栏

二、鉴别诊断

1. 风温表证与风寒表证相鉴别　具体内容详见表7–1。

表 7–1 风温表证与风寒表证鉴别表

	风寒表证	风温表证
共同点	均为外感表证,均可见发热恶寒、头痛、苔薄白、脉浮等症	
病因病机	外感风寒,卫阳被郁,腠理闭塞	外感风热,卫气被郁,肺卫失调
病位	多犯足太阳膀胱经	多犯手太阴肺经
临床特点	恶寒重,时间长,发热轻,多伴有头身疼痛无汗,口中和(多不渴),舌不红,脉浮紧	发热重,恶寒时间短,程度轻,多伴有头咽疼痛,无汗或少汗,口微渴,舌边尖红,脉浮数

2. 风温表证与风热感冒相鉴别 具体内容详见表 7–2。

表 7–2 风温表证与风热感冒鉴别表

	风热感冒	风温表证
共同点	两者的病因均为风热病邪,初起病变部位都在上焦肺卫,临床表现均见表热证	
病因病机	风热袭表,卫气功能失常,清窍不利为主	风热袭于卫表,肺卫失调为主
临床特点	发热不甚,微恶风,以头痛,流涕,鼻塞喷嚏,咳嗽,咽痛为主	症状均较风热感冒重,尤其发热明显,全身症状重
病势	病情多轻,病程短,呈自限性,数日即愈,少传变	病情多较重,病程长,易传变,多具流行性
发病季节	一年四季均可发生	多见于冬春两季

3. 风温与春温相鉴别 详见春温章节。

【辨证论治】

一、辨证要点

1. 病位 本病初起邪在肺卫,整个病以肺为病变中心。

2. 病势 因风为阳邪,善行而数变;热亦为阳邪,热变最速;两阳相劫,风火相煽,故本病起病急,传变快,变幻无常,这是决定风温病势的主要因素。又因人体正气强弱不同,感受病邪性质有异,治疗是否及时等原因,风温病的临床表现悬殊甚大,在辨证时尤其要注意危重病证的突然发生,如邪在肺卫时可以突然发生逆传,即风热之邪由肺卫而突然内陷心包营分,病势凶险,病情发生急剧恶转,故在卫分阶段应观察神志的变化,防止逆传的发生;如肺经病变严重者,可致肺之化源欲绝,而见汗涌,鼻煽,脉散等或口吐粉红色血水,气短难续等急重证。因风温属新感,若初起治疗得当,其去亦速。

3. 临床特点 患者感邪即病,初起以发热,微恶寒,咳嗽,头痛,咽痛,口微渴,苔薄白,舌边尖红,脉浮数等肺卫表热证为特征;继则出现邪热壅肺及相关脏腑等气分证候;后期多表现肺胃阴伤。若体虚或感邪重,还可逆传心包,出现谵语,舌蹇肢厥,舌绛或内闭外脱等症。

二、治则治法

1. 治则 清泄肺热。

2. 治法 初起邪在肺卫,辛凉解表,宣泄肺卫,透热外达;邪传气分清下两施,宜辛寒清气或苦寒泻火、苦寒攻下;逆传心包则治以清心开窍;后期肺胃阴伤者甘寒清养肺胃阴液。

3. 禁忌 初起忌用辛温发汗;忌过用寒凉。

笔记栏

三、常见证型诊治

(一) 邪袭肺卫

1. 风热袭卫

症状: 发热,微恶风寒,无汗或少汗,头痛,咳嗽,咽喉疼痛,口微渴,苔薄白,舌边尖红,脉浮数。

辨证要点: 发热,微恶风寒,口微渴,咽喉疼痛,苔薄白,舌边尖红,脉浮数。

病机: 本证为风温初起,肺卫失调,表证较重之证。肺主气司呼吸,风热袭于卫表,正邪交争,卫气被郁,开阖失司则发热,微恶风寒,无汗或少汗;邪郁于卫表,经气不利则头痛;肺气失宣则咳嗽;咽喉为肺胃之门户,风热袭于卫表,肺气失宣,其门户不利则咽喉疼痛;风热易化燥伤阴则口微渴;风热在卫表则苔薄白,舌边尖红,脉浮数。

治法: 辛凉解表,宣肺泄热。

方药: 银翘散(《温病条辨》)。

连翘一两 金银花一两 苦桔梗六钱 薄荷六钱 竹叶四钱 生甘草五钱 芥穗四钱 淡豆豉五钱 牛蒡子六钱

水煎服。

本方为吴瑭所称“辛凉平剂”。吴瑭曰:“本方谨遵《内经》风淫于内,治以辛凉,佐以苦甘,以甘缓之;热淫于内,治以咸寒,佐以甘苦之旨;又宗喻嘉言芳香逐秽之说,用东垣清心凉膈散,辛凉苦甘,病初起,且去入里之黄芩,勿犯中焦;加金银花辛凉,芥穗芳香,散热解毒;牛蒡子辛平润肺,解热散结,除风利咽,皆手太阴药也。”

因邪在上焦肺卫,病位在卫表而病势轻浅,治宜轻清宣透,宣肺泄卫,本方透邪外达,正如叶桂所说“在卫汗之可也”;吴瑭所说“治上焦如羽,非轻不举”。荆芥、豆豉、薄荷微辛温与辛凉相配解表透邪;牛蒡子、桔梗、甘草宣肺止咳,利咽止痛;金银花、连翘、竹叶轻清宣透;芦根生津止渴。

银翘散应用注意点

临床应用: 银翘散对于治疗流行性感冒及治疗麻疹、急性扁桃体炎、流行性脑脊髓膜炎、流行性乙型脑炎、流行性腮腺炎、风疹、猩红热、钩端螺旋体病、登革热、急性结膜炎、麦粒肿、小儿急性肾炎等病初起属卫分风热证候者均可运用。

根据本证临床上常见的口渴、项肿咽痛、咳嗽、小便短少等不同症状的轻重随症加减。

大叶性肺炎病案

2. 风热犯肺

症状: 身热不甚,微恶风寒,咳嗽,口微渴,舌边尖微红,苔薄白,脉浮数。

辨证要点: 寒热不甚,咳重。

病机: 本证为风温初起,风热犯肺,肺气失宣之证。风热较轻,袭于卫表,正邪交争,则寒热不甚;风热犯肺,肺气失宣则咳嗽;热伤阴则口微渴;风热较轻,偏于上焦肺表,则苔薄白,舌边尖微红,脉浮数。

治法: 疏风清热,宣肺止咳。

方药: 桑菊饮(《温病条辨》)。

杏仁二钱 连翘一钱五分 薄荷八分 桑叶二钱五分 菊花一钱 苦梗二钱 甘草八分 苇根二钱

水煎服。

为何温病初起用辛凉之剂有轻、平、重之分?

本方为吴瑭所称“辛凉轻剂”。桑叶、菊花、连翘、薄荷辛凉轻清透表,疏风泄热;桑叶、菊花与苦梗、杏仁相配宣肺止咳力强;芦根生津止渴。

银翘散、桑菊饮均为辛凉解表之剂,吴瑭根据银翘散与桑菊饮的药量、药性、透邪力度、适应证而分为“辛凉平剂”与“辛凉轻剂”。

笔记栏

临床应用: 桑菊饮对于治疗呼吸道感染、流行性感冒、急性支气管炎、风热眼疾、乳蛾病等病属风热犯肺之轻证者均可运用。

从吴瑭桑菊饮加减法可以看出,包含着“卫、气、营、血”不同层次的辨证治疗含义,吴瑭曰:

"二、三日不解,气粗似喘,燥在气分者,加石膏、知母;舌绛暮热,甚燥,邪初入营,加元参二钱、犀角一钱;在血分者,去薄荷、苇根,加麦冬、细生地、玉竹、丹皮各二钱……"

(二)热入气分

1. 邪热壅肺

症状:身热,咳喘,汗出,烦渴,甚则鼻翼煽动,或咯痰黄稠,或带血,胸闷胸痛,舌红苔黄,脉数。

辨证要点:身热咳喘,舌红苔黄,脉数。

病机:本证为邪热壅肺,肺气壅滞,失于宣降之证。邪热入里,正邪交争于气,则但发热;邪热壅肺,肺气上逆则咳喘,甚则鼻翼煽动;肺气壅滞,失于宣降则胸闷胸痛;热邪炼津成痰则咯痰黄稠,灼伤肺络则带血;热邪迫津外泄则汗出,灼津则烦渴;舌红苔黄,脉数为邪热入气之征。

治法:清热宣肺,止咳平喘。

方药:麻杏石甘汤(《温病条辨》)。

麻黄(去节)三钱 杏仁(去皮尖碾细)三钱 石膏(碾)三钱 甘草(炙)二钱

水煎服。

麻黄与石膏相配,变麻黄辛温为辛凉之用,宣肺平喘不助热;麻黄无桂枝配伍,功专宣肺平喘。石膏与麻黄相配,相制为用,清解肺热而不凉遏;石膏无知母相伍,功专清泄肺热。杏仁降气止咳;甘草止咳生津,调和诸药。

麻杏石甘汤与银翘散、桑菊饮作用的区别:从性味功效观之,三方均属辛凉宣透方剂,病位亦同在手太阴肺。但本方重点在宣透肺热,在肺经气分;银翘散、桑菊饮则重在解表,在肺经卫分,这是两者的不同之处。

临床应用:麻杏石甘汤对于治疗支气管肺炎、大叶性肺炎、支气管哮喘、麻疹合并肺炎、感冒、上呼吸道感染、急性支气管炎等病属邪热壅肺者均可运用。

多发性骨髓瘤病案

根据本证临床上常见的痰多咳嗽、胸闷胸痛、咳痰带血、咯腥臭脓痰及热毒炽盛所引起的不同症状的轻重随症加减。

2. 痰热阻肺,腑有热结

症状:潮热便秘,痰涎壅盛,喘促不宁,苔黄腻或黄滑,脉右寸实大。

辨证要点:肺热证(痰喘)与腑实证(潮热、便秘)并见。

病机:本证为肺经痰热壅阻,肠腑热结不通,肺肠同病之证。肺与大肠互为表里,痰热阻肺,壅阻气道,肺失肃降则痰涎壅盛,喘促不宁;阳明腑实热结,腑气不通,传导失司则潮热便秘;苔黄腻或黄滑,脉右寸实大乃肺经痰热壅阻之征。

治法:宣肺化痰,泻热攻下。

方药:宣白承气汤(《温病条辨》)。

生石膏五钱 生大黄三钱 杏仁粉二钱 栝蒌皮一钱五分

水煎服。

本方取麻杏石甘汤、承气汤之意,石膏入肺、胃经,重清肺胃之热;杏仁、瓜蒌皮宣肺降气,平喘化痰;大黄通腑泄热。腑实得下,则肺热易清,肺气宣降,则腑气易通。故本方为脏腑合治。吴瑭曰:"以杏仁、石膏宣肺气之痹,以大黄逐胃肠之结,此脏腑合治法也。"

临床应用:宣白承气汤对于急性支气管炎、肺炎、支气管哮喘、支气管扩张等病属痰热阻肺,腑有热结者均可运用。

宣白承气汤病案

根据本证临床上常见的痰涎壅盛、喘促不宁、腹胀等不同症状的轻重随症加减。

现代研究认为本法为"清下合用",在降热、炎性病变吸收等方面均具有优势,具有解热、抗炎、免疫激活、抗休克的效果,比单用两法能增强疗效。尤其是对于肺系感染性疾病在高热、咳喘的同时常伴便秘,此时要注意通腑,腑气通则邪热易泻,高热咳喘易缓解,否则,邪无出路,易入营血。

笔记栏

3. 肺热发疹

症状:身热,胸闷咳嗽,肌肤红疹,疹点红润,苔薄白,舌红,脉数。

辨证要点： 身热咳嗽，肌肤红疹，苔薄白，舌红，脉数。

病机： 本证为太阴风热，波及营分，窜于血络，外发肌肤之证。陆廷珍曰："疹为太阴风热"。本证见于气分证中，与营血分证候有别。热入于里，正邪交争于气则但发热不恶寒；邪热郁肺，肺气不宣则胸闷咳嗽；肺热波及营分，窜扰于血络，外发肌肤则肌肤红疹；苔薄白，舌红，脉数为热偏向气分之征。

治法： 宣肺泄热，凉营透疹。

方药： 银翘散去豆豉，加细生地、丹皮、大青叶，倍玄参方(《温病条辨》)。

连翘一两　金银花一两　苦桔梗六钱　薄荷六钱　竹叶四钱　生甘草五钱　芥穗四钱　牛蒡子六钱　细生地四钱　大青叶三钱　丹皮三钱　玄参加至一两

水煎服。

因本证在气而不在卫表，故去微辛温之豆豉，又无卫表证荆芥也可去，以防助热伤津；银翘散去豆豉辛凉轻清肺热；生地、丹皮、大青叶、倍玄参凉营透疹。

临床应用： 银翘散去豆豉，加细生地、丹皮、大青叶，倍玄参方对于麻疹、流行性脑脊髓膜炎、风疹、猩红热等病属肺热发疹者均可运用。

根据本证临床上常见的身热、胸闷咳嗽、皮疹等不同症状的轻重随症加减。

4. 肺热移肠

症状： 身热咳嗽，口渴，下利色黄热臭，肛门灼热，腹痛不硬满，舌红苔黄，脉数。

辨证要点： 身热，下利热臭，肛门灼热，舌红苔黄，脉数。

病机： 本证为肺胃邪热不解，下迫大肠，传导失司之证。邪热入于气则但发热不恶寒；邪热在肺，肺气上逆则咳嗽；热伤津液则口渴；肺与大肠相表里，胃肠相连，肺胃邪热不解，下迫大肠，传导失司则下利色黄热臭，肛门灼热；本证为无形邪热，非有形燥屎故腹痛不硬满；舌红苔黄，脉数为热在气分之征。本证与热结旁流纯利稀水，腹部硬痛不同，注意区别。

治法： 苦寒清热止利。

方药： 葛根黄芩黄连汤(《伤寒论》)。

葛根半斤　炙甘草(炙)二两　黄芩三两　黄连三两

水煎服。

方中重用葛根解肌清热，升清止利；黄芩、黄连清热燥湿，厚肠止利；甘草甘缓和中，协调诸药。《伤寒论》用治"协热下利证"，故本方表未解者也适用。

临床应用： 葛根黄芩黄连汤对于急性肠炎、细菌性痢疾、肠伤寒、胃肠型感冒等病属肺热移肠者均可运用。

根据本证临床上常见的身热、咳嗽、腹痛下利呕吐等不同症状的轻重随症加减。

5. 痰热结胸

症状： 身热面赤，渴欲凉饮，饮不解渴，得水则呕，胸脘痞满，按之痛，便秘，苔黄滑，脉洪滑。

辨证要点： 身热，胸下压痛，得水则呕，苔黄滑。

病机： 本证为痰热结于胸脘，气机失于通降之证。邪热入里，正邪交争于气，热盛血涌则身热面赤；热盛伤津则渴欲凉饮；痰热互结于胸脘，气机失于通降则胸脘痞满，按之痛，饮不解渴，得水则呕；病邪内阻，腑失通降则便秘；苔黄滑，脉洪滑为痰热在气分之征。注意本证之便秘与阳明腑实不同。

治法： 清热化痰，降气开结。

方药： 小陷胸加枳实汤(《温病条辨》)。

黄连二钱　栝蒌三钱　枳实二钱　半夏五钱

水煎服。

本方即《伤寒论》小陷胸汤加枳实组成的辛开苦降之剂。瓜蒌清热化痰，理气宽胸；黄连苦寒，清泄里热；半夏辛燥，降逆化痰，散心下之结；枳实降气开结。

笔记栏

临床应用：小陷胸加枳实汤对于急性支气管炎、肺炎、胸膜炎、胸膜粘连、肺脓肿、哮喘、肋间神经痛、急慢性胃炎、胆囊炎、病毒性肝炎等病属痰热者均可运用。

根据本证临床上常见的呕恶、胁肋疼痛、痰稠难咳等不同症状的轻重随症加减。

6. 阳明热炽

症状：壮热，恶热，面赤心烦，汗大出，渴喜凉饮，苔黄而燥，脉洪大而数或滑数。

辨证要点：壮热、汗大出、口渴、脉洪大，即“四大”主症。

病机：本证为无形邪热燔炽阳明，里热蒸迫，弥漫内外，热盛津伤之证。邪热入里，正邪交争于气，则但发热；邪热燔炽阳明，正邪剧争，里热蒸迫则壮热，恶热，面赤；热盛迫津外泄则汗大出；热盛伤津则渴欲凉饮；热扰心神则心烦；苔黄而燥，脉洪大而数或滑数为阳明无形邪热亢盛，正气抗邪之征。

治法：清热保津。

方药：白虎汤(引《温病条辨》)。

生石膏(研)一两　知母五钱　生甘草三钱　白粳米一合

水煎服。

白虎汤为辛凉重剂，清泄阳明的主方。吴瑭曰：“白虎慓悍，邪重非其力不能举，用之得当，有立竿见影之妙，若用之不当，祸不旋踵。”生石膏辛寒重清胃热，透热外达，止渴除烦；知母苦润清热生津；生甘草即可泻火解毒，又可与粳米相配养胃生津。

如何理解白虎汤的四大禁忌证

临床应用：白虎汤对于多种感染性、传染性疾病及非感染性发热性疾病，如大叶性肺炎、流行性感冒、流行性脑脊髓膜炎、流行性乙型脑炎、流行性出血热、登革热、钩端螺旋体病、变应性亚急性败血症、高热、牙龈炎等属阳明气分无形邪热亢盛者均可运用。

根据本证临床上常见的热毒亢盛、里热化火、津伤、肺热壅盛而引起的不同症状的轻重随症加减。

白虎汤的常见加减

吴瑭提出白虎四禁：“脉浮弦而细者，不可予也；脉沉者，不可予也；不渴者，不可予也；汗不出者，不可予也。”

7. 阳明热结

大叶性肺炎病案二

症状：日晡潮热，时有谵语，便秘，或纯利恶臭稀水，肛门灼热，腹部胀满硬痛，苔黄燥，甚则灰黑而燥，脉沉有力。

辨证要点：潮热，便秘，腹胀满硬痛，苔黄厚干燥，脉沉实有力。

病机：本证多为肺经邪热不解，内踞气分，顺传阳明，与肠中积滞糟粕相结而成肠道热结，腑气不通，传导失司之证。日晡阳明主令，邪热入于手阳明大肠，正邪剧争则日晡潮热；邪热与肠中积滞糟粕相结而成肠道热结，腑气不通，传导失司则便秘，腹部胀满硬痛；邪热蒸迫，迫粪水从燥屎旁渗下则纯利恶臭稀水，肛门灼热；苔黄燥，甚则灰黑而燥，脉沉有力为里热成实之征。

治法：软坚攻下，泻热存阴。

方药：调胃承气汤(《伤寒论》)。

甘草(炙)二两　芒硝(后下)半斤　大黄(去皮，清酒洗)四两

水煎服。

本方为缓下热结之剂。三个承气汤中温病多选取调胃承气汤，取其缓下热结之法，因其方药作用切合温病阳明腑实的病机、临床特点，即邪热阴伤明显，腑气壅滞不甚。方中大黄苦寒攻下腑实而泄热；芒硝咸寒软坚而润燥；甘草护中生津，缓硝黄之峻下。

承气汤病案

临床应用：调胃承气汤对于某些热性病中出现的高热、神昏谵语、发狂而见大便秘结，以及急性单纯性肠梗阻、粘连性肠梗阻、蛔虫性肠梗阻、急性胆囊炎、急性胰腺炎等病属阳明热结者均可运用。

笔记栏

根据本证临床上常见的腹满、阴伤、热毒亢盛、气血瘀阻所引起的不同症状的轻重随症加减。

（三）热入心包

1. 热陷心包

症状：身灼热，肢厥，神昏谵语，或昏愦不语，舌蹇，舌色鲜绛，脉细数。

辨证要点：身热，神昏，肢厥，舌蹇，舌绛。

病机：本证为热邪内陷心包，机窍阻闭，心神失常之证。可由顺传或逆传而成。热邪内陷于里，阳气不达则身灼热，肢厥，即"热深厥亦深，热微厥亦微"。热邪内陷心包，机窍阻闭，心神失常则神昏谵语，或昏愦不语；舌为心之苗，热闭心包，其窍不利则舌蹇；舌色鲜绛，脉细数为心营热甚，营阴损伤之征。

治法：清心凉营，泄热开窍。

方药：清宫汤送服安宫牛黄丸或局方至宝丹或紫雪丹。

清宫汤(《温病条辨》)

玄参心三钱　莲子心五分　竹叶卷心二钱　连翘心二钱　犀角尖(磨冲)二钱　连心麦冬三钱

水煎服。

清宫即清包络。方中水牛角清心解毒，凉血定惊；玄参心、莲子心、连心麦冬清心热，滋心阴；连翘心、竹叶卷心清泄心热。全方均选药物之"心"，取"以心入心"之意。

安宫牛黄丸、紫雪丹、局方至宝丹(《温病条辨》，为市售成药)，三方合称"三宝"，三方均为"凉开"之剂，具有清热解毒，透络开窍，苏醒神志之功，均可治疗温病热陷心包之证。从清热解毒之力而论，《温病条辨》说："大抵安宫牛黄丸最凉，紫雪次之，至宝又次之。"三方功效各有所长，其中安宫牛黄丸长于清热解毒豁痰；紫雪丹长于息风止痉；局方至宝丹长于芳香开窍，化浊辟秽。

脑梗死病案

临床应用：清宫汤与"三宝"配合，对于多种感染性、传染性及非感染发热性疾病，如流行性脑脊髓膜炎、流行性乙型脑炎、重症肺炎、猩红热、中毒性痢疾、尿毒症、脑血管意外、化脓性感染等疾患的败血症期、肝昏迷、小儿高热惊厥、小儿麻疹热毒炽盛所致的高热神昏抽搐等属热闭心包者均可运用。

根据本证临床上常见的痰热蒙蔽心包而致神昏肢厥、舌苔浊腻者，可去莲心、麦冬，加入芳香透泄，宣化湿浊之金银花、赤豆皮以清心豁痰，芳香开窍。

2. 热闭心包，阳明腑实

症状：身热神昏，舌蹇肢厥，腹满，便秘，腹硬痛，舌绛，苔黄燥，甚则焦燥，脉数沉实。

辨证要点：热闭心包证(身热神昏，舌绛)与阳明腑实证(腹满，便秘)并见。

病机：本证为热闭心包，机窍阻闭，阳明热结，腑气不通之证。热邪内陷于里，阳气不达则身热，肢厥；热邪内闭心包，机窍阻闭，心神失常则神昏谵语；舌为心之苗，热闭心包，其窍不利则舌蹇；邪热入于手阳明大肠与肠中积滞糟粕相结而成肠道热结，腑气不通，传导失司则便秘，腹部胀满硬痛；舌绛，苔黄燥，甚则焦燥，脉数沉实为手厥阴心包与手阳明大肠俱病之征。本证与单纯腑实证区别：两者均可见身热神昏，肢厥便秘等症，但单纯腑实证神昏轻，无舌蹇、舌绛，以此为辨。

治法：清心开窍，攻下腑实。

方药：牛黄承气汤(《温病条辨》)。

即用安宫牛黄丸二丸，用水化开，调入生大黄末三钱，先服一半，效果不显著再服。

本方为吴瑭"两少阴合治法"。安宫牛黄丸清心开窍；生大黄通腑泄热，攻阳明腑实。

临床应用：牛黄承气汤对于治疗某些热性病中出现的高热、神昏谵语、发狂而见大便秘结等症属热入心包，阳明热结者均可运用。

笔记栏

根据本证临床上常见的神昏、腹满及阴伤、热毒亢盛、气血瘀阻所引起的不同症状的轻重随症加减。

3. 内闭外脱

症状：身体灼热，神志昏愦，倦卧；或兼气短，汗多，脉散大或细数无力；或兼发热骤退，面色苍白,四肢厥冷,汗出淋漓,舌淡,脉微细欲绝。

辨证要点: 神志昏愦,汗多气短,脉散大或细数无力;或神昏,高热骤降,面色苍白,肢厥,大汗淋漓,脉微细欲绝。

病机: 本证为邪热内闭心包,气阴或阳气外脱之证。多因邪盛正虚,或失误治,如汗下太过等导致气阴骤损。热邪内陷于里则身体灼热;热邪内闭心包,机窍阻闭,心神失常则神志昏愦;气虚力不能支则倦卧;气阴外脱则气短,汗多,脉散大或细数无力;阳气暴脱则发热骤退,面色苍白,四肢厥冷,汗出淋漓,舌淡,脉微细欲绝。

治法: 清心开窍,固脱救逆。

方药: 安宫牛黄丸或紫雪丹或局方至宝丹合生脉散、参附汤。

"三宝"(见前"热陷心包")

生脉散(《温病条辨》)

人参三钱　麦冬(不去心)二钱　五味子一钱

水煎服。

方中人参甘温,益气生津;麦冬甘寒,养阴清热;五味子酸温,补阴敛阳,防绝脱之变。三药合用,则汗不外泄,阴液内守,则气不外脱,与"三宝"相合,适宜热闭心包,气阴外脱之证。

脑出血病案

参附汤(《重订严氏济生方》)

人参半两　附子(炮,去皮脐)一两

加生姜5片,水煎服。

方中人参甘温,大补元气;附子大辛大热,温补真阳。两药合用,回阳救逆,益气固脱,与"三宝"相合,适宜热闭心包,阳气外脱之证。

临床应用: 温病"三宝"合生脉散或参附汤可用于治疗流行性乙型脑炎、急性上呼吸道感染、麻疹并发肺炎、肝性脑病、肺性脑病、急性脑血管疾病、败血症、病毒性心肌炎、流行性出血热、高热急症等病属内闭外脱者均可运用。

生脉散对于治疗慢性支气管炎、肺结核所致咳嗽和神经衰弱所致心烦失眠、心律不齐等症属气阴两虚者均可运用。生脉散经剂型改革后制成的生脉注射液临床上常用于治疗中毒性休克、心源性休克、失血性休克、急性心肌梗死、冠心病、内分泌等疾病属气阴两虚者。

根据本证临床上常见的身热、神昏、汗多、肢厥、脉微及血瘀所引起的不同症状的轻重而随症加减。

(四)余邪未净,肺胃阴伤

症状: 身热不甚,或无热,干咳,或痰少而黏,口舌干燥而渴,舌红少苔,脉细数。

辨证要点: 见于本病之后期,热微,干咳或口燥,舌光红。

病机: 本证为风温后期,余热未净,以肺胃阴伤为主之证。余热未净,邪势已衰则身热不甚,邪热若解则无热;风温病以肺为病变中心,肺津伤则干咳,或痰少而黏;胃津伤则口舌干燥而渴;舌红少苔,脉细数为余热未净,肺胃阴伤之征。

治法: 滋养肺胃,清涤余邪。

方药: 沙参麦冬汤(《温病条辨》)。

沙参三钱　玉竹二钱　生甘草一钱　冬桑叶一钱五分　麦冬三钱　生扁豆一钱五分　花粉一钱五分

水煎服。

方中沙参、麦冬、玉竹、天花粉甘寒生津润燥;扁豆、甘草和养胃气;桑叶质轻性寒,清透余热。

临床应用: 沙参麦冬汤对于治疗肺炎、支气管哮喘、急慢性支气管炎、肺气肿、肺癌等病属余热未净,肺胃阴伤者均可运用。

笔记栏

根据本证临床上常见的肺经邪热较甚之咳嗽、胃阴损伤明显之食欲不振等不同症状的随症加减。

西医相关疾病举例

风温知识要点简表

复习思考题

1. 风温的传变形式有几种？应如何理解？

2. 如何体现风温病以肺为病变中心的特点？

3. 风温病各阶段的治疗大法是什么？

4. 银翘散和桑菊饮的临床运用有何区别？

5. 麻杏石甘汤主治的病机是什么？临床上应掌握哪些辨证重点？

6. 为什么说宣白承气汤是“脏腑合治法”？试述之。

7. 试述白虎汤的治疗原则和禁忌。

8. 为什么温病腑实证多不使用大承气汤？

9. 试述三宝的应用区别。

10. 风温病“痰热阻肺，腑有热结证”是怎样形成的？辨证要点是什么？

（马登尚）

笔记栏

第八章　春　温

导　学

本章主要介绍春温的概念及辨证体系的形成、病因病机、演变规律、诊断及鉴别诊断、辨证要点、辨治原则、常见证型诊治，并附病案举例、西医相关疾病举例等。

春温作为伏气温病的代表病种，在温病学中具有重要的地位。本章要求明确春温是发生于春季，由温热病邪内伏所致，初起以里热证候为主要特征的一种伏气温病。掌握本病的发病机制、传变规律，主要证候类型及其辨证治疗。明确本病既可伏热自发又可由外邪引发，初发多见气分、营分证或卫气、卫营同病，继则热炽气分、气营（血）两燔，易动风闭窍动血，阴脱阳亡，后期易致热灼真阴、虚风内动或邪留阴分之证。掌握本病主要证候类型及其辨证治疗。明确本病以清泄里热为基本治则，在整个治疗过程中，应注意使用清热、养阴、透邪三法，并根据病情，灵活掌握和运用其他治法。熟悉本病的诊断及风温、暑温的鉴别诊断。

春温病
提要

【概述】

一、定义

春温是感受温热病邪引起的，初起即以里热津伤或营热阴伤证候为主要临床特征，多发生在春季的一种急性外感热病。严重者可见神昏、痉厥、斑疹、出血等危重证候。传统认为本病是一种由于冬季感受寒邪，郁伏化热而发于春季的伏气温病。

二、源流及辨证体系的形成

由于本病初起即见里热证候，故历代医家将其视为一种由冬季感受寒邪，郁伏体内化热而发于春季的伏气温病。有关本病的理论渊源可上溯于《黄帝内经》，如《素问·生气通天论》指出："冬伤于寒，春必温病。"《素问·金匮真言论》说："夫精者，身之本也，故藏于精者，春不病温。"即是从感邪之后，逾时而发和内外两种因素来阐述温病的成因，可认为是对春温发病的最早论述，后世医家在此基础上，有了进一步的认识和发挥，如晋代王叔和说："以伤寒为毒者，以其最成杀厉之气也。中而即病者，名曰伤寒，不即病者，寒毒藏于肌肤，至春变为温病"指出了邪伏的部位，并以邪伏与否区分了伤寒与温病的不同病机，成为后世"伏寒化温论"的基本内容。宋代郭雍首先提出了"春温"的病名，他在《伤寒补亡论》中提出：春温有"冬伤于寒，至春发者"，有"冬不伤寒，而春自感风寒温气而病者"，更有"春有非节之气中人为疫者"，即春温的发生既可由伏邪所致，也可因新感引发，同时也包括春季感受时令温邪而即刻发病的新感温病，实际上将春季的温病进行了分类。元末王履认为温病（即伏气温病）的发病机制是伏热由里外发，其发病形式：一是内伏之邪随春令阳气升发而外发；二是新感引动在里之郁热而诱发。他在《医经溯洄集》中指出："法当清里热为主，而解表兼之；亦有治里而表自解者。"从而确立了"清里热"为主的治疗原则。叶桂认为春温系伏邪为病，他在《三时伏气外感篇》中提出："春温一证，由冬令收藏未固，昔人以冬寒内伏，藏于少阴，入春发于少阳。"并指出治疗上以黄芩汤为主方，苦寒直清里热。雷丰在《时病

笔记栏

春温"伏气辨"

论》中设有春温专篇，指出春温是冬受微寒，伏于肌肤而不即发，或因冬不藏精，伏于少阴而不即发，皆待来春感受外寒，触动伏气而发。晚清柳宝诒(字谷孙)的《温热逢源》是一部伏气温病专著，他提出了"邪伏少阴"的观点，并认为"用黄芩汤加豆豉、元参，为至当不易之法"，丰富和发展了伏气温病的理论和证治。陆廷珍在《六因条辨》中列有"春温条辨"专篇，对本病证治条分缕析，切合临证实用。总之，中医对春温发生发展的认识源于《黄帝内经》，历代有所发展，逐步完善，成为温病学中一个重要的病种。

根据本病的发病季节和证候特点，发生于春季的重型流感、流行性脑脊髓膜炎，以及其他化脓性脑膜炎、病毒性脑炎、败血症等，如发病之初即有明显里热证候者，可参考本病进行辨证论治。

【病因病机】

一、病因发病

对于春温的病因，传统的观点认为是"伏寒化温"；目前医家的观点基本一致，认为温热病邪是春温的主要致病因素。温热病邪具有较强的致病力，且易耗伤肝肾真阴，侵入人体后迅速由表入里，故本病发病急骤，初期多以里热证候为主要表现。在病变过程中容易出现闭窍、动风、动血等危重证候。后期多表现为肝肾真阴耗损之证。上述两种观点虽然说法不一，但都突出了春温病里热炽盛的特性。

春温发病除了外界的致病因素外，还有其内在的发病基础，本病发生的内因是阴精先亏，正气不足，如《素问·金匮真言论》所言:"夫精者，身之本也，故藏于精者，春不病温。"凡摄生不慎，操劳过度，思虑多欲，房事不节，汗泻太过，大病之后，禀赋不足等，均可导致阴精亏损，失于封藏，形成阴精不足的体质。当人体遇到温热病邪之时，容易招致病邪侵袭而致本病的发生。因此，保养阴精，使正气充足在春温的发病中具有重要意义。

二、病机特点

由于感邪有轻重，正气有强弱，病邪有兼夹，所以春温的发病有以下两种形式：一是初起即见里热炽盛之证，而无明显卫表证，称为"伏邪自发"；二是兼有恶寒、头痛等卫表证，系外感时令之邪，引动内伏之邪而发病，称为"新感引发"，即为表里同病。对于春温初起的证候类型，有邪热郁发气分和郁发营分之别。邪热郁发气分，邪虽盛，正亦强，其病情较郁发营分者轻，但若病邪不解，进一步发展，则可向营血分深入。邪热郁发营分者，为热邪深伏营分，营阴亏耗，病情较郁发气分为重。若经及时治疗，邪热尚有向外透达之机，可能透出营分而转为气分证，病情得以减轻，其转归较好；若邪热炽盛，或治不及时，邪热则可深入血分，或耗伤下焦肝肾之阴，则病情转重，预后较差。由于本病里热炽盛，故病程中邪热易于内陷心包而见神昏，迫血妄行而见斑疹等动血表现，热盛易于引动肝风而发抽搐等症。一旦出现邪陷正衰，正气极易外脱，病势甚为凶险。至病变后期，邪热渐退，正气虚衰，肝肾真阴被铄而成邪少虚多之候，多见真阴耗损，阴虚风动或余邪久留阴分不去之证，恢复较慢。

总之，春温是由温热病邪所致，起病急骤，病情较重，变化较多，具有郁热内伏，邪热亢盛，易伤阴液和闭窍、动风、动血等病机特点(图8-1)。

【诊断与鉴别诊断】

笔记栏

一、诊断依据

1. 发病季节 本病多发于春季或冬春之交、春夏之际。

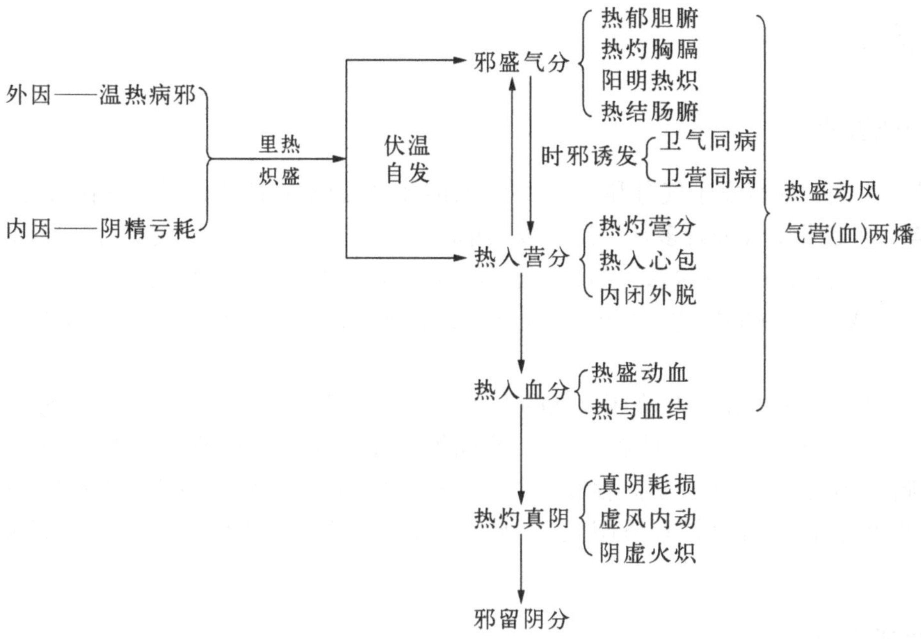

图8-1 春温病机演变示意图

2. 临床表现 具有发病急、病情重、变化快的发病特点，初起即见里热炽盛证候，如突然高热，头痛，呕吐，项强，或躁动不安，以及神志改变等。少数病例亦可伴见恶寒头痛，无汗或少汗等卫表见证。有发于气分、发于营分之别。同时本病在病变过程中极易出现斑疹、痉厥、神昏等危重证候，后期易出现肾阴亏耗，虚风内动等表现。

二、鉴别诊断

1. 春温与风温相鉴别 具体内容详见表8-1。

表8-1 春温与风温鉴别表

	风 温	春 温
共 同 点	均可发生于春季，同是温热性质的温病	
病因病机	风热袭表，肺卫失调	温热病邪，伏邪自发或新感引发
初起症状	发热，微恶风寒，口微渴，咳嗽	发热，心烦，口渴，舌红苔黄
发病类型	新感温病	伏气温病

2. 春温与暑温相鉴别 具体内容详见表8-2。

表8-2 春温与暑温鉴别表

	暑 温	春 温
共 同 点	两者初起均可见里热亢盛，津液损伤的证候表现	
病 因	暑热病邪	温热病邪
初起病机	阳明热盛	里热阴伤
发病类型	新感温病	伏气温病
发病季节	夏季	春季

笔记栏

【辨证论治】

一、辨证要点

1. 病位　本病初起有发于气分和营分的不同,因此,春温初发证治以辨在气在营为关键。

2. 病势　初起发于气分者多从少阳而发,病情较轻,若治疗及时,邪气多可外透而解。如病情进一步发展,可向营分或血分深入。初起发于营分者,病情较重,多表现为热郁营分,若经治疗后病情好转,正气恢复亦可逐邪外达,转出气分而解;若邪热炽盛,治不及时,正气耗损者亦可使热邪深入血分。

3. 临床特点　根据春温初起临床表现的不同,可把其发病类型分为两种:一是初起即呈里热炽盛之证的,称为“伏邪自发”;二是兼有恶寒、头痛等卫表证的,称为“新感引发”。邪在气分,多以阳明热盛、腑实热结为主,兼有不同程度的阴津亏损。邪热肆虐,深入营血,可出现闭窍、动风、耗血、动血等严重证候。春温后期,真阴耗伤,水不涵木,余邪留伏出现虚风内动、阴虚火炽、邪留阴分等证。

二、治则治法

1. 治则　以清泄里热为基本治则,同时应注意透邪外出和顾护阴液。

2. 治法　本病若系新感引动,表证尚在者,应先解表,而后清里或表里双解。邪热郁发气分者,治宜苦寒清泄里热;热在营分者,则予清营泄热,透热外达;如热盛动血,迫血妄行,见斑疹或出血者,治宜凉血散血,清热解毒;若热盛动风而抽搐者,宜凉肝息风;若热闭心包,神昏谵语者,宜清心开窍;若邪陷正衰,亡阳虚脱,当扶正固脱。后期热伤肝肾之阴者,宜滋养肝肾阴液;余邪深伏阴分者,当滋阴透邪。

三、常见证型诊治

(一)里热初发

1. 热郁胆腑

症状:身热,口苦而渴,干呕心烦,小便短赤,胸胁不舒,舌红苔黄,脉象弦数。

辨证要点:身热,口苦,烦渴,干呕,脉弦数。

病机:本证为春温初起,温热病邪郁发少阳胆腑气分之证,即叶桂提出春温的发病特点是:“伏于少阴,发于少阳。”热郁气分,故身热而不恶寒;邪热内郁化火,或胆火上扰,则口苦心烦;胆热犯胃,胃失和降,则发干呕;里热伤津,故见口渴而小便短赤;胸胁为肝胆经脉所循之处,邪郁胆腑,经脉不畅,故胸胁不舒;舌红苔黄,脉象弦数为热郁胆经之征。

胃热炽盛证可见身热,烦渴,舌红,苔黄,脉数,与本证相似,虽同为气分热盛之证,但病位在阳明胃而不在少阳胆,故无口苦,胸胁满闷不舒,脉弦等症。伤寒邪在少阳证,病属少阳经证,邪在半表半里,故以寒热往来,胸胁苦满为主症,与本证身热,口渴,小便短赤,舌红苔黄,脉弦数等少阳胆腑郁热伤津者不同。

热郁胆腑病案

治法:苦寒清热,宣郁透邪。

方药:黄芩汤加豆豉、玄参方(《温热逢源》)。

黄芩三钱　淡豆豉四钱　玄参三钱　白芍三钱　炙甘草一钱

水煎服。

笔记栏

本方由《伤寒论》黄芩汤加豆豉、玄参去大枣组成。方中以黄芩为君,苦寒泻火,直清少阳胆热;玄参养阴清热解毒;芍药、甘草酸甘化阴以生津液;佐豆豉宣发郁热,透邪外达,兼以除烦。叶桂认为黄芩汤苦寒直清里热,热伏于阴,苦味坚阴乃正治也。柳宝诒深谙其理,加佐豆豉、玄参,使本方“清”“养”“透”三法兼备,具有苦寒清热,宣郁透邪养阴之功,确为治疗春温热郁胆腑之良方。

但由于本方清热泻火之力较弱,所以在临证运用时多需加味。

临床应用: 黄芩汤加豆豉、玄参方对于急性胃肠炎、细菌性痢疾、胆囊炎等病属热郁胆腑之证者均可选用。

根据本证临床上常见的卫表证、胆经郁热等所引起的不同临床表现的轻重而随症加减。

2. 卫气同病

症状: 发热恶寒,无汗或有汗,头项强痛,肢体酸痛,心烦口渴,腹胀,大便干燥,唇焦,舌苔黄燥,脉象滑数或弦数。

辨证要点: 恶寒发热,头痛,身痛,苔黄燥,脉数有力。

病机: 本证为新感时令之邪引动内伏之郁热所致的卫气同病之证,属表里同病。时邪困表,卫气抗邪,腠理开阖失司,则见发热恶寒,无汗或有汗;经脉为外邪所阻,经气不利,则头项强痛,肢体酸痛;里热内蕴,扰神伤津,故见心烦,口渴;邪热伏藏于里,升降失常,气机不畅,故腹胀;舌苔黄燥,舌红,脉数为邪热炽盛之征。

治法: 解表清里。

方药: 增损双解散(《伤寒温疫条辨》)。

荆芥一钱　防风一钱　炙僵蚕三钱　蝉蜕12枚　姜黄七分　薄荷叶一钱　黄连一钱　炒山栀一钱　黄芩二钱　连翘(去心)一钱　桔梗二钱　生石膏六钱　生大黄二钱　芒硝二钱　滑石三钱　当归一钱　白芍一钱　生甘草一钱

水煎服。

增损双解散是由祛邪辟秽,宣泄郁热的升降散(大黄、姜黄、白僵蚕、蝉蜕《伤寒温疫条辨》方)加味而成。方中荆芥、防风、薄荷叶、蝉蜕疏表散邪;僵蚕、姜黄、当归、芍药通络和营;黄连、黄芩、山栀、连翘、石膏清透里热;大黄、芒硝通腑泄热,配桔梗以增调气机升降之功,合滑石使邪热从小便而去;甘草和中。

临床应用: 增损双解散对于感冒、急性扁桃体炎等病属卫气同病之证者均可选用。

根据本证临床上常见的表热、表寒证及口渴、心烦等不同临床表现的轻重而随症加减。

增损双解散治疗高热举隅

3. 卫营同病

症状: 发热,微恶风寒,咽痛,咳嗽,口渴,肌肤斑疹隐隐,心烦躁扰,甚或时有谵语,舌红绛,苔白黄相兼,脉浮弦数。

辨证要点: 发热恶寒,斑疹隐隐,舌绛。

病机: 本证为卫营同病,表有邪阻,营有热灼之证。外感温邪,卫表失常,故发热而微恶风寒;如邪热犯肺,肺气失宣则咽痛,咳嗽;邪热伤津则口渴;营热扰乱心神则心烦躁扰,甚或时有谵语;营热波及血络则肌肤斑疹隐隐;舌红绛苔白黄相兼,脉浮弦数是卫营同病之征。

治法: 泄卫透营。

方药: 银翘散加生地、丹皮、赤芍、麦冬(《温病条辨》)。

金银花一两　连翘一两　荆芥四钱　炒牛蒡子六钱　生地六钱　麦冬六钱　丹皮四钱　赤芍四钱　薄荷叶六钱　生甘草五钱

水煎服。

方中银翘散为泄卫透表而设;投生地、丹皮、赤芍、麦冬以凉营泄热,滋阴解毒,凉血化瘀;加生甘草调和诸药。

卫营同病病案

临床应用: 银翘散加生地、丹皮、赤芍、麦冬对于荨麻疹、中毒性红斑、银屑病等皮肤病属卫营同病者均可选用。

笔记栏

根据本证临床上常见的斑疹及营热所引起的不同临床表现的轻重而随症加减。应注意本证的斑疹隐隐,治当凉营透疹,不可妄用辛温升提。如营热较甚者可加入水牛角、黄连等清营泄热。

4. 热灼营分

症状: 身热夜甚,心烦躁扰,甚或时有谵语,斑疹隐隐,口干咽燥而反不甚渴,舌质红绛,苔薄或无苔,脉细数。

辨证要点: 身热夜甚,心烦谵语,斑疹隐隐,舌质红绛而干。

病机: 本证为热郁营分,营阴受损,心神被扰之证。热郁营分,营热炽盛,则身热夜甚,舌绛;热灼营阴,营阴受损,则咽干不甚渴,脉细数;热邪入营,心神被扰,则心烦躁扰,甚则时有谵语;热窜血络,溢于肌肤,可见斑疹隐隐。

营分证可见时有谵语,与阳明热盛、腑实发生的谵语有病在气、在营之不同,可从是否有大渴、大汗及大便是否燥结,腹部有无满痛,舌上有无苔垢等方面进行鉴别。若邪热由气传营,气分邪热仍在者,舌绛而上多有黄苔;若邪热深入营分,气分证已尽,则舌呈红绛而少苔垢。

治法: 清营泄热。

方药: 清营汤(《温病条辨》)。

水牛角三钱　生地五钱　玄参三钱　竹叶心一钱　麦冬三钱　丹参二钱　黄连一钱三分　金银花三钱　连翘(连心)二钱

水煎服。

本方为清泄营热的基本方。方中用水牛角易原方所用的犀角,以清心凉营泄热,伍以黄连清心热而解毒;生地、玄参、麦冬清热滋阴;金银花、连翘、竹叶性凉质轻,轻清透热,宣通气机,与清营药配合,可使营热外达,透出气分而解,此即叶桂"入营犹可透热转气"之法;丹参活血,清除脉络瘀热。

临床应用: 清营汤对于病毒性脑炎、病毒性心肌炎、变应性亚急性败血症、化脓性扁桃体炎等病属热灼营分者均可选用。

根据本证临床上常见的斑疹、神昏、肢厥等不同临床表现的轻重而随症加减。若黄苔尽退,舌转深绛,斑疹透发,为热毒由营渐转入血,可去金银花、连翘、竹叶等气分药。

清营汤在《温病条辨》中有用黄连和不用黄连之别:如营阴耗伤不甚而有心烦者,可用黄连以配合水牛角清心解毒,唯黄连苦燥,用量宜小;如营阴耗伤较甚,舌绛而干,则慎用黄连,以免苦燥伤阴。

(二)邪盛气分

春温病的气分证,既可见于初发,也可从卫气同病证发展而来,其时表证解而气分里热更盛。本病初发之热郁胆腑证前已论述,以下介绍其他几种常见的气分证候。

1. 热灼胸膈

症状: 身热不已,面红目赤,胸膈灼热如焚,烦躁不安,唇焦,咽燥,口渴,口舌生疮,齿龈肿痛,或大便秘结,舌红,苔黄,脉滑数。

辨证要点: 身热,胸膈灼热如焚,心烦,唇焦咽燥,舌红苔黄。

病机: 本证为郁热充斥,化火灼津,燔灼胸膈之证。邪热燔灼,熏蒸胸膈,故身热不已,面红目赤,胸膈灼热如焚;胸膈热盛扰心则烦躁不安;火热炎上,灼伤津液致使唇焦,咽燥,口渴,口舌生疮,齿龈肿痛;胸膈热炽及肠,腑失通降而致大便秘结;舌红,苔黄,脉滑数为里热燔灼之象。

热灼胸膈病案

治法: 清泄膈热。

方药: 凉膈散(《太平惠民和剂局方》)。

参考文献

大黄二十两　芒硝二十两　甘草二十两　栀子十两　薄荷十两　连翘二斤半　竹叶七片　黄芩(酒炒)十两

水煎服。

本方清透并举,上下兼顾。方中连翘、栀子、黄芩、薄荷、竹叶清泄头面、胸膈灼热以治上;大黄、芒硝通腑泄热,"以泻代清"而治下;甘草缓急和中,共奏凉膈泄热,清上泻下之功。

笔记栏

临床应用: 凉膈散对于口腔溃疡、急性扁桃体炎、急性咽炎、结膜炎等病属热灼胸膈者均可运用。

根据本证临床上常见的口渴、烦躁等不同临床表现的轻重而随症加减。

2. 阳明热炽

症状: 壮热，面赤，汗多，心烦，渴喜冷饮，舌质红苔黄而燥，脉洪大或滑数。

辨证要点: 壮热，大汗，大渴，脉洪大。

病机: 本证为热邪未从外解，传入阳明，形成里热亢盛之证。正邪剧争，故见壮热；阳明之脉荣于面，邪热循经上蒸，故见面赤；热盛迫津外泄，故见汗多；热盛扰乱心神则心烦；热盛津伤则渴喜凉饮；舌苔黄燥，脉象洪大或滑数系热盛津伤之征。

治法: 清热保津。

方药: 白虎汤(方见风温章节)。

临床应用: 白虎汤常用于治疗流行性乙型脑炎、肺炎、钩端螺旋体病、流行性出血热、中暑、夏季热等病属阳明气分大热者。此外，也用于治疗其他急性感染、过敏性紫癜，以及急性口腔炎、胃炎、糖尿病等病属胃热炽盛者。

根据本证临床上常见的发热、口渴等不同临床表现的轻重而随症加减。

3. 热结肠腑

症状: 身热，腹满便秘，口干唇裂，舌苔焦燥，脉象沉细；或伴见口干咽燥，倦怠少气，撮空摸床，肢体震颤，目不了了，苔干黄或焦黑，脉沉弱或沉细；或伴见小便涓滴不畅，溺时疼痛，尿色红赤，时烦渴甚，舌红脉数。

辨证要点: 以身热，便秘，腹部硬满疼痛为主症。而伴有口干唇裂，舌苔焦燥，倦怠少气，小便涓赤疼痛等症，分别是兼有阴伤、元气亏虚、小肠热盛之征。

病机: 本证为阳明热盛，燥屎内结之证。阳明热盛，燥屎内结故见身热，便秘，脉沉；阳明燥结，腑气壅滞，故腹部硬满胀痛；邪热内盛，热结津伤，甚则阴液亏损，故见口干唇燥，舌苔焦燥，脉细；如热结腑实，应下失下，而致气液两虚则见口干咽燥，唇裂舌焦，倦怠少气，撮空摸床，目不了了，脉沉弱或沉细；若腑实内结，兼见小肠热盛，下注膀胱，则小便短赤，涓滴不畅，溺时涩痛。

治法: 通腑泄热。

根据兼夹情况的不同而配合相应治法：阳明腑实，热结液亏者，宜攻下腑实，增液滋阴；阳明腑实，气液俱亏者，宜攻下腑实，补益气液；热结肠腑，小肠热盛者，治宜通大肠之秘，泄小肠之热。

方药: 阳明腑实，热结液亏者，方用增液承气汤；阳明腑实，气液俱亏者，方用新加黄龙汤；热结肠腑，小肠热盛者，方用导赤承气汤。

增液承气汤(《温病条辨》)

生地八钱　玄参一两　麦冬八钱　生大黄三钱　芒硝一钱五分

水煎服。

本方即增液汤加芒硝、生大黄而成。吴瑭认为，温病之不大便，不出热结、液干两者之外。热结液干之大实证，则用大承气；偏于热结而液不干者，旁流是也，则用调胃承气；偏于液干多，而热结少者，则用增液承气汤。本证为阳明腑实阴亏，故方取增液汤之玄参、麦冬、生地以养阴润肠，增水行舟；加大黄、芒硝以泻热软坚，攻下腑实。若邪热已去，仅是阴亏而肠燥便秘者，可去芒硝、大黄，以防克伐伤正之弊，只需用增液汤以“增水行舟”即可。

新加黄龙汤(《温病条辨》)

生地五钱　麦冬五钱　玄参五钱　生大黄三钱　芒硝一钱　当归一钱五分　人参(另煎)一钱五分　生甘草二钱　姜汁六匙　海参(洗)二条

水煎服。

本方由陶华(字尚文，号节庵)《伤寒六书》黄龙汤加减变化而成。原方针对伤寒热结，气血两虚证而设，吴瑭则于该方去枳实、厚朴、桔梗、大枣，加麦冬、生地、海参、玄参、姜汁制成新加黄龙汤。全方以大黄、芒硝泄热软坚，攻下燥屎；以人参、甘草大补元气；麦冬、玄参滋阴润燥；海参滋补阴液，咸寒软坚；并加姜汁宣通胃气，以代枳实、厚朴之用，既除阳明气机之结滞，又无耗气伤阴之弊；当归和血分之滞，以使气血和畅，胃气宣通，则药得以运化而能施展其祛邪扶正功效。诸药合用共

笔记栏

成扶正攻下,邪正合治之剂。

导赤承气汤(《温病条辨》)

生地五钱　赤芍三钱　黄连二钱　黄柏二钱　生大黄三钱　芒硝一钱

水煎服。

本方是由导赤散、调胃承气汤加减而成,故名导赤承气汤。方中以赤芍、生地凉血养阴,大黄、芒硝攻下大肠热结,黄连、黄柏清泄小肠之热。此为二肠同治之法,大小肠之热去,则膀胱之热亦解,二便自然通利。

临床应用:增液承气汤常用于治疗痔疮、肠梗阻等病属阳明腑实,热结液亏者;新加黄龙汤常用于治疗肠麻痹、老年性肠梗阻、慢性支气管炎并发肺部感染等病属阳明腑实,气液俱亏者;导赤承气汤常用于治疗泌尿系感染、肠梗阻等病属阳明腑实,小肠热盛者。

热结肠腑病案

根据本证临床上常见的便秘、口渴、小便带血等不同临床表现的轻重而随症加减。

(三)热炽营血

春温病出现营血分证是病情较为危重的表现,其中营分证既可见于初发,也有从气分证发展而来。春温初发的营分证前已介绍,以下介绍其他几种常见的营血分证。

1. 气营(血)两燔

症状:壮热,目赤,头痛,口渴饮冷,心烦躁扰,甚或谵语,斑疹隐隐。或大渴引饮,头痛如劈,骨节烦疼,烦躁不安,甚则昏狂谵妄,或发斑吐衄,舌绛或深绛,苔黄燥,脉滑数或弦数或洪大有力。

辨证要点:壮热烦渴,斑疹隐隐或肌肤发斑,舌绛苔黄燥。如见壮热,口渴,苔黄而兼心烦,谵语,斑疹隐隐,舌绛者,属气营两燔;如见壮热,口渴,苔黄而兼斑疹透发,或吐衄下血,舌质深绛者,属气血两燔。

病机:本证为气分邪热未解,营血分热毒又盛,热邪燔炽于气营(血),故名曰"两燔",属气营(血)同病之证。邪热炽盛,燔灼气分,则壮热,口渴饮冷或大渴引饮;火热炎上则目赤,头痛;热灼营阴,热扰心神,故心烦躁扰,甚或谵语;热伤血络,溢于肌肤,则斑疹隐隐;若热毒充斥气血,则属气血两燔;血分热炽,扰乱心神而烦躁不安,甚则昏狂谵妄;耗血动血致发斑吐衄;热毒充斥,故头痛如劈,骨节烦痛;舌绛是热在营血之征,苔黄燥提示气分邪热未解;脉数或洪为热盛之象。

治法:气营(血)两清。

方药:气营两燔,热毒不甚者用玉女煎去牛膝、熟地加细生地、玄参方;热毒炽盛气血而斑疹显露者用化斑汤;热毒亢盛至极,充斥气营血者用清瘟败毒饮。

玉女煎去牛膝、熟地加细生地、玄参方(《温病条辨》)

生石膏一两　知母四钱　玄参四钱　生地六钱　麦冬六钱

水煎服。

此方系吴瑭据《景岳全书》玉女煎加减而成。方中石膏、知母清气分邪热;玄参、生地、麦冬清营滋阴。实寓白虎汤加增液汤之意。吴氏指出:"气血两燔,不可专治一边……去牛膝者,牛膝趋下,不合太阴证之用,改熟地为细生地者,亦取其轻而不重,凉而不温之义,且细生地通发血中之表也。加玄参者取其壮水制火,预防咽痛失血等证也。"

化斑汤(《温病条辨》)

生石膏一两　知母四钱　生甘草三钱　玄参三钱　水牛角二钱

水煎服。

本方即白虎汤加犀角(水牛角代)、玄参而成,是吴瑭根据《黄帝内经》"热淫于内,治以咸寒,佐以苦甘"的治则而制订的方剂。斑属胃,胃主肌肉,阳明热毒内迫营血,外郁肌表,故用白虎汤清气解肌,泄热救阴;由于热毒较重,逼迫营血而致斑疹显露,故用犀角、玄参清营血以解毒化斑。

笔记栏

清瘟败毒饮(《疫疹一得》)

生石膏(大剂六两至八两;中剂二两至四两;小剂八钱至一两二钱)　生地(大剂六钱至一两;中剂三钱至五钱;小剂二钱至四钱)　黄连　水牛角(大剂六钱至八钱;中剂三钱至四钱;小剂一

钱至一钱半） 山栀 黄芩 知母 赤芍 桔梗 玄参 丹皮 连翘 竹叶 生甘草

水煎服。

本方系白虎汤、凉膈散、黄连解毒汤及犀角地黄汤四方加减而成，具有诸方协同作用。方内石膏、知母大清阳明气热，清热保津；水牛角、生地、玄参、丹皮、赤芍等清营凉血解毒；黄连、黄芩、栀子、连翘泻火解毒；竹叶清心除烦；桔梗载药上行，开宣肺气，畅达气机以促药力；甘草解毒利咽，调和诸药。诸药合用，清气解毒凉血，故名清瘟败毒饮。病情紧急者，可昼夜连续服用，使药力接续不断，直至热毒亢盛之势得以减退。

以上三方皆为气营（血）两清之剂。气营（血）两燔之证，不可专治一边，而应两者兼治，其中要注重清气，气热得清，营（血）之热可顺势外透而解，方药使用上要重用石膏。清瘟败毒饮正如余霖所说："此大寒解毒之剂，重用石膏则甚者先平，而诸经之火自无不安矣。"

气营(血)两燔病案

临床应用：加减玉女煎、化斑汤、清瘟败毒饮对于乙型脑炎、钩端螺旋体病、流行性出血热、败血症、脓毒血症等病属气（营）血两燔者均可运用。

根据本证临床上常见的吐衄、斑疹、便秘、神昏、痉厥等不同临床表现的轻重而随症加减。

参考文献

2. 热盛动血

症状：身体灼热，躁扰不安，甚或昏狂谵妄，斑疹密布，色深红甚或紫黑，或吐衄便血，舌质深绛，脉数。

辨证要点：身体灼热，斑疹密布，或吐衄便血等多部位出血，舌质深绛。

病机：本证为热毒炽盛于血分，迫血妄行之证，属典型的血分证。热灼营血故身体灼热；邪热内扰心神则躁扰不安，甚或昏狂谵妄；热伤血络，迫血外溢肌肤，故斑疹密布，热毒铄血致瘀，瘀热互结则斑色紫黑；如热伤阳络血上溢则吐血、衄血；热伤阴络血下溢则便血、溺血；舌质深绛，脉数为热毒深入血分之象。本证的病机除血热亢盛，耗血动血外，还有瘀热内阻。

治法：凉血散血，清热解毒。

方药：犀角地黄汤（《温病条辨》）。

水牛角三钱 生地黄一两 生白芍三钱 丹皮三钱

水煎服。

叶桂强调："入血就恐耗血动血，直须凉血散血。"方中用水牛角代原方中的犀角以清心凉血，解血分之热毒；生地凉血养阴，与水牛角相配凉血止血，滋阴养血；生白芍配丹皮清热凉血，活血散瘀。四药合用，共奏清热解毒，凉血散血之功。叶氏之所要强调"散血"，一方面是针对血分证中的热瘀病机，另一方面也为了避免凉血之品过于寒凝而有碍血行，导致留瘀之弊。

临床应用：犀角地黄汤对于急性弥散性血管内凝血（DIC）、原发性血小板减少性紫癜、真菌感染、肢端青紫症等病属热盛动血者均可运用。

热盛动血病案

根据本证临床上常见的出血、昏狂等不同临床表现的轻重而随症加减。

若兼壮热，烦渴，苔黄，脉洪者，为气分邪热亦盛，属气血两燔之证，当加石膏、知母、黄连、黄芩、栀子等以清气解毒，凉血止血。

参考文献

3. 热与血结

症状：身热，少腹坚满，按之疼痛，小便自利，大便色黑，神志如狂，或清或乱，口干而漱水不欲咽，舌紫绛色黯或有瘀斑，脉沉实而涩。

辨证要点：身热，少腹坚满疼痛，神志如狂，舌紫绛色黯或有瘀斑。

病机：本证为热毒内陷血分，热与血结，蓄于下焦之证。热与血结，瘀蓄下焦，故见少腹坚满，按之疼痛，大便色黑；小便自利是血热内结少腹而瘀热不在膀胱之象；心主血，血分瘀热上扰心神，则神志如狂，或清或乱；热灼营血，津液耗伤故口干，但热蒸营阴上潮故口干而漱水不欲咽；瘀热胶结，气血运行不畅，故见舌绛紫色黯或有瘀斑，脉沉实或涩。

笔记栏

热盛迫血证也可见身体灼热，躁扰昏狂，便血色黑，舌紫绛，与本证相似，但热盛迫血证有斑疹、吐衄等出血见症而无本证瘀热蓄结下焦之少腹坚满疼痛等表现。

治法：泻热通结，活血逐瘀。

方药：桃仁承气汤(《温病条辨》)。

生大黄五钱　芒硝二钱　桃仁三钱　丹皮三钱　赤芍三钱　当归三钱

水煎服。

热与血结病案

热瘀相结，若独清热则瘀不去，独祛瘀则热不解，故当清热祛瘀并用。方中大黄、芒硝泻热软坚，攻逐瘀结；丹皮、赤芍、桃仁清热凉血消瘀；当归和血养血，并行血中之气。本方是以《伤寒论》桃核承气汤化裁而成，因本证热盛故去辛温之桂枝、甘缓之甘草，加丹皮、芍药、当归以凉血散血。

临床应用：桃仁承气汤对于跌打损伤、月经不调、流行性出血热、急腹症等病属热与血结者均可运用。

参考文献

根据本证临床上常见的热瘀、神昏等不同临床表现的轻重而随症加减。

（四）热入心包

春温热入心包证与风温相类，可以互参。

（五）内闭外脱

春温内闭外脱证与风温相类，可以互参。

（六）热盛动风

症状：高热不退，头痛头胀，烦渴，躁扰，甚则狂乱，神昏，手足抽搐，或见颈项强直，角弓反张，舌红苔黄，脉弦数，或舌干红绛，脉细弦数。

辨证要点：高热，烦渴，躁扰，手足抽搐。

病机：本证为热邪炽盛，灼伤肝阴，引动肝风所致，属实热动风之证。邪热内盛则高热不退，头痛头胀；津液损伤则烦渴；邪热上扰心神，则神昏，狂乱；肝经热盛，灼伤肝阴，筋脉挛急，故手足躁扰，发痉，或颈项强直，角弓反张；舌红苔黄，脉弦数，为气分热盛之象；邪热灼伤肝阴、伤及营血时可见舌质红绛而干，脉细弦数。

春温在病变的不同阶段，因邪热亢盛，均可引动肝风而发生痉厥。若外邪郁闭在表，加之里热内蕴而引动肝风者，可兼有恶寒，无汗或少汗，头晕头痛等卫表见症，尤多见于小儿；如气分邪热亢盛而动风者，可兼有壮热，烦渴引饮，舌红苔黄燥，脉洪大或弦数等症；营热动风，则兼有身热夜甚，心烦，舌红绛，脉弦细而数等症；血热动风，则兼有灼热躁扰，肌肤发斑，或窍道出血，舌干绛等症。

治法：清热凉肝息风。

方药：羚角钩藤汤(《通俗伤寒论》)。

羚角片一钱半　川贝母四钱　霜桑叶二钱　鲜生地五钱　钩藤三钱　滁菊花三钱　生白芍三钱　鲜竹茹五钱　生甘草八分　茯神三钱

水煎服。

方中以羚羊角、钩藤为主凉肝息风止痉；菊花、桑叶轻清宣透，清利头目，助羚羊角、钩藤息风透热；生地清热养阴，白芍、甘草酸甘化阴，舒缓筋脉之挛急；茯神宁心安神；川贝母、竹茹清热化痰通络。诸药合用，可使热清阴复，痉止风定。

临床应用：羚角钩藤汤对于中毒性脑病、高血压、重度妊娠高血压综合征、抽搐症、癔症性精神病等病属热盛动风者均可运用。

参考文献

根据本证临床上常见的发热、神昏、痉厥、便秘、痰热等不同临床表现的轻重而随症加减。

（七）热灼真阴

1. 真阴耗损

症状：身热不甚，日久不退，午后面部潮红，或颧赤，手足心热甚于手足背，咽干齿黑，或心悸，或神倦多眠，耳聋，舌质干绛，甚则紫黯痿软，脉虚软或结代。

笔记栏

辨证要点：低热不退，咽燥，手足心热甚于手足背，舌质干绛，甚则紫黯痿软。

病机：本证为春温病后期真阴耗损之证。邪热久羁不退，耗伤肝肾真阴，而成邪少虚多，肾阴亏损之证；阴虚不能制阳而虚热内生，故低热不退，尤以手足心热较甚；咽干齿黑，是肾阴亏损，津难上承之象；肾水不能上济，心失所养，故心悸；肾精亏损，不能滋养，则神倦多眠、耳聋；肝肾阴血亏耗，脉络凝滞，故舌质干绛，甚或紫黯痿软；邪少虚多则脉虚细无力；阴亏液涸则脉行艰涩，搏动时止而结代。

热郁少阳亦可发生耳聋，与本证相似，治当鉴别。少阳证耳聋为少阳邪热上扰，清窍不利所致，其耳聋为“两耳无所闻”，多为突然发作，耳鸣如钟，迅即失聪，且多有胀闷之感，并兼有口苦咽干，头目晕胀等一系列少阳见症。本证则系肾精亏耗，耳窍失养所致，因此，这种耳聋的发生一般逐渐加重，且无闷胀之感，多伴有低热，盗汗，口燥咽干等肾阴亏损见症，多见于温病后期，故两者不难区别。

治法：滋养肾阴。

方药：加减复脉汤（《温病条辨》）。

炙甘草六钱　生地六钱　生白芍六钱　麦冬五钱　阿胶三钱　麻仁三钱

水煎服。

本方由《伤寒论》炙甘草汤去生参、桂枝、生姜、大枣加白芍而成，如吴瑭在《温病条辨》中所说：“在仲景当日，治伤于寒者之结代，自有取于参、桂、姜、枣以复脉中之阳；今治伤于温者之阳亢阴竭，不得再补其阳也。用古方而不拘用古方，医者之化裁也。”方中白芍、地黄、阿胶、麦冬滋养肝肾真阴，炙甘草、麻仁扶正润燥，全方共奏滋阴退热，养液润燥之功，为治疗温邪深入下焦，肝肾阴伤之主方。故《温病条辨》中说：“热邪深入，或在少阴，或在厥阴，均宜复脉。”

临床应用：加减复脉汤对于心肌炎、心律失常等病属真阴耗损者均可运用。

根据本证临床上常见的虚风内动，肝肾阴亏等不同临床表现的轻重而随症加减。

若下之不当而兼见大便溏者，去麻仁加生牡蛎，成一甲复脉汤以滋阴固摄。如虚风将起而见手指蠕动者，加生牡蛎、生鳖甲，成二甲复脉汤以防痉厥。如虚衰至极而见脉虚大欲散者，更加人参以补益元气，增加固脱之力。加减复脉汤是针对真阴损伤而设，若邪热尚盛者，不得与之，以防滋腻恋邪难解，必致真阴更伤；热由虚生者方可用之。如肝肾阴液亏耗严重，可配合麦味地黄口服液、生脉注射液等以加强滋补肝肾真阴之功。

加减复脉汤及其类方运用浅析

2. 虚风内动

症状：低热，手指蠕动，甚或瘛疭，心悸或心中憺憺大动，甚则心中作痛，时时欲脱，形消神倦，齿黑唇裂，舌干绛或光绛无苔，脉虚细无力。

辨证要点：手指蠕动，甚或瘛疭，舌质干绛，脉虚。

病机：本证为肝肾真阴耗损，水不涵木，以致虚风内动之证，多见于春温后期。肝肾阴虚，虚热内生则低热；肝为风木之脏，赖肾水以滋养，邪热深入下焦，灼铄肝肾阴血，筋脉失于濡养，故见手指蠕动，甚或瘛疭；阴虚水亏，心失所养，故见心悸或心中憺憺大动，甚则心中作痛；时时欲脱，为真阴虚极，不能维系阳气，随时可出现阴阳离决之危候；阴液枯涸，不能养形充神，故见形消神倦；齿黑唇裂，舌干绛少苔或光绛无苔，脉象虚细为肝肾阴亏之象。

治法：滋阴养血，潜阳息风。

方药：三甲复脉汤或大定风珠。

三甲复脉汤（《温病条辨》）

炙甘草六钱　生地五钱　生白芍六钱　麦冬五钱　阿胶三钱　麻仁三钱　生牡蛎五钱　生鳖甲八钱　生龟板一两

水煎服。

本方为加减复脉汤加生牡蛎、生鳖甲、生龟板（“三甲”）而成，在滋养肝肾的基础上，同时加三甲以潜阳息风。

如果误治导致阴竭至极而出现时时欲脱，纯虚无邪者，则用大定风珠以敛阴留阳，以防虚脱之虞。

笔记栏

大定风珠（《温病条辨》）

干地黄六钱　生白芍六钱　阿胶三钱　麦冬六钱　炙甘草四钱　麻仁二钱　生牡蛎四钱　生鳖甲四钱　生龟板四钱　五味子二钱　鸡子黄二枚

水煎服。

本方系三甲复脉汤加鸡子黄、五味子而成，为治疗肝肾阴虚，虚风内动重证之主方。鸡子黄为血肉有情之品，滋补心肾，以增强滋阴息风之效，五味子补阴敛阳以防厥脱之变，合加减复脉汤滋补肝肾之阴，三甲滋阴潜阳息风。本方为救阴重剂，其用药味厚滋腻，使用不当，有恋邪之弊。故只适用于纯虚无邪，阴虚至极，阴阳时时欲脱之虚风内动重证。

虚风内动病案

临床应用：三甲复脉汤常用于治疗流行性乙型脑炎、阳痿等病属阴虚风动者；大定风珠可用于治疗流行性乙型脑炎恢复期、严重精神障碍等病属阴虚风动者。

根据本证临床上常见的肝肾阴亏、肺气欲竭、阴阳两脱等所引起的不同临床表现的轻重而随症加减。

参考文献

3. 阴虚火炽

症状：身热，心烦不得卧，口燥咽干，舌红苔黄或薄黑而干，脉细数。

辨证要点：身热，心烦不寐，舌红，脉细数。

病机：本证为春温后期，邪热久羁而灼伤肾阴，心火亢盛之证。水亏火旺，水火不能相济，火愈亢而阴愈伤，阴愈亏而火愈炽，相互影响，其病益甚；阴虚火炽则身热，但因邪热已衰，故热势不甚；心火上炎则心烦不得卧，此即吴瑭所言："阳亢不入于阴，阴虚不受阳纳。"肾水亏于下，则口燥咽干，舌苔薄黑而干，脉细；舌红苔黄，脉细数亦是阴虚火炽之征。

温病过程中因热郁胸膈也可发生心烦不寐，与本证相似，但两者的症状表现与病机有别。热郁胸膈为膈热扰心所致，可见于温病后期余热未净者，也可见于温病初起，但无肾阴耗伤之象；本证则系春温后期，水火失济所致，有肾阴耗伤的表现。

治法：育阴清热。

方药：黄连阿胶汤(《温病条辨》)。

黄连四钱　黄芩一钱　白芍一钱　阿胶三钱　鸡子黄二枚

水煎服。

本方即《伤寒论》中黄连阿胶汤，仅在用量进行了缩减。其中黄连、黄芩泻心火，坚真阴；鸡子黄安中焦，补精血，通心肾；阿胶、白芍滋肝肾，抑亢阳。诸药配伍，上泻心火，下滋肾水，为泻火育阴，攻补兼施之方。正如吴瑭所说："以黄芩从黄连，外泻壮火而内坚真阴；以芍药从阿胶，内护真阴而外捍亢阳。名黄连阿胶汤者，取一刚以御外侮，一柔以护内主之义也。"

临床应用：黄连阿胶汤对于失眠、痢疾、支气管扩张症、口疮、血精症等病属阴虚火炽者均可运用。

参考文献

根据本证临床上常见的邪热、阴伤等所引起的不同临床表现的轻重而随症加减。

(八) 邪留阴分

症状：夜热早凉，热退无汗，能食形瘦，舌红苔少，脉沉细略数。

辨证要点：夜热早凉，热退无汗，舌红少苔。

病机：本证多见于春温后期，为阴液亏损，余邪留伏阴分之证。卫气日行于阳，夜行于阴，卫气行于阴则与阴分之留邪相搏，故夜热；至晨卫气从阴分出于阳，不与阴分之邪相争，故早凉；留伏之余邪未能随卫气外出，故热虽退而身无汗；邪留阴分，病不在胃肠，故能进食；余邪久留，营阴耗损，肌肤失于充养则见形瘦；舌红苔少，脉沉细略数为余热耗损阴液之象。

真阴耗损证、阴虚火炽证与本证均属温热类温病后期重证，但三者病机不同，证候有异。真阴耗损证属肾阴亏损，虚热内生，邪少虚多之候，以低热，咽燥，齿黑，舌干绛，脉虚细或结代为主症；阴虚火炽证乃阴伤而邪火仍盛之证，以身热，心烦不寐，舌红，脉细数为主症；本证为肾阴亏损，余邪深伏阴分，亦属邪少虚多之候，以夜热早凉，热退无汗，舌红少苔为主症。

笔记栏

治法：滋阴清热，搜邪透络。

方药：青蒿鳖甲汤(《温病条辨》)。

青蒿三钱　鳖甲五钱　细生地四钱　知母二钱　丹皮三钱

水煎服。

本证纯用养阴恐滋腻恋邪，单用清热又惧苦燥伤阴，只宜养阴透热并举。方中鳖甲咸寒滋阴，入络搜邪，青蒿芳香，透络清热；两药相配，导邪从阴分而出。本方之用，妙在青蒿与鳖甲的配伍，吴瑭指出“本方有先入后出之妙，青蒿不能直入阴分，有鳖甲领之入也；鳖甲不能独出阳分，有青蒿领之出也。”生地滋阴养液；丹皮凉血散血中余热；知母清热生津润燥，合为养阴透热之方，以达阴分邪热得以透解之效。

本方出自《温病条辨》下焦篇，但在《温病条辨》的中焦篇亦有青蒿鳖甲汤一方，用于治疗疟病，方中有桑叶、天花粉，而无生地，与载于下焦篇之本方，名虽同而适应证各异，当辨之。

临床应用：青蒿鳖甲汤对于肺结核、小儿夏季热、术后低热、麻疹后肺炎等病属邪留阴分者均可运用。

根据本证临床上常见的咳嗽、口渴、五心烦热等不同临床表现的轻重而随症加减。

复习思考题

1. 何谓春温，其病变有何特点？
2. 为什么说春温属于伏邪温病？
3. 试述春温的病因病机特点。
4. 试述春温初起的证治。
5. 春温热结阳明肠腑者应如何辨治？
6. 春温邪入营血常见哪些证候？如何辨治？
7. 春温后期真阴耗伤常见哪些证候？如何辨治？
8. 试述春温病动风证的证治。

(马　丽)

邪留阴分病案

参考文献

西医相关疾病举例

春温知识要点简表

笔记栏

第九章　暑　温

导　学

本章主要介绍暑温的概念及辨证体系的形成、病因病机及演变规律、诊断及鉴别诊断、辨证要点、辨治原则、常见证型诊治，并附病案举例、西医相关疾病举例等。

暑温是夏季感受暑热病邪引起，初起以阳明气分暑热亢盛为特征的一种新感温病。通过学习掌握暑温初起以阳明气分热盛为特征但归属新感的内涵，以及病因病机、传变特点；掌握暑入阳明由实致虚的病变特点，营血分阶段暑入心营、暑闭心包的病变特点，暑温发病急、传变快、病情重、变化多的发病特点；掌握临床密切注意暑温动态变化对于把握其发展演变趋势的重要性；掌握暑温本病、暑温兼湿主要证候的辨证论治，并明确暑温本病与兼证的联系与区别，暑温兼湿证与湿温的区别；掌握暑温以清暑泄热为基本治疗原则及其治法。熟悉张鹤腾所论述的暑温气分证治则，以及暑邪内传心营，导致闭窍、动风、动血者，根据病情分别采用清营凉血、开窍、息风等法；熟悉暑温兼湿的概念、临床特点，其治疗应以清暑为主，兼以祛湿，暑湿兼寒宜清暑化湿，解表散寒；熟悉暑温病过程中风、火、痰、瘀的病理特点及其关系。

【概述】

一、定义

暑温是感受暑热病邪引起，初起以阳明暑热亢盛证候为主要临床特征的一种新感温病。发于夏至至立秋之间，由于暑邪有夹湿与不夹湿之别，故又将其中夹湿者称为暑湿。

参考文献

二、源流及辨证体系的形成

中医文献关于暑病的记载，应追溯到《黄帝内经》，如《素问·热论》说："凡病伤寒而成温者，先夏至日者为病温，后夏至日者为病暑。"《素问·生气通天论》说"因于暑，汗，烦则喘喝，静则多言，体若燔炭，汗出而散"，对暑病的病因、发病季节和临床特点等均作了描述。汉代张仲景在《金匮要略·痉湿暍病脉证治》中说："太阳中暍，发热恶寒，身重而疼痛，其脉弦细芤迟""太阳中热者，暍是也，汗出恶寒，身热而渴，白虎加人参汤主之"，论述了暑病的因证脉治，并提出了用白虎加人参汤等方治疗。宋代陈言在《三因极一病证方论》中提出，冬伤寒至夏而发为热病，夏间即病者即伤暑，两者不同。他还认为，伤暑中暍，其实一病，但轻重不同。元代朱震亨在《丹溪心法》中把暑病进一步分为冒暑、中暑、伤暑三类，从而使暑病的分类及证治更趋全面。张元素以动静分阴暑和阳暑，他认为"静而得之为中暑，动而得之为中热，中暑者为阴证，中热者为阳证"。张介宾则以受寒受热分阴暑和阳暑，他认为："阴暑者，因暑而受寒者也""阳暑者，乃因暑而受热者也"。王纶《明医杂著》中提出暑邪可自口齿而侵犯人体，伤于心包络之经，为后世温病邪入心包理论开了先河。明末王肯堂《证治准绳》中提出，发于夏季的热病，既有伏寒化热者，也有暴感暑邪为病者。至清代，医家对暑病的认识则更加深入。喻昌提出暑病均为新感暑邪所致，而非伏寒化热引起。叶桂更明确提出了"夏暑发自阳明"及

笔记栏

"暑必兼湿"的观点,突出了暑病的病机特点。吴瑭则在《温病条辨》中首次提出了暑温的病名:"暑温者,正夏之时,暑病之偏于热者也。"其后,关于暑温的证治内容不断丰富,并成为四时温病中的重要病种之一。

根据暑温的发病季节和临床表现,西医学中发生于夏季的流行性乙型脑炎、登革热和登革出血热、钩端螺旋体病、流行性感冒,以及热射病等,可参考本病辨证论治。

【病因病机】

一、病因发病

外因:感受暑热病邪。暑热病邪形成于夏季暑气当令气候炎热之时,正如朱震亨所说:"暑乃夏月炎暑也,盛热之气火也",指出了暑热的酷热之性。雷丰亦指出:"其时天暑地热,人在其中,感之皆称暑病。"夏季气候炎热而多雨,天暑下逼,地湿上腾,暑热病邪又常兼夹湿邪,以致暑热既盛而湿气亦重,因此暑、湿常易相合为病,其邪又可称之为暑湿病邪,可形成暑温夹湿之患,即暑湿病。

内因:机体正气不足,不能抵御暑热病邪侵袭有着直接的关系。夏月暑热当令,若素体虚弱,元气不足;或劳作过度,汗出气伤;或饮食失节伤及正气,均可导致暑热病邪乘虚入侵人体而发为暑温。正如王履所说:"暑热者,夏之令也,大行于天地之间,人或劳倦,或饥饿,元气亏乏,不足以御天令之亢热,于是受伤而为病。"此外,体内有湿之人,亦较易感受暑热病邪。如喻昌说:"体内多湿之人,最易中暑,两相感之故也。外暑蒸动内湿,两气交通而中暑。"因此,暑温发病有内外两方面的原因,即外感暑热病邪,内为元气不足。

二、病机特点

暑为火热之气,其性炎热酷烈,致病传变迅速,故侵犯人体后大多直中气分,而较少卫分过程,初起即见壮热,汗多,口渴,脉洪等阳明气分热盛证候。叶桂所说:"夏暑发自阳明",即明确指出了暑温初起的发病特点。由于暑性炎热,故致病极易耗伤人体正气,尤多耗伤津气,因而在本病热盛气分阶段,常伴有津气耗伤之征,甚至出现津气欲脱的严重证候。若病变过程中气分邪热不能及时清解,则最易化火,深入心营,生痰生风,迅速出现闭窍、动风等危重证候,故有"暑气通于心"之说。同时,暑热亢盛还易于内迫血分,损伤血络而致斑疹、出血等危重见症。由于暑热酷烈,传变迅速,因而临床亦有起病之初即见到内陷营血、厥阴而见神昏、痉厥等症。这些危重见症尤其在暑热病邪猖獗,又恰值人体正气不足,或小儿稚嫩之体时,则更易发生。

如感受暑湿病邪者,其初起则以热盛阳明,兼湿邪困阻太阴为主要病机,常见暑湿在卫、暑湿弥漫三焦、暑湿秽浊阻中蒙窍等证。若在夏暑之季,贪凉饮冷太过而夹湿兼寒者,则又可有暑湿内阻而寒邪外束的病机变化。暑热为病虽有兼湿与不兼湿之分,兼湿邪较明显者称为暑湿。但暑湿在病变发展过程中,随着湿邪化热、化燥,其病机演变与暑温无异,故暑温与暑湿不是两个完全不同的温病。

暑温后期,暑热渐退而津气未复,多表现为正虚邪恋之证。若偏于气阴亏损者,可见低热不退,心悸,烦躁,甚或虚风内动而见手指蠕动等症。若为暑湿余邪蒙扰清窍,可见头目不清,胸脘痞闷,甚则神昏耳聋等症。如病程中曾出现闭窍、动风,而昏痉时间较长者,其瘥后每因痰热留伏包络,机窍不灵可见神情呆钝,甚或痴呆、失语、耳聋等症;若痰瘀阻滞经络,筋脉不利,则可见手足拘挛,肢体强直或瘫痪等后遗症(图9-1)。

笔记栏

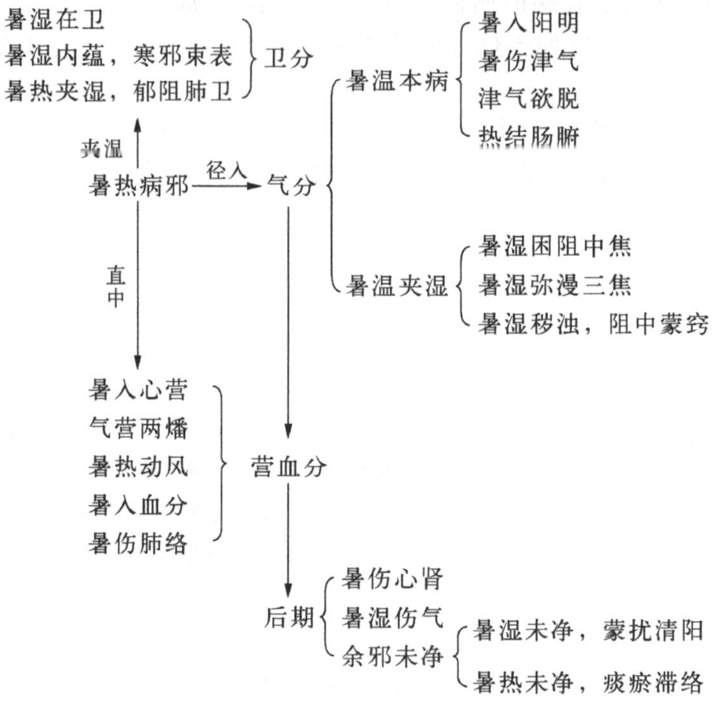

图9-1 暑温病机演变示意图

【诊断与鉴别诊断】

一、诊断依据

1. 发病季节 多发于夏暑当令之时,即夏至到立秋期间。

2. 临床表现 起病多急骤,发病即见高热,汗多,烦渴,脉洪等暑入阳明气分,里热炽盛的典型表现,较少卫分过程。病程中传变迅速,变化较多,既可有化火、动风、生痰等表现,又易出现津气欲脱、闭窍、伤络动血等严重证候。发病初期,若伴有脘痞,身重,苔腻症状者则为暑温夹湿之证;若兼伴有恶寒,无汗则为暑湿兼寒之证;若见身热,耳聋眩晕,咳痰带血,胸闷脘痞,呕恶,便溏,尿赤,苔黄腻等表现则为暑湿弥漫三焦之证。

二、鉴别诊断

1. 暑温兼湿与湿温相鉴别 具体内容详见表9–1。

表9–1 暑温兼湿与湿温鉴别表

病 证	湿 温	暑 温 兼 湿
共同点	均为夏季常见湿热性温病	
病 因	湿热病邪	暑湿病邪
初起症状	湿热阻遏卫气为主	暑热炽盛为主,兼湿邪
病 势	起病慢,病程长	发病急,变化快

笔记栏

2. 暑温与疫毒痢相鉴别 具体内容详见表9–2。

表 9–2 暑温与疫毒痢鉴别表

病证	疫毒痢	暑温
共同点	均发于夏季,临床有神昏、动风、亡阳等表现	
病因	疫邪热毒	暑热病邪
病势	发病更急,多见于小儿	发病较急
临床特点	厥脱证出现相对较早	厥脱证出现相对较晚

【辨证论治】

一、辨证要点

1. 病位 本病初起暑热病邪侵犯人体多径入气分,即叶桂所说之“夏暑发自阳明”。

2. 病势 感受暑热病邪者,因暑性酷烈,具有伤人急速,发病急骤,传变迅速等特点;若是感受暑湿病邪,则发病相对较缓。

3. 临床特点 感受暑热病邪,感而即病,初起以高热,汗多,口渴,脉洪大等阳明气分热盛证候为特征;继则出现化火内传营分或内陷心包或直中心包,出现闭窍、动风、动血等危重证候。若感受暑湿病邪,多见暑温夹湿之证,在疾病的发展过程中也可化燥化火,甚至可向营、血分传变。后期多为气阴亏虚,正虚邪恋的暑伤心肾等证,或见暑湿余邪蒙扰清阳等证候表现。

二、治则治法

1. 治则 清暑泄热。

2. 治法 初起阳明气分热盛证,治以清泄暑热;暑伤津气,则宜清涤暑热,益气生津;津气欲脱则予益气敛津固脱;暑热渐解,津伤未复,余热内扰,治宜敛津生津泄热。正如叶桂引用张凤逵所说:“暑病首用辛凉,继用甘寒,再用酸泄、酸敛。”即概括指出了本病气分阶段治疗的基本大法。若暑热入营,宜清营透热;入血则当凉血散血;若见神昏、痉厥之症,宜清心开窍,凉肝息风。

本病为暑热病邪所致,“暑气通于心”,心与小肠相表里,故应清心涤暑,导热下行,给暑热外出之机,亦是治暑大法之一。如王纶在《明医杂著》中所说:“治暑之法,清心利小便最好。”特别是兼夹湿邪者,更应注意导湿下行。

对于暑热兼夹湿邪之证,则应在清暑之中兼以祛湿;若属寒邪遏伏暑湿,则又宜在清暑化湿的同时兼以解表散寒。

三、常见证型诊治

(一)暑温本病

1. 暑入阳明

症状: 壮热汗多,口渴心烦,头痛且晕,面赤气粗,或背微恶寒,苔黄燥,脉洪数或洪大而芤。

辨证要点: 壮热,汗多,口渴,脉洪数。

病机: 本证为暑温初起,暑热之邪侵入阳明气分之证。正邪剧争,邪热炽盛,里热蒸腾,则壮热;暑热病邪内扰于心,则心烦不安;热邪上蒸头目,则头痛且晕,面目红赤;热邪迫津外泄,则汗多;邪热炽盛耗伤津液,故口渴引饮;热壅气机则呼吸气粗似喘;苔黄燥,脉洪数为阳明热盛之征。若汗泄过多,津气耗伤,腠理疏松则背微恶寒。若汗多津气耗伤过甚,则可见脉洪大而芤。

本证的背微恶寒,须与卫分表证之恶寒相鉴别:本证背微恶寒为汗出过多,肌腠疏松,卫气受伤所致,伴见热盛,大汗,烦渴,苔黄燥,脉洪数;卫表证的恶寒为邪侵肌表,卫阳被郁而致,伴见无汗,苔薄白,脉浮等症。两者表里分明,不可混淆。本证的黄燥苔,应与阳明腑实之黄苔相区别:本证见

笔记栏

黄燥苔是属热盛津伤之象，黄苔之质地较薄，虽干燥但无裂纹、起刺；阳明腑实证之黄燥苔为热与燥屎内结肠腑所致，黄苔之质地大多较厚，燥而焦裂起刺。

治法：清泄暑热。津气受伤者兼以益气生津。

方药：白虎汤，白虎加人参汤。

白虎汤(见风温章节)

白虎加人参汤(《温病条辨》)

白虎汤加人参三钱

水煎服。

暑入阳明，热盛于里而蒸腾于外，内外俱热，故治以白虎汤清暑泄热，透邪外达。吴瑭说："白虎本为达热出表"，即含此意。若阳明热盛而津气耗伤者，则须于清热中佐以益气生津之品，在白虎汤中加人参，即白虎加人参汤。本证治疗不宜滥用苦寒之品，而应以透泄邪热为主。

暑入阳明证病案

临床应用：白虎汤、白虎加人参汤对于治疗流行性乙型脑炎、流行性出血热、登革热、流行性感冒、钩端螺旋体病、变应性亚败血症、高热等病症属暑入阳明或兼津气损伤者均可运用。

根据本证临床上常见的热盛、便秘，以及初起兼见卫表证、兼见湿邪等所引起的不同临床表现的轻重而随症加减。

2. 暑伤津气

症状：身热心烦，小溲色黄，口渴自汗，气短而促，肢倦神疲，苔黄干燥，脉虚无力。

辨证要点：身热，汗多，体倦少气，脉虚无力。

病机：本证为暑热亢盛，津气耗伤之证。暑热郁蒸，故身热，心烦，小溲色黄；暑为阳邪，主升主散，迫津外泄，故汗多；汗泄太过，伤津耗气，故口渴，苔燥，气短而促，肢倦神疲，脉虚无力。

暑温气分热炽之白虎加人参汤证可见发热，汗出，脉数，与本证相似。虽同属气分暑热，津气两伤，但前证以暑热炽盛为主，兼有津气耗伤见症，以高热不退，多汗，烦渴，脉洪大为主；本证热势减退，但气津耗伤突出，以身热，体倦少气，脉虚无力为鉴别要点。

治法：清热涤暑，益气生津。

方药：王氏清暑益气汤(《温热经纬》)。

西洋参三钱　石斛三钱　麦冬二钱　黄连八分　竹叶三钱　荷梗三钱　知母三钱　甘草一钱　粳米三钱　西瓜翠衣四钱

水煎服。

本证属暑热仍盛而津气两伤，故治疗时清热涤暑与益气生津并施。方中西瓜翠衣、黄连、竹叶、知母、荷梗清热涤暑；西洋参、石斛、麦冬、甘草、粳米益气生津，方中西洋参亦可用沙参代之。津气耗伤重者，当加重益气生津药的用量，并酌减黄连用量或不用，防其化燥伤阴。

本方与白虎加人参汤均为清热解暑，益气生津之剂，临床运用时应注意区别其适应证候：白虎加人参汤证适用于暑入阳明，暑热较盛而津气耗伤较轻之证，清暑泄热之力较强；本方则适用于暑热稍轻，津气耗伤较甚之证，其清泄暑热之力不及前方，但养阴生津益气之力较强。

暑伤津气证病案

临床应用：清暑益气汤对于小儿夏季热、老人夏季热、急性感染性多发性神经根炎等病属暑伤津气者均可运用。

根据本证临床上常见的暑热亢盛、津气耗伤、久热不退等所引起的不同临床表现的轻重而随症加减。

3. 津气欲脱

症状：身热骤退，汗出不止，喘喝欲脱，脉散大。

辨证要点：身热骤退，汗出不止，脉散大。

笔记栏

病机：本证为津气耗伤过甚所致的津气欲脱之证。暑热去故身热退；正气耗散过甚，固摄无权，津不内守，故汗出不止；津气耗伤太过，肺之化源欲绝，则见喘喝欲脱；津气势欲外脱，则脉散大而无力。

暑伤津气证也可见汗出，气促，倦怠，脉虚，与本证相似，系暑热未解，津气两伤所致，为虚实夹杂之证，故尚见身热，心烦；本证为暑热耗伤津气过甚，多由上证进一步发展而来，系纯虚无邪，正气欲脱之危象，症见身热骤降，汗出淋漓，呼吸短促表浅，脉虚欲绝或散大无根。

本证病势险笃，但与阳气外亡而汗出肢冷，面色苍白，脉微细欲绝者有所不同。若病情进一步发展，亦可出现阳气外亡之危候。

治法：益气敛津，扶正固脱。

方药：生脉散（见风温章节）。

本证属津气欲脱的危重证候，故治疗应急予益气敛津固脱之法。方中人参补益元气，麦冬、五味子酸甘化阴，守阴留阳，使元气得固。元气固则汗不外泄，阴液内守则阳留而不外脱，此即“再用酸敛”之意。可见本方功在补气敛阴，并非治暑之剂，故只适用于津气欲脱而邪热已去的病证。若暑热仍盛者，即不宜单投本方。正如《温热经纬》引用徐大椿（字灵胎）所说：“此伤暑之后，存其津液之方也……用此方者，须详审其邪之有无，不可徇俗而视为治暑之剂也。”

临床应用：生脉散对于流行性乙型脑炎、败血症、心肌炎、流行性出血热、高热急症、肺炎等病属津气欲脱者均可运用。

津气欲脱证病案

根据本证临床上常见的暑热、津气耗伤等所引起的不同临床表现的轻重而随症加减。

4. 热结肠腑

症状：身体灼热，日晡为甚，腹胀满硬痛，谵语狂乱，大便秘结或热结旁流，循衣摸床，舌卷囊缩，舌红，苔黄燥或起芒刺，脉沉数有力。

辨证要点：日晡潮热，腹满硬痛，便秘，苔黄燥起刺，脉沉实有力。

病机：本证为暑热伤津，热结阳明腑实之证。暑热与糟粕郁蒸肠腑，不能透达于外，故身热日晡为甚；肠中热结，传导失司，腑气不通，故大便秘结而腹满硬痛；若大便虽结，热迫于中，津液下夺，从旁而出，则见大便稀水、色黄臭秽等“热结旁流”之证；邪热循经上扰心神，神不守舍，则谵语狂乱，循衣摸床；热邪炽盛，淫于厥阴，则舌卷囊缩；舌红苔黄燥甚或起刺，脉沉数有力，为暑热灼伤津液，热结肠腑之象。

本证除具有痞、满、燥、实、坚外，尚有上、中、下三焦火毒之证，病情较为深重。

治法：通腑泄热，热毒盛者伍以清热解毒。

方药：调胃承气汤（见风温章节）或解毒承气汤。

解毒承气汤（《伤寒温疫条辨》）

白僵蚕（酒炒）三钱　蝉蜕全十个　黄连一钱　黄芩一钱　黄柏一钱　栀子一钱　枳实（麸炒）二钱五分　厚朴（姜汁炒）五钱　大黄（酒洗）五钱　芒硝三钱

水煎服。

本方为黄连解毒汤、升降散合大承气汤加减而成，适用于腑实而热毒盛者。方中以大承气汤通腑泄热，荡涤肠腑热结，使邪热随攻下而外泄；用黄连解毒汤既能清泻内火，又能清暑解毒；升降散中的白僵蚕、蝉蜕入厥阴肝经，有息风镇痉之力，可防热盛动风之患，配合大黄后又有升清降浊之功。诸药合用，使暑热火毒得去，热结肠腑之证可除，津液可保而诸症得愈。

临床应用：解毒承气汤可用于急腹症；亦可用于治疗急性感染性疾病证属热结肠腑者。

根据本证临床上常见的热毒炽盛、动风等所引起的不同临床表现的轻重而随症加减。

5. 暑入心营

症状：灼热烦躁，夜寐不安，时有谵语，舌蹇肢厥，舌红绛，脉细数；或猝然昏倒，不知人事，身热肢厥，气粗如喘，牙关微紧，舌绛脉数。

辨证要点：灼热，烦躁，时有谵语，舌红绛。

笔记栏

病机：本证为暑热病邪内陷心营之证。暑为火热之邪，“暑气通于心”，其中人最速，极易内陷心营。因此，暑入心营，除可从气分证发展而来外，暑热之邪还可侵犯心营而内闭心包所致，以发病即见昏厥为特征，临床称之为“暑厥”。暑热内盛则身体灼热；暑入心营，心神被扰，则烦躁不宁，夜寐不安，时有谵语；热陷心包，清窍堵闭，则神昏谵语或昏愦不语。舌红绛，脉细数为热扰心营，营阴被灼之征。若暑邪猝中心营而内闭心包，则表现为猝然昏倒，不省人事；并因暑热内迫，热深厥深而伴见身热肢厥，气粗如喘；牙关微紧为热盛而有动风之象。

暑厥与中风都是骤然发病，猝然昏倒等症状相似，但中风多有口眼㖞斜、半身不遂，且一年四季均可发生，本证则无此表现，且发于夏暑之令，两者一般不难鉴别。

治法：清营泄热，清心开窍。

方药：清营汤（见春温章节）送服安宫牛黄丸、紫雪丹（见风温章节）等。

本证为暑热犯于心营而致，故用清营汤清营分之热，并配合安宫牛黄丸、紫雪丹等清心开窍之品。

暑入心营证病案

临床应用：清营汤对于高热、散发性重症急性脑炎、登革热、流行性乙型脑炎等病属暑入心营者均可运用。

根据本证临床上常见的昏厥、便秘等不同临床表现的轻重而随症加减。如因猝中暑邪而骤然闭窍昏厥，除服上述清心开窍剂外，还可用清开灵注射液或醒脑静注射液静滴，同时配合针刺人中、十宣、曲池、合谷等穴位以加强清泄邪热，苏醒神志的效果。病情严重者，可采用中西医结合进行抢救治疗。

若依法施治后神清厥回而暑热仍未尽除者，应按病机之在气在营，选择不同的方法以治之。对于暑热内闭而神昏者，不可滥用寒凉之法，以免暑热愈遏愈深难以外解。在治疗时应注意透热与芳化之法合用，使暑热有外泄之机。如兼见腹满硬痛，大便秘结等症状，应酌情配合通下，使邪热有外出之路。

6. 气营两燔

症状：壮热，头痛如劈，口渴饮冷，心烦躁扰，甚或谵语、神昏，或有斑疹隐隐，舌绛，苔黄燥，脉弦数或洪大有力。

辨证要点：壮热，烦渴，苔黄燥为气分热炽之象；躁扰昏谵，舌绛是热在营分之征，两者同时并见。

病机：本证为气分邪热未解，营分邪热又盛的气营两燔之证。热炽气营，故名“两燔”。邪热炽盛，燔灼气分，则壮热，口渴饮冷或大渴引饮。火热炎上则头痛剧烈。热灼营阴，扰乱心神，故心烦躁扰，甚或谵语神昏。如热伤血络，溢于肌肤，则可见斑疹隐隐。舌绛是热在营分之征，苔黄燥，脉洪数为气分邪热亢盛之象。

治法：清气凉营，解毒救阴。

方药：玉女煎去牛膝、熟地加细生地、玄参方（见春温章节）。

临床应用：玉女煎去牛膝、熟地加细生地、玄参对于流行性乙型脑炎等病属气营两燔者均可运用。根据本证临床上常见的身热、神昏痉厥、便秘等不同临床表现的轻重而随症加减。

7. 暑热动风

症状：身体灼热，四肢抽搐，甚则角弓反张，神志不清，或喉有痰壅，脉弦数或弦滑。

辨证要点：身体灼热，四肢抽搐，脉弦数。

病机：本证为暑热亢盛，引动肝风之证，以痉厥为特征。如发病即见本证，则称之为“暑风”，亦称“暑痫”。暑为阳邪，火热鸱张，最易内陷厥阴，引动肝风而致痉厥。暑热亢盛，引动肝风则身体灼热，四肢抽搐，角弓反张，脉弦数或弦滑；风火相煽，扰乱神明则见神迷不清；风动痰生，随火上攻则见喉间痰壅。本证病机关键在于风、火、痰交炽为患。热盛化火则动风，风动则痰生，痰随火升则上壅。本证既可见于暑温的病变过程中，亦可因猝中暑热之邪而突然发生，尤多见于小儿患者。吴瑭说：“小儿暑温，身热，猝然痉厥，名曰暑痫。”其所说暑痫即是暑风。暑热动风前常有先兆表现，及早发现，有助于救治。如抽搐持续不解，则预后较差，常留有后遗症。

笔记栏

治法：清泄暑热，息风定痉。

方药：羚角钩藤汤（见春温章节）。

临床应用：羚角钩藤汤对于化脓性脑膜炎、散发性脑炎、流行性乙型脑炎、钩端螺旋体病、热性病极期和后期、高血压等病属暑热动风证者均可运用。

根据本证临床上常见的身热、便秘、抽搐、神昏及痰涎壅盛所引起的不同临床表现的轻重而随症加减。

暑热动风证病案

8. 暑入血分

症状：灼热躁扰，神昏谵妄，斑疹密布，色呈紫黑，吐血、衄血、便血，或兼见四肢抽搐、角弓反张，舌绛苔焦，脉弦数。

辨证要点：斑疹，出血，舌绛。

病机：本证为暑热火毒燔灼血分，内陷心包，动风生痰之重险证候。热盛动血，迫血妄行，则见身体灼热，斑色紫黑，吐、衄、便血；血分热毒炽盛，内陷心包，扰乱心神，则见躁扰不宁，神昏谵妄；热盛引动肝风，则可见四肢抽搐，角弓反张，脉弦数。舌绛苔焦为血分热毒极盛的表现。本证一般从气、营分发展而来，病情危重，临床表现较复杂，且每与热闭心包、热盛动风等邪陷手足厥阴等危证并见。

治法：凉血解毒，清心开窍。

方药：神犀丹合安宫牛黄丸加减。

神犀丹(《温热经纬》)

乌犀角*尖(磨汁)、石菖蒲、黄芩各六两　怀生地(冷水洗净浸透，捣，绞汁)、金银花各一斤(如有鲜者捣汁用尤良)　粪清、连翘各十两　板蓝根(无则以飞净青黛代之)九两　香豉八两　玄参七两　天花粉、紫草各四两

各生晒研细(忌用火炒)，以犀角、地黄汁、粪清和捣为丸(切勿加蜜，如难丸，可将香豉煮烂)。每丸重三钱。

本证属血分热毒炽盛，故方用神犀丹凉血解毒。方中水牛角、粪清、金银花、连翘、玄参、黄芩、板蓝根、生地、紫草、豆豉凉血解毒透斑；并佐天花粉与生地、玄参共奏生津养阴之功；又加豆豉，配合生地、紫草凉血透斑；石菖蒲芳香开窍醒神。王士雄在《温热经纬》中论及该方功效时说："温热暑疫诸病，邪不即解，耗液伤营，逆传内陷，痉厥昏狂，谵语发斑等证，但看病人舌色干光，或紫绛，或圆硬，或黑苔，皆以此丹救之。"但如窍闭较甚，该方清心开窍力较弱，故宜合用安宫牛黄丸，既可加强开窍醒神之力，又可加强清热凉血解毒之效。

安宫牛黄丸(见风温章节)

临床应用：神犀丹合安宫牛黄丸对于流行性乙型脑炎等病属暑入血分者均可运用。

根据本证临床上常见的神昏、抽搐、痰涎壅盛、发斑吐血及气分热盛等所引起的不同临床表现的轻重而随症加减。

9. 暑伤肺络

症状：灼热烦渴，咳嗽气粗或喘促，咯血或痰中带血丝，烦躁，舌质红，苔黄而干，脉细数。

辨证要点：灼热，烦渴，咳嗽，骤然咯血。

病机：本证为暑热犯肺，损伤阳络所致之证。由于本证以骤然咯血、咳嗽等为特征，与痨瘵相似，故又有"暑瘵"之称。暑热内盛，消灼津液，则灼热烦渴；暑热迫肺，肺气失于宣降，则咳嗽气粗或喘促；暑热损伤肺络，血从上溢，故见咯血或痰中带血丝，甚则可出现口鼻鲜血外涌；暑热上扰心神，则见烦躁。舌质红，苔黄而干，脉象细数，均为暑热内盛而气阴受伤之象。

治法：凉血解毒，清暑宁络。

方药：犀角地黄汤合黄连解毒汤加减。

犀角地黄汤(见春温章节)

黄连解毒汤(《外台秘要》)

黄连三两　黄芩、黄檗各二两　栀子十四枚

笔记栏

---

* 犀角，现多用水牛角代替，下同。

水煎服。

本证由暑热化火生毒，灼伤肺络所致，治疗当清暑凉血解毒以安肺络而止血。故方选犀角地黄汤以凉血止血，黄连解毒汤以清暑解毒。若肺热尚轻，亦可用银翘散去豆豉、荆芥穗、薄荷，合犀角地黄汤清肺宁络止血。

临床应用：犀角地黄汤合黄连解毒汤对于肺结核、支气管扩张等病属暑伤肺络者均可运用。

根据本证临床上常见的邪热、出血、气脱等所引起的不同临床表现的轻重而随症加减。

（二）暑温夹湿

1. 暑湿在卫

症状：身热，微恶风寒，头痛胀重，身重肢节酸楚，无汗或微汗，脘痞，口不渴，舌尖红，苔白腻或微黄腻，脉浮滑数或濡数。

若兼寒湿者，可见发热无汗，恶寒，甚则寒战，身形拘急，胸脘痞闷，心中烦，时有呕恶，舌苔薄腻，脉浮弦。

辨证要点：发热恶寒，汗出不畅，头身困重，胸闷脘痞，苔腻。

病机：本证为暑湿之邪郁遏肌表之证。暑湿袭表，闭阻卫分，则见微恶风寒；邪正交争而为身热，暑性炎热，故其身热较高；腠理郁遏，则无汗或微汗；邪热壅盛，则头重胀痛；暑湿遏阻经络肌肤，则身重，肢节酸楚；湿邪内阻，气机不畅故脘痞，口不渴。舌尖红，苔白腻或微黄腻，脉浮滑数或濡数为暑湿在表之征。

如先受暑湿之邪，暑湿阻于里，再感寒邪，以致暑湿为寒邪所遏，寒邪外束，腠理闭塞，玄府不开，故发热无汗；卫表郁闭，邪正交争剧烈，则为恶寒，甚则寒战，身形拘急；湿邪内阻，清阳失展，气机升降失常，心神被扰，则胸脘痞闷，心中烦，时有呕恶；舌苔薄腻提示有湿邪内阻；脉象浮弦为暑湿犯表，寒邪困束之象。在辨证时应注意分辨其病邪有暑、湿、寒等不同，并要辨明其所侧重。

治法：透邪达表，涤暑化湿。

方药：卫分宣湿饮(《暑病证治要略》)。

香薷一钱　青蒿钱半　滑石四钱　茯苓三钱　通草一钱　苦杏仁钱半　淡竹叶三十片　鲜冬瓜皮一两　鲜荷叶一角

水煎服。

方中香薷味辛苦性温，气味芳香，能解表散寒，涤暑化湿；青蒿味苦性寒，气亦芳香，有清解暑邪，宣化湿热的作用。两药相配，香薷可助青蒿透表之力，青蒿可制香薷辛温之性。青蒿后下之意在于取气之芳香，合轻可去实之意。杏仁宣通上焦气机，鲜荷叶气味芳香而清暑热；滑石、茯苓、通草、冬瓜皮等甘淡渗湿于热下；淡竹叶清热生津除烦。

临床应用：卫分宣湿饮对于上呼吸道感染、钩端螺旋体病、登革热、败血症等病属暑温夹湿者均可运用。

根据本证临床上常见的尿黄赤、卫表证及暑热亢盛等所引起的不同临床表现的轻重而随症加减。

若药后汗出恶寒解，香薷即应停用，以免其发散太过而耗伤正气。

2. 暑湿内蕴，寒邪束表

症状：发热恶寒，头痛无汗，身形拘急，心烦，胸闷脘痞，苔薄腻。

辨证要点：发热恶寒，无汗，胸闷脘痞，苔薄腻。

病机：本证为暑湿内蕴又兼寒邪外束之证。也称冒暑，是夏月感受暑湿之邪所致的一种以肌表、肺卫见证为主要表现的证候。具有病情轻浅，传变较少，病程短，病理单纯，预后好等特点，根据初起临床表现可分为两个证候类型，即“寒遏暑湿”型、“暑湿郁阻肺卫”型。

多因夏月暑气当令，先受暑湿之邪蕴阻于内，复因起居不慎，贪凉过度，导致寒邪外侵，以致暑湿为寒邪所遏。寒邪束表，卫气郁闭，表气不通，则发热恶寒，头痛无汗，身形拘急；暑热内郁，则心烦不安；暑湿内阻，气机不畅，故胸闷脘痞，苔腻。

治法：疏表散寒，涤暑化湿。

笔记栏

方药：新加香薷饮(见本章节)。

香薷二钱　金银花三钱　鲜扁豆花三钱　厚朴二钱　连翘二钱

临床应用：新加香薷饮对于治疗夏季感冒、败血症、登革热等病属暑湿内蕴，寒邪束表者均可运用。

根据本证临床上常见的恶寒及湿邪、暑热等所引起的不同临床表现的轻重而随症加减。

暑湿内蕴，寒邪束表证病案

3. 暑热夹湿，郁阻肺卫

症状：头晕，寒热汗出，咳嗽，苔薄微腻。

辨证要点：头晕，寒热汗出，咳嗽，苔薄微腻。

病机：本证为暑湿之邪袭于上焦肺卫之证，其证较轻。初起邪阻卫分，开阖失司，故见寒热汗出；暑湿上蒙清阳，清气不升，故头晕；暑湿在肺，肺气失宣，则咳嗽；苔薄微腻为暑湿之邪犯于肺卫，病邪较浅之征。

治法：涤暑清热，化湿宣肺。

方药：雷氏清凉涤暑法(《时病论》)。

滑石三钱(水飞)　生甘草八分　青蒿一钱五分　白扁豆一钱　连翘三钱(去心)　白茯苓三钱　通草一钱　西瓜翠衣一片

水煎服。

本证为暑热夹湿侵袭肺卫而致，病在上焦，其邪轻浅，所以治疗只需轻清宣肺，清透邪热。雷氏清凉涤暑法中以青蒿、扁豆、连翘、西瓜翠衣清涤暑热，透邪外达；滑石、甘草、茯苓、通草利湿泄热。

临床应用：雷氏清凉涤暑法对于夏季感冒、急性肠炎、小儿夏季热等病属暑热夹湿，郁阻肺卫者均可运用。

根据本证临床上常见的咳嗽及暑热、湿邪等所引起的不同临床表现的轻重而随症加减。

暑热夹湿，郁阻肺卫证病案

4. 暑湿困阻中焦

症状：壮热，烦渴，汗多溺短，脘痞身重，苔黄微腻，脉洪大。

辨证要点：阳明"四大"症，脘痞，苔腻。

病机：本证为暑热盛于阳明，兼有湿困太阴之证，其性质属热重于湿。阳明胃热亢盛，故见壮热烦渴，汗多溺短，苔黄，脉洪大；太阴脾湿困阻，故见脘痞身重，苔腻。

治法：清热化湿。

方药：白虎加苍术汤加减(《类证活人书》)。

知母六两　甘草二两　石膏一斤　苍术三两　粳米三两

水煎服。

本方由白虎汤加苍术而成。暑热夹湿为患，徒清热则湿不去，专祛湿则易助热，故应同施清暑祛湿之法。方以白虎汤清阳明胃热，苍术燥太阴脾湿。

临床应用：白虎加苍术汤对于登革热、小儿夏季热、流行性乙型脑炎、高热急症等病属暑湿困阻中焦者均可运用。

根据本证临床上常见的暑热及湿邪等所引起的不同临床表现的轻重而随症加减。

暑湿困阻中焦证病案

5. 暑湿弥漫三焦

症状：身热面赤，耳聋眩晕，咳痰带血，不甚渴饮，胸闷脘痞，恶心呕吐，大便溏臭，小便短赤，舌质红赤，苔黄腻，脉滑数。

辨证要点：身热，耳聋眩晕，咳痰带血，胸闷脘痞，呕恶，便溏，尿赤，苔黄腻。

病机：本证为暑湿弥漫三焦，邪在气分，暑湿均盛之证。暑湿内盛，故见身热不退。暑湿蒸腾，上蒙清窍则面赤耳聋；暑热侵袭于肺，肺气不利，肺络受损，则见胸闷、咯痰带血；暑湿困阻中焦，脾胃升降失司，则脘腹痞闷而不甚渴饮；湿热蕴结下焦，肠道失于分清泌浊，则见小便短赤，下利稀水。舌红赤，苔黄腻为暑湿之象。

笔记栏

本证病位涉及上、中、下三焦，即除中焦有暑湿证外，还有上焦与下焦见症，故与暑湿困阻中焦证之病位在脾胃有别。

本证耳聋应与少阳耳聋区别：少阳耳聋为胆热上冲所致，必伴有寒热往来，口苦咽干，脉弦等症，故叶桂说："湿乃重浊之邪，热为熏蒸之气，热处湿中，蒸淫之气上迫清窍，耳为失聪，不与少阳耳聋同例。"提示少阳耳聋与暑湿郁蒸之耳聋者明显有别。本证下利稀水应与热结旁流相鉴别，后者的特点是下利秽臭稀水，并有腹部按之硬痛等症，可资鉴别。

治法：清热利湿，宣通三焦。

方药：三石汤(《温病条辨》)。

飞滑石三钱　生石膏五钱　寒水石三钱　杏仁三钱　竹茹二钱　银花(露更妙)三钱　金汁(冲)一酒　白通草二钱

水煎服。

方中杏仁宣开上焦肺气，气化则暑湿易化；石膏、竹茹清泄中焦邪热；滑石、寒水石、通草清利下焦湿热；银花、金汁涤暑解毒。诸药配合，共奏清宣上、中、下三焦暑湿之功。

临床应用：三石汤对于斑疹伤寒、肠炎等病属暑湿弥漫三焦者均可运用。

暑湿弥漫三焦证病案

根据本证临床上常见的暑湿偏重于上、中、下焦所引起的咳痰带血、心胸烦闷、呕恶、小便色赤热痛等不同临床表现的轻重而随症加减。

6. 暑湿秽浊，阻中蒙窍

症状：头痛而胀，胸脘痞闷，烦躁呕恶，肤热有汗，甚则神昏耳聋。

辨证要点：头痛而胀，胸脘痞闷，烦躁呕恶。

病机：本证为感受暑湿秽浊病邪所致的暑秽之证。俗称"发痧""龌龊"。暑秽是夏月感受暑湿秽浊之邪，阻中蒙窍，而致猝然闷乱，烦躁，呕恶的一种病证。

夏秋之间，天暑下迫，地湿上腾，暑湿交蒸，更兼秽浊之气交混于内，若素体脾虚湿盛，或起居不慎，暑湿秽浊之邪易侵犯人体，困遏气机而发为本病。秽浊之气阻遏清阳，则头痛且胀；暑湿秽浊交阻于中焦，阻滞气机，则胸脘痞闷，烦躁呕恶；暑湿郁蒸，则肤热有汗，但一般热势不甚，汗亦不多；秽浊蒙蔽清窍，则可见神昏，耳聋，此与热陷心包之神昏而见舌蹇肢厥、灼热舌绛者明显不同。偏于暑热重者，苔多黄腻，且有心烦口渴；偏于湿浊重者，则舌苔白腻，口多不渴。

治法：芳香辟秽，化湿涤浊。

方药：藿香正气散、通关散、玉枢丹。

藿香正气散(《太平惠民和剂局方》)

大腹皮、白芷、紫苏、茯苓各一两　半夏曲、白术、陈皮、厚朴、桔梗各二两　藿香三两　炙甘草二两半

上为细末。每服二钱，水一盏，姜钱三片，枣一枚，同煎至七分，热服。如欲出汗，衣被盖，再煎并服。

方中藿香辛散风寒，芳化湿浊；半夏曲燥湿降气，和胃止呕；厚朴行气化湿，宽胸除满；苏叶、白芷疏散表邪，芳化湿浊；茯苓、白术健脾运湿；大腹皮、陈皮理气化湿宽中；桔梗宣肺利膈；生姜、大枣、甘草调和脾胃。全方共奏发散表邪，芳化辟秽，理气和中之功。

通关散(《丹溪心法附余》)

猪牙皂　细辛

等份，为细末取少许吹鼻取嚏。

玉枢丹(又名神仙解毒万病丸、太乙紫金锭)(《百一选方》)

山慈姑去皮，洗净，焙　川文蛤即五倍子，捶破，洗刮内桴　千金子即续随子，去油，取净霜各二两　红芽大戟洗，焙一两　当门子三钱

笔记栏

五味，先将慈、蛤、戟三味研极细末，再入霜、香研匀。糯米汤调和，干湿得宜，于辰日净室中，木臼内杵千余下，每料分四十锭。故亦名紫金锭。再入飞净朱砂，飞净明雄黄各大五钱尤良，或以加味者杵成薄片，切而用之，名紫金片。每服一钱，凉开水调下，孕妇忌之，又不可与甘草药同用也。

为成药，每服0.6～1.5克，每日2次，小儿酌减。

若所感秽浊太盛而蒙蔽清窍见神昏者，可先用通关散吹鼻取嚏以苏醒神志，并服玉枢丹以芳香涤浊，辟秽开窍。

临床应用：藿香正气散、通关散、玉枢丹对于中暑等病属暑湿秽浊，阻中蒙窍者均可运用。

根据本证临床上常见的湿热、秽浊偏盛所引起的不同临床表现的轻重而随症加减。

除以上治法外，还可用救急十滴水(《北京市中药成方选集》，市售成药)，每服1瓶，温开水送下。或用刮痧疗法，在患者背部自上而下，由内向外刮拭，以皮肤呈紫红色为度。由于本证不属热闭心包，故其治疗不可滥用清心开窍之法，“三宝”对于本证并不适宜。

（三）后期证治

1. 暑伤心肾

症状：心热烦躁，消渴不已，肢体麻痹，舌红，苔薄黄或薄黑而干，脉细数。

辨证要点：心烦，消渴，舌红，脉细数。

病机：本证为暑热久羁，耗伤肾阴，致水火不济之证，多见于暑温的后期。余热扰心，心火亢炽，心神不安，则心热烦躁；暑热灼耗肾水，肾水不能上济，则见消渴不已；肾阴耗伤，肝阴失养，不能濡养筋脉，则肢体麻痹；舌红，苔薄干为阴虚里热之征。

春温病后期阴虚火炽而见身热，心烦，口渴，舌红苔黄，脉细数，与本证相似，同为水亏火旺，水火失济，但彼证以心烦不寐之心神症状为主，本证则以心烦，消渴不已之津伤症状为著。另外，阳明热盛证亦可见心烦，口渴，舌红，苔黄与本证相似。但阳明热盛证见于暑温初期，属气分热盛，以邪实为主，故伴见壮热、汗多、脉洪大等症；本证则见于暑温后期，属暑伤心肾，水亏火旺，故见低热，舌红，脉细数等症。

治法：清心泻火，滋肾养阴。

方药：连梅汤加减(《温病条辨》)。

黄连二钱　乌梅(去核)三钱　麦冬(连心)三钱　生地三钱　阿胶二钱

水煎服。

本证以肾水亏，心火旺为主要病机。两者可互为影响：肾水不足，不能上济于心，则心火愈亢；心火亢炽，则下劫肾水，致肾水愈虚。故投连梅汤清心火，滋肾水。本方由《伤寒论》黄连阿胶汤去黄芩、芍药、鸡子黄加乌梅、生地、麦冬而成。方中以黄连苦寒清心火，阿胶、生地、麦冬滋养肾阴。乌梅与黄连合用，有酸苦泄热之效；乌梅与生地、麦冬相合，有酸甘化阴之功；充分体现了暑温后期“再用酸泄酸敛”的治疗大法。诸药合用，可使心火清而肾水复，即所谓“泻南补北”之法。

临床应用：连梅汤对于各种高热性疾病、中暑、脑血管疾病的恢复期病属暑伤心肾者均可运用。

根据本证临床上常见的头晕、口渴、心烦、便秘等不同临床表现的轻重而随症加减。

2. 暑湿伤气

症状：身热自汗，心烦口渴，胸闷气短，四肢困倦，神疲乏力，小便短赤，大便溏薄，舌苔腻，脉大无力或濡滑带数。

辨证要点：身热自汗，神疲肢倦，便溏，苔腻，脉大无力。

病机：本证为暑温夹湿证后期，暑湿渐去，元气已耗之证。暑热迫津外泄，则身热自汗；暑热扰心，津液受损，故心烦口渴；暑热伤中，元气亏损，则胸闷气短，四肢困倦，神疲乏力；暑湿下迫，水道清浊不分，大肠传导失司，则小便短赤，大便溏薄；苔腻，脉大无力或濡滑带数为暑湿内蕴兼有气虚之象。

治法：清暑化湿，培元和中。

方药：东垣清暑益气汤(《脾胃论》)。

黄芪一钱　苍术一钱　升麻一钱　人参五分　炒神曲五分　泽泻五分　陈皮五分　白术五分　麦门三分　当归三分　炙甘草三分　青皮二分半　黄柏二分　葛根二分　五味子九枚

水煎服。

本证的特点是既有暑湿之邪，又有元气耗伤。一般见于病之后期，此时暑湿病邪渐去，暑邪耗气之象渐显。故方中用人参、黄芪、甘草益气固表，扶正敛汗；苍术、白术健脾燥湿；泽泻利水渗湿；

笔记栏

麦冬、五味子养肺生津;黄柏清热泻火以存阴;当归养血而和阴;升麻、葛根升举清气;青皮、陈皮理气和中;六曲和胃消食。全方药味精当,药力平和,在清化暑湿的同时,又助运和中,补益气阴以治本。

本方与王士雄之清暑益气汤同治暑病气阴两伤之证。后者清暑热之力较强,并在益气的同时,注重养阴生津,宜于暑热亢盛而伤津耗气之证;而本方清暑生津之力较逊,在益气培中的同时,侧重于健脾燥湿,治暑湿伤气或元气本虚,又感暑湿者。

临床应用: 清暑益气汤对于小儿夏季热、老人夏季热、慢性疲劳综合征、急性感染性多发性神经根炎等病属暑湿伤气者均可运用。

根据本证临床上常见的暑热、湿邪、津气耗伤等所引起的不同临床表现的轻重而随症加减。

3. 余邪未净

(1) 暑湿未净,蒙扰清阳

症状: 低热未除,头目不清,昏眩微胀,口渴不甚,舌淡红,苔薄腻。

辨证要点: 低热,口渴不甚,头微胀,苔薄腻。

病机: 本证为暑湿留扰,余邪未清之证。暑湿余邪留滞气分,故仍见低热起伏;暑湿余邪蒙扰清阳,故见头目不清,昏眩微胀;阴伤未复,故口虽渴而不甚;舌淡红,苔薄腻为微有余湿,病变轻浅之象。

治法: 清化暑湿余邪。

方药: 清络饮(《温病条辨》)。

鲜荷叶二钱　鲜银花二钱　西瓜翠衣二钱　鲜扁豆花一枝　丝瓜皮二钱　鲜竹叶心二钱

水煎服。

方中鲜银花、西瓜翠衣、丝瓜皮清暑泄热,其中西瓜翠衣尚能生津止渴,导暑热由小便而去;鲜荷叶边、鲜扁豆花清暑化湿;鲜竹叶心清心利水,令暑湿从下而泄。全方共奏清化暑湿,祛除余邪之功。

清络饮方病案

临床应用: 清络饮对于夏季感冒、钩端螺旋体病等病属暑湿未净,蒙扰清阳者均可运用。

根据本证临床上常见的咳嗽、小便黄、头目不清等不同临床表现的轻重而随症加减。

由于本方有清暑化湿之效,所以在夏暑季节如感受暑湿之邪,见发热,头目不清,胸痞,纳差等症状时,亦每可投用本方,不必拘于只用在暑湿病之后期。

(2) 暑热未净,痰瘀滞络

症状: 低热不退,心悸烦躁,手足颤动,神清呆钝,默默不语,甚则痴呆,失语,失明,耳聋,或见手足拘挛,肢体强直,瘫痪等。

辨证要点: 低热,肢颤,拘挛,失语,失明,耳聋,神志呆滞或痴呆。

病机: 本证见于暑温后期,暑热未净,痰瘀滞络;尤其多见于病程中有动风、闭窍等危候,并持续时间较久者。由于病势迁延,余热夹痰、夹瘀留滞络脉,导致气钝血滞,机窍阻闭之证。余热未净,阴虚内热,故低热不退;肾阴亏损,心肾不交,虚风内动,则心悸,烦躁,手足颤动;痰热阻滞包络,清窍失灵,则见失语,失明,耳聋,神情呆钝,甚或痴呆;痰瘀留滞经络,筋脉失利,则见手足拘挛,肢体强直,瘫痪。如痰瘀留滞日久不去,气血日耗,以上诸症可能难以恢复,从而留下后遗症。

治法: 清透余热,化痰祛瘀搜络。

方药: 三甲散(《湿热病篇》)。

醋地鳖虫、醋鳖甲、土炒穿山甲、生僵蚕、柴胡、桃仁泥。原处方无用量,临证时可酌用。

水煎服。

本证为热、痰、瘀阻滞经络,灵机失运而致,故治用薛雪仿吴有性三甲散而制订的加减方,涤除余热,破滞通瘀,化痰通络以灵动机窍。方中柴胡配鳖甲以透散阴分邪热,桃仁配地鳖虫活血破瘀,僵蚕配山甲入络而搜邪。全方共奏通络和脉,清热化瘀之效。

笔记栏

临床应用: 三甲散对于流行性乙型脑炎等病属暑热未净,痰瘀滞络者均可运用。

根据本证临床上常见的低热、狂躁、神呆、失语、肢体拘急等不同临床表现的轻重而随症加减。

复习思考题

1. 试述暑温病及暑温夹湿的发病特点和临床类型。
2. 治暑为什么首用辛凉,继用甘寒,再用酸泄酸敛?
3. 简述暑温挟湿的机制。
4. 暑风与暑厥的病机是什么? 怎样辨证?
5. 什么叫暑瘵? 怎样治疗?
6. 怎样辨证治疗暑湿在卫、暑湿兼寒、暑湿困阻中焦与暑湿弥漫三焦证?
7. 暑温后期余邪未尽,应如何辨治?

(杨钦河　张玉佩)

参考文献

西医相关疾病举例

暑温知识要点简表

笔记栏

第十章　湿　温

导　学

本章主要介绍湿温概念及辨证体系的形成、病因病机及演变规律、诊断及鉴别诊断、辨证要点、辨治原则、常见证型诊治，并附病案举例、西医相关疾病举例等。

通过学习，了解湿温的好发季节、发病特点、初起病证表现，熟悉本病的病因病机、诊断要点、传变规律及后期转归，掌握本病主要证候的辨证治疗方法，重点掌握卫气阶段和以脾胃为病变中心相关证候的辨证论治。

湿温是湿热类新感温病的代表，在温病学习中占有重要的地位，本章要求理解湿热性与温热性温病的鉴别要点，明确两类不同性质疾病的区别；把握湿温病以脾胃为病变中心的特点与主线，针对湿温病特殊病理变化，把握湿热转化的复杂性，正确理解湿重于热、湿热并重、热重于湿的转化规律，认识湿热性疾病的难治缠绵。

【概述】

一、定义

湿温是感受湿热病邪引起，初起以湿热郁阻卫表及脾胃湿热见证为主要临床特征，多发于夏秋雨湿较盛季节的一种新感温病。

二、源流及辨证体系的形成

《难经》云：“伤寒有五，有中风，有伤寒，有湿温，有热病，有温病。”此为湿温病名的最早记载，将其归属于广义伤寒之中，并指出湿温的脉象特点为“阳濡而弱，阴小而急”。晋代王叔和在《脉经》中认为湿温的病因是“其人常伤于湿，因而中暍，湿热相搏，则为湿温”，证治为“病苦两胫逆冷，腹满叉胸，头目苦痛，妄言，治在足太阴，不可发汗。汗出必不能言，耳聋，不知痛所在。”宋代朱肱（字翼中）《伤寒类证活人书》中提出湿温当用“白虎加苍术汤主之”。金元时期，刘完素提出“六气皆从火化”认为湿为土气，因热而郁，不得宣行则化热化火，从而对湿温的病机转化有了较深刻的理解；他在《素问病机气宜保命集·病机论》中说：“治湿之法，不利小便，非其治也”，所创制的天水散对于后世采用清热利湿法治疗湿温有很大的启发。明代张介宾说：“湿证虽多，而辨治之法其要有二，一曰湿热，一曰寒湿……湿热之病宜清利，寒湿之病宜温燥。”可见明代以前，医家们对湿热病的认识是逐渐深化的，到了清代，这种认识更加全面。叶桂《温热论》对湿热相合为病的病机和临床特点有详细的论述，并提出了“渗湿于热下，不与热相搏，势必孤矣”的分解湿热治法。薛雪所著《湿热病篇》为湿热病的专著，该书对湿温病的正局、变局条分缕析，并根据病位深浅、邪正消长、湿热轻重，制订了芳香宣透、清开肺气、辛开苦泄、苦温燥湿等治法，系统而具体。吴瑭《温病条辨》立湿温专病，以三焦分证论治，创制了三仁汤、黄芩滑石汤、薏苡竹叶散等治湿温病的名方，至今临床广为采用，丰富了湿温病辨证论治的内容。

笔记栏

西医疾病中发生于夏秋季节的伤寒、副伤寒、沙门菌属感染及某些肠道病毒感染性疾病和一些有湿热见症的感染性疾病，均可参考本病进行辨证论治。

【病因病机】

一、病因发病

湿温病因分外因内因，外因是感受夏秋季节湿热病邪；内因由太阴脾土内伤。湿温的发病，是由外感湿热病邪和内在脾湿困阻两方面因素的共同作用下而发生。仅有外感而无内伤，或仅有内伤而无外感，皆不易发生湿温病。叶桂说：“外邪入里，里湿为合”；薛雪说：“太阴内伤，湿饮停聚，客邪再至，内外相引，故病湿热。此皆先有内伤，再感客邪。”均概括了湿温病内外合邪而发病的特点。

湿温与湿热的关系及区别

二、病机特点

湿温以脾胃为病变中心，脾为湿土之脏，胃为水谷之海，故湿温病多以脾胃为病变中心。初期湿热由口鼻、肌表直入中道，犯及脾胃，邪遏卫气，亦可邪阻膜原；薛雪《湿热病篇》：“邪从上受，直驱中道，多归膜原。”中期以脾胃病变为主；恢复期可见余湿未尽，脾胃气机未复之证候。

湿热致病传变较慢，病势缠绵，病邪留连气分阶段较长，湿为阴邪，其性重浊黏腻，湿与热合，胶着难解，化热较慢，故湿温病较一般温病起病较缓，传变较慢，病势缠绵。湿热病邪流连气分，有湿偏盛或热偏盛两种表现，初期阶段湿中蕴热，多见湿重于热的证候，以后湿邪渐化可转变为湿热并重或热重于湿。湿热的转化取决于中气的盛衰，章楠说：“人身阳气旺，即随火化而归阳明；阳气虚，即随湿化而归太阴。”薛雪亦说：“中气实则病在阳明，中气虚则病在太阴。”病在阳明者，湿轻热重；病在太阴者，湿重热轻。湿温病若病程经过顺利，邪气可在气分阶段逐渐解除。

湿温后期有化燥伤阴和寒化伤阳两种转归，若热重湿轻，湿热化燥伤阴，则进入营血，可出现动血、闭窍、动风等危重证候。湿热化燥入营血，临床除有营血分一般见症外，较多见的是损伤肠络的便血，出血多者可致气随血脱。若湿困日久，其从湿化者，可进一步湿从寒化，甚则耗伤肾阳，水湿内停，则出现“湿胜阳微”之变证(图10–1)。

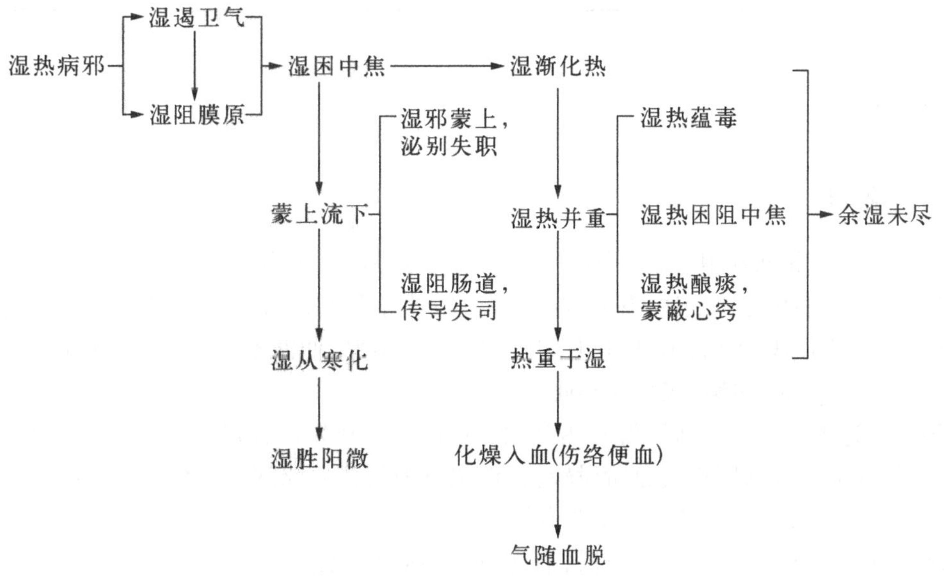

图10–1 湿温病机演变示意图

笔记栏

【诊断与鉴别诊断】

一、诊断依据

白痦

1. 发病季节 多发于夏秋雨湿较盛之季。

2. 临床表现 初起恶寒少汗,身热不扬,脉缓,继则热势渐升,缠绵难解,并伴脘痞,肢倦,呕恶,舌腻等症。以邪在气分为主,脾胃见症明显,可出现上、中、下不同部位的湿热病证。病程较长,病变过程中可出现肌肤白痦,后期可出现便血。

二、鉴别诊断

1. 湿温与暑温夹湿相鉴别 具体内容详见表10–1。

表10–1 湿温与暑温夹湿鉴别表

病证	暑温夹湿	湿温
共同点	均可发于夏季,出现湿热并见之证,均可见发热、脘痞、苔腻等	
季节	夏季	夏秋之交
病因	暑热夹湿	湿热
发病特点	起病较急	起病较缓
初期表现	暑热炽盛	湿邪偏盛
病机特点	暑热炽盛突出	以脾胃为病变中心

2. 湿温与湿阻相鉴别 具体内容详见表10–2。

表10–2 湿温与湿阻鉴别表

病证	湿阻	湿温
共同点	均可发于夏秋雨湿之季,均可见身重肢倦、脘痞便溏、纳呆苔腻等	
病因病机	外感或内生湿邪困阻脾胃	外感湿热病邪,外阻肌表,内困脾胃
初起表现	多无发热	必有发热
病势演变	无卫气营血演变过程	常有卫气营血演变过程

【辨证论治】

一、辨证要点

湿温辨证要点

1. 病位 本病初起邪在卫气,整个病以脾胃为病变中心,因湿热病邪有蒙上流下的特性,故亦能弥漫三焦,故应辨病位之上、中、下之所偏。病偏上焦,多见恶寒发热,头痛胸痞;若湿热酿痰蒙窍,则可见昏蒙,甚则神昏谵语;病偏中焦,以脘腹胀满,呕恶,便溏不爽,肢倦,苔厚腻为主;病偏下焦,多见小便不利或不通,腹满,或大便不通。

2. 病势 湿为阴邪,其性黏腻,湿与热合,胶着难解,化热较慢,故湿温病较一般温病起病较缓,传变较慢,病势缠绵。病邪留连气分阶段较长,但仍有卫气营血浅深之变化,如初起湿困肌表,或湿遏卫气,继则流连气分,化燥后又深入于营血等。

笔记栏

3. 临床特点 本病在卫分、气分阶段,有湿偏重、热偏重或湿热并重的不同,临床上要辨析湿与热孰轻孰重。一般说来,湿偏重者,多热势不扬,头身重痛,便溏,口不渴,苔白腻或白滑,脉濡缓;热偏重者，多热势较高，汗出不解，小便短赤，大便秘结或下利臭秽，舌红，苔黄腻，脉滑数；湿热并重者，发热明显并伴汗出，脘痞呕恶与心烦口渴并见，苔黄腻，脉濡数。

二、治则治法

1. 治则 祛湿清热。正如吴瑭所说："徒清热则湿不退，徒祛湿则热愈炽。"

2. 治法 首先应根据病位上、中、下之所偏，采用相应的祛湿清热方法，病在上焦者，祛湿宜宣肺化湿，清热宜轻清气热；病在中焦者，祛湿宜苦温燥湿，清热宜苦泄热邪；病在下焦者祛湿宜淡渗利湿，清热宜苦寒通导，由于湿热之邪有三焦弥漫的特点，以上治法也常常兼用。其次湿热在卫气营血不同则治法各异，在卫者宜宣化透邪；在气者宜清化湿热；在营血者宜清营凉血。

3. 治疗禁忌 湿温初起忌用辛温发汗、苦寒攻下、滋养阴液的方法治疗。湿温初起，恶寒发热，少汗，头身痛，若误认为伤寒而用辛温发汗，则湿邪随辛温发表之药蒸腾上逆而蒙蔽清窍；胸闷脘痞不饥，若误认为食滞而用苦寒攻下，则损伤脾胃阳气而致脾气下陷，导致洞泄；午后身热较甚，若误认为阴虚而滋阴，则使湿邪滞着不化，病情迁延难愈。吴瑭曰："汗之则神昏耳聋，甚则目瞑不欲言；下之则洞泄；润之则病深不解"，即指出了湿温病初起汗、下、润三大治禁。

如何理解湿温病初起的证候特点和治疗禁忌

三、常见证型诊治

（一）湿重于热

1. 湿遏卫气

症状： 恶寒少汗，身热不扬，午后热象明显，头重如裹，身重肢倦，胸闷脘痞，口不渴饮，苔白腻，脉濡缓。

白腻苔

辨证要点： 恶寒，身热不扬，胸闷脘痞，苔白腻，脉濡缓。

病机： 本证为湿温病初起，卫气同病之证。既有湿郁卫分的表证，又有湿阻脾胃气机的里证，属卫气同病。湿遏卫阳，腠理开阖失司，则恶寒而少汗；湿热内蕴，热处湿中，不得泄越，则身热不扬；午后阳气较盛，湿遏阳郁更甚，故热象明显；湿困清阳故头重如裹；湿滞经络则身重肢倦；湿阻气机，清阳不升，浊阴不降，故胸闷脘痞。苔白腻，脉濡缓为湿阻之象。

本证恶寒发热，少汗头痛，似伤寒太阳表证，但有脘痞，苔白腻，脉缓可区别；脘痞胸闷不饥，似饮食积滞，但无嗳腐吞酸，也可区别；午后热甚，似阴虚发热，但无五心烦热，舌红少苔，亦可鉴别。

治法： 芳香辛散，宣气化湿。

方药： 藿朴夏苓汤、三仁汤。

藿朴夏苓汤（《医原》）

藿香二钱 半夏钱半 赤苓三钱 杏仁三钱 生苡仁四钱 白蔻仁六分 猪苓钱半 泽泻钱半 淡豆豉三钱 厚朴一钱

水煎服。

方中豆豉、藿香芳香宣透，疏表祛湿；杏仁开肺气，肺主一身之气，肺气畅则脾湿亦化；白蔻仁、厚朴、半夏理气燥湿，疏运中焦；赤苓、生苡仁、猪苓、泽泻渗利下焦，使湿邪从小便外出。全方辛香、苦温、淡渗同用，外宣卫表之郁，内通三焦气机，使表里之湿分解而得以祛除。

《温病条辨·上焦篇》第43条

三仁汤（《温病条辨》）

杏仁五钱 飞滑石六钱 白通草二钱 白蔻仁二钱 竹叶二钱 厚朴二钱 生苡仁六钱 半夏五钱

水煎服。

本方以杏仁宣肺气；白蔻仁、厚朴、半夏芳香化浊，理气燥湿；滑石、通草、生苡仁利湿泄热；竹叶轻宣透热。诸药合用，疏通三焦气机，其中宣开上焦肺气对于湿邪的祛除尤有重要意义，吴瑭说："唯以三仁汤轻开上焦肺气，盖肺主一身之气，气化则湿亦化也。"

笔记栏

临床应用： 藿朴夏苓汤和三仁汤对于夏日重症感冒、急性胃肠炎、肾盂肾炎急性发作、肠伤寒初期及波浪热等属于湿遏卫气者均可运用。

临床上如有头痛、身痛、寒热往来、呕吐等可随症加减。

藿朴夏苓汤和三仁汤方中的杏仁、蔻仁、生苡仁，开上、畅中、渗下，宣化表里，分消上下。其中藿朴夏苓汤中有豆豉、藿香辛透疏表，故邪气偏于卫表而热象不显时宜用；三仁汤中有竹叶、滑石透泄湿中之热，故湿邪渐化热而卫表湿郁较轻者宜用。

"膜原"的位置及其病理意义，以及与伤寒少阳证的区别

白厚浊腻

2. 湿阻膜原

症状：寒热往来，寒甚热微，身痛有汗，手足沉重，呕逆胀满，舌苔白厚腻浊或如积粉，脉缓。

辨证要点：寒热往来，寒甚热微，苔白腻或如积粉。

病机：本证为湿热秽浊之邪郁伏膜原，阻遏气机之证。多见于湿温病初起，是湿温初发的又一类型，也可从湿遏卫气证转化而来。关于膜原，薛雪说："膜原者，外通肌肉，内近胃腑，即三焦之门户，实一身之半表半里也。"湿浊阻遏膜原，阻滞表里之气，阳郁不布则恶寒；郁极而通，阳气伸展则恶寒消失而见发热汗出。邪正反复交争，则见寒热往来。因膜原湿邪壅盛，阳气郁而不达则寒甚热微。湿邪外渍肌肉，则身痛，手足沉重；秽浊内阻，胃失和降则呕逆胀满。舌苔白厚腻浊甚则如积粉、脉缓为邪在膜原，湿浊重而热邪轻之象。

伤寒少阳证亦属半表半里，有寒热往来和呕逆见症，但少阳热郁有胸胁苦满见症，且不夹湿，膜原湿困有苔白厚浊腻或如积粉、脉缓见症。

治法：疏利透达膜原湿浊。

方药：雷氏宣透膜原法（《时病论》）。

厚朴一钱　槟榔一钱五分　草果仁（煨）八分　黄芩一钱　甘草五分　藿香叶一钱　半夏（姜制）一钱五分

生姜三片为引，水煎服。

方中槟榔、厚朴、草果直达膜原，疏利透达，祛除盘踞之邪；藿香、半夏、生姜化湿理气调脾；黄芩清湿中之热，甘草和中。

临床应用：雷氏宣透膜原法对于夏季流行性感冒、伤寒、副伤寒，斑疹伤寒等病属湿阻膜原者均可运用。

根据本证临床上常见的寒热往来、身痛、呕逆胀满等不同症状的轻重随症加减。

膜原湿浊重，故温燥辛烈药当用，但辛燥药又易耗津，故一旦湿开热透即应停用，转手清化，以免助热伤津。此外，阴虚阳盛体质者亦当慎用。原方药量较少，临证可酌加。雷氏以此方治湿气伏于太阴之湿疟，症见恶寒而不甚热，身痛有汗，手足沉重，呕逆胀满。体质阳虚者，可加草蔻、干姜破阴化浊。

白腻苔

3. 湿困中焦

症状：身热不扬，脘痞腹胀，恶心欲吐，口不渴或渴不欲饮或渴喜热饮，大便溏泄，小便浑浊，苔白腻，脉濡缓。

辨证要点：身热不扬，脘痞腹胀，苔白腻，脉濡缓。

病机：本证为湿邪蕴阻中焦脾胃，气机升降失常之证。由湿热病邪直犯中焦，或膜原湿浊转归脾胃而致。后者即章楠所谓"始受膜原，终归脾胃"。湿中蕴热，热为湿遏，故身热不扬；脾为湿困，气机郁阻，则脘痞腹胀；湿阻清阳，脾不布津则口渴，但多渴不欲饮或喜热饮；湿浊下注则大便溏泄；浊气上逆，胃失和降，则恶心呕吐。苔白腻，脉濡缓为湿邪偏重之象。

治法：燥湿化浊，疏利中焦。

方药：雷氏芳香化浊法（《时病论》）。

藿香叶一钱　佩兰叶一钱　陈皮一钱五分　制半夏一钱五分　大腹皮一钱　厚朴八分

加鲜荷叶三钱为引，水煎服。

笔记栏

湿浊偏盛，当以温运化湿为主，不可早投寒凉。方中藿香、佩兰芳香化湿；陈皮、半夏、大腹皮、厚朴理气燥湿，散满除胀，降逆止呕；荷叶升脾中清气，且又透泄郁热，清升则浊自降。章楠说："虽

有热邪,其内湿盛,而舌苔不燥,当先开泄其湿,而后清热,不可投寒凉,以闭其湿也。”

临床应用: 雷氏芳香化浊法对于夏季流行性感冒、伤寒、副伤寒、斑疹伤寒、急性胃肠炎、细菌性痢疾等病属湿困中焦者均可运用。

根据本证临床上常见的恶心、身痛、腹泻等不同症状的轻重随症加减。

原方药量较少,临证可酌加。此方雷氏治芒种后霉湿之证。湿浊之邪壅阻上中焦气分,非香燥之剂不能除,本方燥湿化浊,升运脾气,使气机得通而湿浊得去。

4. 湿邪蒙上,泌别失职

症状: 热蒸头胀,呕逆神迷,小便不通,渴不多饮,舌苔白腻。

辨证要点: 呕逆神迷,小便不通,舌苔白腻。

病机: 本证为中焦湿浊久困所致的蒙上流下之证,即薛雪所说的“湿多热少,则蒙上流下”。湿热郁蒸于上,则热蒸头胀,甚而神迷;湿困中焦,胃气不能下降则呕逆;湿浊注下,泌别失司故小便不通。渴不多饮,舌苔白腻为湿遏气机,湿重热轻之征。

本证与膀胱湿阻证不同,神迷已渐成蒙蔽心窍之势,呕逆亦因小便闭阻而日渐加重,为湿温病急重证之一;本证的小便不通与小肠热盛所致津液干涸,源泉枯竭亦有不同,后者必兼身灼热,心烦,唇舌干燥无津,舌红赤少苔等热盛津枯之象。

治法: 先予芳香开窍,再予淡渗利湿或开窍利湿并进。

方药: 苏合香丸、茯苓皮汤。

苏合香丸(《太平惠民和剂局方》)

白术、青木香、乌犀角、炒香附(炒去毛)、朱砂(研,水飞)、诃子、白檀香、安息香(研为末,用无灰酒一升熬膏)、沉香、麝香(研)、丁香、荜茇各二两　冰片(研)、熏陆香(即乳香,研细)、苏合香油(入安息香膏内)各一两

上药除苏合香油外,均研细末和匀,然后将苏合香油用白蜜适量调匀拌入药粉内,炼蜜和丸,梧桐子大。每服四丸(老人、小儿每服一丸),空腹井水或温水化服。

茯苓皮汤(《温病条辨》)

茯苓皮五钱　生苡仁五钱　猪苓三钱　大腹皮三钱　白通草三钱　淡竹叶二钱

水八杯,煮取三杯,分三次服。

苏合香丸芳香开闭,通窍醒神。茯苓皮汤,茯苓皮、猪苓、生苡仁、通草淡渗利湿;竹叶利湿泄热;大腹皮理气化湿。诸药同用,渗利湿邪,使小便通行,湿浊得下。

临床应用: 茯苓皮汤可用于治疗伤寒、副伤寒、急性肾小球肾炎等病属湿浊注下,泌别失司者;苏合香丸可用于中暑、流行性乙型脑炎、冠心病心绞痛、心肌梗死、胆道蛔虫病、癔症性昏厥、精神分裂症、一氧化碳中毒、脑震荡、癫痫等属湿热蒙蔽心窍者。

根据本证临床上常见的神迷、呕逆、尿闭等不同症状的轻重随症加减。

《温病条辨·上焦篇》第55条

5. 湿阻肠道,传导失司

症状: 神识如蒙,少腹硬满,大便不通,苔垢腻。

辨证要点: 少腹硬满,大便不通,苔垢。

病机: 本证为湿热久郁,肠道气机闭阻之证。肠道气机不通则少腹硬满,大便不通;湿浊上犯,蒙蔽清窍,则神识如蒙;苔垢腻为湿浊偏盛之象。《临证指南医案》云:“至小腹硬满,大便不下,全是湿郁气结。”本证以少腹硬满,大便不通为主症。其腹部硬满而较少疼痛,苔白腻而非焦燥黄厚,可知不属热结肠腑证。

治法: 宣通气机,清化湿浊。

方药: 宣清导浊汤(《温病条辨》)。

猪苓五钱　茯苓三钱　寒水石六钱　晚蚕沙四钱　皂荚子三钱

水五杯,煮成两杯,分两次服,以大便通为度。

本方用晚蚕沙化肠道湿浊;皂荚子通肠道气机;猪苓、茯苓、寒水石利湿清热。湿化热清,气机

笔记栏

得通,则大便自下,清窍之蔽亦开。

临床应用: 宣清导浊汤对于伤寒、副伤寒、肠炎等病属湿阻肠道,传导失司者均可运用。

根据本病临床上常见的神志昏蒙、少腹胀满气急等不同症状的轻重随症加减。

(二)湿热并重

1. 湿热困阻中焦

黄滑腻苔

症状: 发热汗出不解,口渴不欲多饮,脘痞呕恶,心中烦闷,小便短赤,便溏色黄,苔黄滑腻,脉濡数。

辨证要点: 发热汗出不解,脘痞呕恶,心中烦闷,苔黄滑腻,脉濡数。

病机: 本证为湿温病湿热俱盛,互结于中焦,郁阻脾胃之证。多出现在湿温病湿渐化热的过程中。热邪内蕴,热蒸湿动则发热汗出,但湿性胶滞,故虽有汗而热势不退;势盛伤津则口渴,但因湿邪内留又饮不多;湿热下注故小便短赤;湿热扰乱心神故心中烦闷;湿热郁阻中焦,脾胃升降失常则同时见到脘痞,呕恶,便溏。苔黄腻,脉濡数为湿热交蒸之征。

湿热困阻中焦与湿困中焦证病位都在中焦,前者脘痞呕恶、便溏与发热汗出、心烦溺赤并见,说明已成湿热并重之势;后者身热不扬,口不渴或渴不欲饮,苔白腻,脉缓,为湿邪偏重。

治法: 辛开苦降,清热化湿。

方药: 王氏连朴饮(《霍乱论》)。

川连(姜汁炒)一钱　制厚朴二钱　石菖蒲一钱　半夏一钱　淡豆豉三钱　炒山栀三钱　芦根二两

水煎服。

方中川连清热燥湿;炒山栀、豆豉清宣郁热;制厚朴、半夏理气燥湿;石菖蒲芳香化湿;芦根清热化湿,生津止渴。全方苦辛并进,寒温并调,分解湿热,共成辛开苦降,燥湿清热之功。

临床应用: 王氏连朴饮对于黄疸型传染性肝炎、伤寒、副伤寒、脊髓灰质炎瘫痪前期、湿疹、急性胃肠炎等病属湿热困阻中焦者均可运用。

根据本证临床上常见的白痦、腹满闷不舒、呕恶等不同症状的轻重随症加减。

2. 湿热蕴毒

症状: 发热口渴,胸痞腹胀,肢酸倦怠,咽喉肿痛,溺赤,或身目发黄,苔黄而腻,脉濡数。

辨证要点: 发热,咽喉肿痛,或身目发黄,苔黄而腻,脉濡数。

病机: 本证为湿热交蒸于气分,酿成热毒之证。湿热俱盛,充斥气分,津液被伤,则发热口渴,小便黄赤;湿热内阻中焦,外滞经络,则胸痞腹胀,肢酸倦怠;热毒壅阻于上,则咽喉肿痛,甚则见口舌生疮;湿热郁蒸,肝胆疏泄失常,则见身目发黄。苔黄而腻,脉濡数为湿热俱盛之象。

治法: 清化湿热,解毒利咽。

方药: 甘露消毒丹《温热经纬》。

飞滑石十五两　茵陈十一两　黄芩十两　石菖蒲六两　川贝母、木通各五两　藿香、射干、连翘、薄荷、蔻仁各四两

作散剂或丸剂服,现多减少各药剂量水煎服。

方中滑石、茵陈、木通清热利湿;黄芩、连翘、薄荷清热透邪,兼能解毒;藿香、蔻仁、菖蒲芳香化湿;射干、贝母解毒利咽,消肿散结。本方芳香化湿、苦寒清热燥湿、淡渗利湿共用,使湿热分解,从上下分消,王士雄称之为"治湿温时疫之主方"。

临床应用: 甘露消毒丹对于急性胃肠炎、支气管扩张、急性扁桃体炎、伤寒、副伤寒、黄疸型肝炎、流行性乙型脑炎、细菌性痢疾、胆囊炎、钩端螺旋体病、布鲁菌病、疟疾、斑疹伤寒、变应性亚败血症等病属湿热蕴毒者均可运用。

笔记栏

根据本证临床上常见的恶心呕吐、咽痛、白痦、肢节烦痛、身目发黄等不同症状的轻重随症加减。

3. 湿热酿痰,蒙蔽心窍

症状: 身热不退,朝轻暮重,神志昏蒙,似清似昧或时清时昧,时或谵语,舌苔黄腻,脉濡滑而数。

辨证要点：神志昏蒙，舌苔黄腻，脉濡滑而数。

病机：本证为气分湿热郁久不解，酿生痰浊，蒙蔽心窍之证。湿热痰浊蒙窍，心神被扰，故见神志昏蒙，呈似清似昧或时清时昧之状。身热不退，朝轻暮重，舌苔黄腻，脉濡滑数均为气分湿热郁蒸之征。

治法：清热化湿，豁痰开蔽。

方药：菖蒲郁金汤合苏合香丸或至宝丹。

菖蒲郁金汤(《温病全书》)

鲜菖蒲三钱 郁金二钱 炒山栀三钱 连翘二钱 木通一钱半 鲜竹叶三钱 丹皮三钱 竹沥(冲)五钱 灯心二钱 玉枢丹(冲)五分

水煎服。

苏合香丸(见本章)

至宝丹(见风温章节)

菖蒲郁金汤中，鲜菖蒲、郁金芳香化浊，辛开气郁以宣窍；玉枢丹、竹沥辟秽化浊豁痰而开蔽；鲜竹叶、连翘、山栀、丹皮清泄蕴热；木通、灯心淡渗利湿，导湿热下行。诸药合用，清热利湿，豁痰开窍。

临床应用：菖蒲郁金汤对于伤寒、副伤寒、黄疸型传染性肝炎、钩端螺旋体病、布氏杆菌病、斑疹伤寒等病属湿热酿痰，蒙蔽心窍者均可运用。

根据本证临床上常见的神昏、抽搐等不同症状的轻重随症加减。

(三)热重于湿

症状：壮热汗出，面赤气粗，口渴欲饮，身重脘痞，苔黄微腻，脉象滑数。

辨证要点：壮热汗出，脘痞，苔黄微腻。

病机：本证为阳明热盛而兼太阴湿邪未化之证。壮热汗出，面赤气粗，口渴欲饮为阳明热盛伤津；身重脘痞为太阴湿困。苔黄微腻，脉滑数为里热兼湿之象。

治法：辛寒清气，兼以化湿。

方药：白虎加苍术汤(见暑温章节)。

临床应用：白虎加苍术汤对于夏季上呼吸道感染、夏季热、钩端螺旋体病、流行性乙型脑炎等病属热重于湿者均可运用。

根据本证临床上常见的发热、口渴、脘闷腹胀、呕逆口苦等不同症状的轻重随症加减。

(四)化燥入血

1. 伤络便血

症状：灼热烦躁，便下鲜血，舌质红绛，脉数细。

辨证要点：便下鲜血，舌质红绛。

病机：本证为湿邪化燥化火，灼伤肠络之证。湿邪化燥化火，深入营血，灼伤肠络故便下鲜血；热在营血，故有灼热烦躁，舌红绛表现。

治法：凉血解毒止血。

方药：犀角地黄汤(见春温章节)。

临床应用：湿温病过程中，若突然便下鲜血，已属危象，当高度警惕，积极救治。犀角地黄汤凉血解毒，止血养阴。临床应用时，加紫珠草、茜根、地榆炭、侧柏炭等以增强凉血止血力量，加连翘、金银花露增强清热解毒力量。

根据本病临床上常见的烦躁不安、神志不清、谵语等不同症状的轻重随症加减。

2. 气随血脱

症状：便血不止，骤然热退身凉，汗出不止，面色苍白，舌淡白无华，脉微细欲绝。

辨证要点：骤然热退身凉，汗出不止，脉微细欲绝。

病机：本证为便血过多，气随血脱之证。由于便血过多，气随血脱，气脱不能固摄，则便血不止，

热陷心包证与湿热蒙蔽证的区别

笔记栏

汗出不止；阳气暴脱，不能温养，故骤然热退身凉，面色苍白；舌淡白无华，脉微细欲绝为阳气外脱之象。

治法： 益气固脱。

方药： 独参汤(《十药神书》)。

人参(去芦)二两

水煎频服。

临床应用： 本证病情危急，应积极救治，常配合西医抢救，危象解除后，应当根据病情随证治疗。一般临床多见面色苍白，四肢不温，倦怠乏力，或仍有少量便血，血色暗淡，舌淡无华，脉缓无力等脾胃虚寒，阴血亏乏之证，可用《金匮要略》之黄土汤温补脾胃，养血止血，方中甘草、白术、炮附子温补脾胃，干地黄、阿胶、灶心土等养血止血。

(五)湿从寒化

症状： 脘腹胀满，大便溏泄或不爽，食少无味，苔白腻，或白腻而滑，脉缓。

辨证要点： 脘腹胀满，大便溏泄，苔白腻，脉缓。

病机： 本证为素体阳虚，湿从寒化，寒湿困脾之证。寒湿困脾，气机不畅，胃失和降，故脘腹胀满，食少无味；脾运失职，浊湿下流，故大便溏泄或不爽；苔白腻或白腻而滑，脉缓为寒湿困脾之象。

如何理解运用吴鞠通五加减正气散

治法： 温运脾阳，燥湿理气健胃。

方药： 四加减正气散或五加减正气散。

四加减正气散(《温病条辨》)

藿香梗三钱　厚朴二钱　茯苓三钱　广皮钱半　草果一钱　神曲二钱　山楂肉(炒)五钱

水煎服。

五加减正气散(《温病条辨》)

藿香梗二钱　广皮一钱五分　茯苓块三钱　厚朴二钱　大腹皮一钱五分　谷芽一钱　苍术二钱

水煎服。

两方均是吴瑭所创，均以藿香梗、厚朴、茯苓、广皮理气燥湿，温运脾阳；四加减正气散有草果苦温燥湿化浊；神曲、山楂肉健脾开胃。五加减正气散则有大腹皮、苍术温运燥湿，理气畅中；加谷芽升脾和胃。

临床应用： 四加减正气散和五加减正气散对于胃肠型感冒，急慢性胃炎、肠炎等病属湿从寒化者均可运用。

两方功效相近，四加减正气散长于温运脾阳，燥湿化浊，适用于寒湿蕴中，苔白腻，脉缓较明显者；五加减正气散长于理气畅中，健脾化湿，适用于脘腹胀满，大便溏泄较明显者。

(六)后期证候

1. 湿胜阳微

症状： 形寒肢冷，口渴胸痞，呕吐泄泻，舌淡苔白腻，脉沉细。

辨证要点： 形寒肢冷，胸痞，苔白腻。

病机： 本证多为素体中阳偏虚，邪从湿化，日久伤阳。脾为后天，肾为先天，寒湿重伤脾阳，日久及肾而成。叶桂《温热论》曰："若面色白者，须要顾其阳气，湿胜则阳微也。"肾阳为一身阳气之本，既为寒湿所伤，不能温煦充养机体，故形寒肢冷，舌淡，脉沉细；肾虚蒸化无力，脾虚升运失职，津液难以正常输布，津不上承故口渴；浊阴上逆则呕吐，水湿下注则泄泻；胸痞，舌苔白腻，乃寒湿内阻之征象。

笔记栏

治法： 温肾健脾，祛寒逐湿。

方药： 薛氏扶阳逐湿汤(《温热经纬》)。

人参　附子　益智仁　白术　茯苓

水煎服。

本方出自薛雪《湿热病篇》第二十五条,原无方名及剂量。薛氏认为本证"湿邪伤阳,理合扶阳逐湿"。故药用人参、白术、附子、益智仁补气温阳,以扶脾肾阳气之虚衰;以茯苓运脾渗湿,即所谓治湿不利小便,非其治也。

临床运用:薛氏扶阳逐湿汤对于伤寒、副伤寒、钩端螺旋体病、胃肠神经官能症等病的恢复期证属湿胜阳微者均可运用。

根据本证临床上常见的肢冷、胸痞、呕吐泄泻等不同症状的轻重随症加减。

若肾阳衰微,水湿内停,症见形寒神疲,心悸气短,头目昏眩,小便不利,甚或面浮肢肿,四肢厥冷,腰膝酸软,舌淡,苔白滑腻,脉沉迟者,治宜温阳利水,方用真武汤(《伤寒论》),药用辛热之附子温壮肾中元阳,破除寒湿阴凝;生姜温散水气;茯苓甘淡渗利以祛湿;白术苦温健脾以燥湿;白芍酸收以敛阴和阳。合之以温肾散寒,健脾利水。如阳虚至极而致脱亡者,则应急投参、附等回阳救逆。

2. 余湿未尽

症状:身热已退,脘中微闷,知饥不食,苔薄腻。

辨证要点:身热已退,知饥不食,苔薄腻。

病机:本证见于湿温病恢复期。为湿温病邪热渐衰,余湿未尽之证。邪热已退,故不发热;余湿未尽,胃气不舒,脾气未醒,则脘中微闷,知饥不食。苔薄腻为湿未尽之征。

治法:轻清芳化,清涤余湿。

方药:薛氏五叶芦根汤(《温热经纬》)。

藿香叶 薄荷叶 鲜荷叶 枇杷叶 佩兰叶 芦根 冬瓜仁(原方无剂量)

水煎服。

方中藿香叶、佩兰叶、鲜荷叶、薄荷叶、枇杷叶芳香化浊,轻清宣透,醒脾舒胃以畅中;芦根、冬瓜仁配五叶宣畅气机,还可清除余湿。

临床应用:薛氏五叶芦根汤对于伤寒、副伤寒、钩端螺旋体病、慢性肾炎、消化性溃疡、胃肠神经官能症等病属余湿未尽,胃气不舒,脾气未醒者均可运用。

根据本证临床上常见的脘闷、纳呆、便溏等不同症状的轻重随症加减。

本证邪气已衰,不宜重剂克伐,更不宜用苦寒药,以免伤中焦之气。薛雪说:"此湿热已解,余邪蒙蔽清阳,胃气不舒,宜用极轻清之品,以宣上焦阳气。若投味重之剂,是与病情不相涉矣",亦不可因病情表现轻微,而予忽视,因湿邪黏滞,在一定条件下极易复聚。

参考文献

复习思考题

1. 湿温病是如何形成的,其病机有何特点?
2. 湿温湿偏盛与热偏盛的病理基础是什么?
3. 试述湿温初起的证候特点及治疗禁忌。
4. 临床如何辨别湿温病证的湿重、并重、热重?治疗有何不同?
5. 湿热酿痰蒙闭心包与热闭心包证治有何异同?
6. 湿温后期出现的余湿未尽与湿温寒化证主要病机是什么?如何辨证治疗?
7. 湿温的治疗能否概用淡渗利湿法?为什么?
8. 为什么说湿温以脾胃为病位中心?

西医相关疾病举例

湿温知识要点简表

(王科闯)

笔记栏

第十一章　伏　暑

导　学

本章主要介绍伏暑概念及辨证体系的形成、病因病机及演变规律、诊断及鉴别诊断、辨证要点、辨治原则、常见证型诊治，并附病案举例、西医相关疾病举例等。

通过学习，了解伏暑的好发季节、发病特点、初起病证表现，熟悉本病的病因病机、诊断要点、传变规律及后期转归，掌握本病主要证候的辨证治疗方法，重点掌握伏暑初发及发于气分、发于营分常见证候辨治。

伏暑是伏气温病之一，病情迁延缠绵，临床治疗较难，在学习中，应了解伏暑发病时间的早晚与病情轻重的关系。把握伏暑起病急骤，病情较重，缠绵难解的特点。注意伏暑与暑温兼湿及湿温病三者在病因病机、证型诊治上的异同点。在营血阶段，应明确本阶段主要影响、波及的重要脏腑及可能导致严重的厥脱病变。

【概述】

一、定义

伏暑是由夏季感受暑湿病邪或暑热病邪，潜伏于体内，初起即以暑湿或暑热内蕴证候为主要临床特征，发于秋冬的一种伏气温病。伏暑在发病季节上有迟早的不同，在名称上就有“伏暑秋发”“冬月伏暑”“晚发”的不同。

二、源流及辨证体系的形成

伏暑的认识源于《黄帝内经》。《素问·生气通天论》说：“夏伤于暑，秋必痎疟”，虽未明确提出病名，但记载了暑邪内伏而发于秋季的暑病。宋代《太平惠民和剂局方》已有伏暑的名称，但其所称伏暑，实为病因，而非病名，与本篇所论不一致。明代李梴《医学入门》论述了伏暑的发病机制和临床表现：“伏暑即冒暑久而藏伏三焦肠胃之间……寒热不定，霍乱吐泻，膨胀中满，疟痢烦渴，腹痛下血等症。”明代王肯堂《证治准绳》指出：“暑邪久伏而发者，名曰伏暑。”因其概念叙述较简明，后人有将其作为伏暑病名正式确立者。其后，清代许多温病学家在他们的著作中对伏暑都有专章论述，如周扬俊（字禹载）的《温热暑疫全书》、俞肇源（字根初）的《通俗伤寒论》、吴瑭的《温病条辨》、吴贞（字坤安）的《伤寒指掌》等，使本病在理论和临床治疗上渐臻完善。

根据伏暑的发病季节和病证特点，西医疾病中发生于秋冬季节的流行性出血热、流行性乙型脑炎、钩端螺旋体病、流行性感冒、病毒性肺炎和一些有伏暑见证的感染性疾病，均可参考本病进行辨证治疗。

【病因病机】

笔记栏

一、病因发病

伏暑的病因是暑湿病邪或暑热病邪。夏月感邪，郁伏体内，至深秋或冬月感触时令之邪而发病，正如俞肇源说："夏伤于暑，被湿所遏而蕴伏，至深秋霜降及立冬前后为外寒搏动而触发。"

伏暑病因与初起发病特点

体质因素在伏暑的发病中起着重要作用。吴瑭说："长夏盛暑，气壮者不受也""其不即病而内舍于骨髓，外舍于分肉之间者，气虚者也""其有气虚甚者，虽金风亦不能击之使出，必待深秋大凉初冬微寒相逼而出，故尤为重也。"总之，伏暑为机体素来正气亏虚，不足以抗邪外出，邪得以潜伏于内，不断耗伤正气，待秋、冬寒凉之气激发，便突然发病。

二、病机特点

初发证候有在气、在营的不同，伏暑因感邪性质和邪伏部位不同，初发证候有不同的类别，感受暑湿病邪，郁阻气分者，发为湿热阻气证类；感受暑热病邪，郁阻营分者，发为暑热舍营证类。前者病情较轻，后者病情较重。

初起即见明显的里热证，如为暑湿发于气分者，起病即见高热，心烦，口渴，脘痞，舌红苔腻等；如为暑热发于营分者，起病即见高热，心烦，舌绛，甚至皮肤、黏膜出血而发斑等。

伏暑发病由时令之邪诱发，伏暑不论发于气分或发于营分都必兼表证，成为卫气同病证或卫营同病证。卫气同病证者，表证解除后暑湿郁阻气分，出现各种湿热证候。如脾胃湿热证、少阳湿热证、肠道湿热夹滞证等，其证候表现和病机转化与暑温兼湿和湿温大体相同；卫营同病证者，表证解除后热郁营分，并进而入血分，出现心营热炽证、包络热瘀证等。

伏暑后期，正虚邪恋，甚至导致阴伤尿闭，或气阴两伤。后期可见肾气大伤，下元亏虚，固摄失职的病机变化。或邪退正气大伤导致气阴两脱(图11-1)。

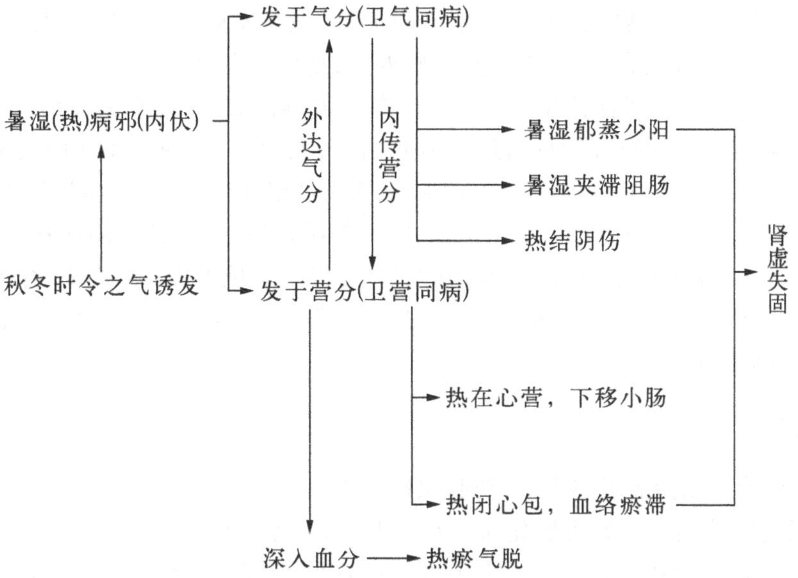

图11-1　伏暑病机演变示意图

【诊断与鉴别诊断】

一、诊断依据

1. 发病季节　发于深秋或冬季。吴瑭《温病条辨》说："长夏受暑，过夏而发者名曰伏暑，霜未降而发者少轻，霜既降而发者则重，冬日发者尤重。"

2. 临床表现　初起即有明显的里热证，起病急，病情重。初起均兼有为时短暂卫分表证，发于气分者，表现为卫气同病证；发于营分者，表现为卫营同病证。

笔记栏

部分患者迅速出现尿少尿闭，出血，神昏，抽搐，发斑等危险重症，邪退之后，可见多尿、遗尿等肾虚表现。

二、鉴别诊断

伏暑与湿温相鉴别见表11-1。

表11-1　伏暑与湿温鉴别表

病　证	湿　　温	伏　　暑
共同点	均可发生在秋季,均可见湿热内蕴症状	
季　节	夏秋之交	深秋或冬季
发病特点	起病较缓	起病较急
初起证候	湿遏卫气或邪阻膜原	卫气同病或卫营同病
临床特点	以脾胃为病变中心	里热证突出

【辨证论治】

一、辨证要点

1. 病位　本病初起有在气在营之别,时邪诱发,呈卫气同病或卫营同病。气分病位有少阳、胃肠等;营分病位可涉及心包、肝、肾、全身脉络等。

2. 病势　由于暑湿或暑热病邪郁伏日久,正气暗耗,故多发病急、病势猛,大伤气血,耗阴竭阳。如为暑湿伏邪外发,病势相对较缓,如为暑热伏邪外发,则病势更急。

3. 临床特点　伏暑之伏邪有暑湿、暑热之异,如为暑湿伏邪外发,则见高热,心烦,口渴,脘痞,舌红苔腻等;如为暑热伏邪外发,则见高热,心烦,舌绛,甚至皮肤、黏膜出血而发斑等。伏于气分,暑湿郁阻少阳,以寒热似疟,午后身热入暮尤剧,天明得汗诸症稍减,但胸腹灼热不除为特征;暑湿夹滞,阻结胃肠,以胸腹灼热,便溏不爽、色黄如酱,舌苔垢腻为特征;热结阴伤甚者,常见身热,小便短少不利,甚至无尿。发于营分,邪扰心包,可见身热夜甚,心烦不寐,舌绛等,若兼心热移肠,则伴小便短赤热痛;若兼瘀热互结,则伴斑疹,舌绛紫黯等特征;后期肾虚失固者,以尿频量多,甚至遗尿,腰酸耳鸣等为临床特征。

二、治则治法

1. 治则　本病治疗以清泄里热为主,初起兼以解表。

2. 治法　卫气同病者,应予清暑化湿,疏宣表邪;卫营同病者,则应清营泄热,辛散透表;总以清里热为主,解表为辅。进一步发展则容易形成"郁结",暑湿郁阻少阳,治宜清泄少阳,分消湿热;暑湿夹滞,阻于肠道,治宜导滞通下,清热化湿;而热结化火伤阴,治宜滋阴生津,泻火解毒。中后期着眼于"瘀滞",热闭心包,血络瘀滞,治宜凉血化瘀,开窍通络;热瘀气脱急宜凉血化瘀,益气养阴固脱。肾虚不固则以温肾固缩为法。总而言之,伏暑的辨治,早期应以清泄里热为主,随后应根据病机变化和气血阴阳损伤程度采取相应的治疗措施,灵活辨证论治。

《温病条辨》上焦篇42条

三、常见证型诊治

(一)初发证候

笔记栏

1. 卫气同病

症状:恶寒发热,无汗或少汗,头痛,周身酸痛,脘痞,心烦口渴或渴不多饮,小便短赤,苔腻,脉濡数。

辨证要点： 恶寒发热，头痛，脘痞，心烦口渴，苔腻。

病机： 本证为暑湿内郁气分而时邪外束，系表里同病之证。外邪束表，卫气闭郁则恶寒发热，无汗，头痛，周身酸痛；暑邪扰心则心烦，伤津则口渴，小便短赤；湿邪困阻气机则胸闷。苔腻，脉濡数为湿热阻滞之象。

本证特点为既有表证又有里证，与秋冬季节感受风寒邪气引起的仅有表寒证而无里热证的伤寒表证不同。此外，与湿温病初起卫气同病证也不同，后者虽亦表里同病，但热象不显，以湿蕴气分为主。

治法： 清暑化湿，解表透邪。

方药： 银翘散去牛蒡子、玄参加杏仁、滑石方，黄连香薷饮。

银翘散去牛蒡子、玄参加杏仁、滑石方(《温病条辨》)

即于银翘散(见风温章节)内去牛蒡子，加杏仁六钱、飞滑石一两

服如银翘散法。

方中银翘散解表清热，轻透邪气，去牛蒡子之润，加杏仁、滑石开宣肺气，分利暑湿。吴瑭说："太阴伏暑，舌白口渴，无汗者，银翘散去牛蒡子、玄参，加杏仁、滑石主之"。银翘散中本无玄参，此即为去牛蒡子，加杏仁、滑石。

黄连香薷饮(《类证活人书》)

香薷一两半　厚朴二两　黄连二两

上捣为粗末，每服三钱，水一盏，酒半盏，同煎至七分去滓，用新汲水频频浸换，令极冷顿服之，药冷则效速也。

临床应用： 银翘散去牛蒡子、玄参加杏仁、滑石方可用于治疗夏秋季节的流行性感冒、流行性乙型脑炎、急性胃肠炎、细菌性痢疾等病属风热袭表，暑湿内郁者；黄连香薷饮可用于治疗上述疾病属风寒束表，暑湿内郁者。

根据本证临床上常见的胸闷、呕而痰多、小便短少等不同症状的轻重随症加减。

以上二方皆为表里同治方，若风热袭表，暑湿内郁证见发热，微恶寒，无汗或少汗，咽痛，脘痞，心烦宜用银翘散去牛蒡子、玄参加杏仁、滑石方；若风寒束表，暑湿内郁证见恶寒，口渴，心烦明显者，用黄连香薷饮，亦可再加寒水石、竹叶等加强清暑热之力量。

2. 卫营同病

症状： 发热微恶寒，头痛少汗，口干不欲饮，心烦不寐，舌红赤或绛而少苔，脉浮细而数。

辨证要点： 发热微恶寒，心烦口干，舌赤少苔。

病机： 本证为暑热内郁营分而又兼外邪束表之证。邪袭于表，卫气被遏则发热恶寒，头痛少汗；暑热内犯营分，热灼营阴，则心烦不寐，口干不欲饮。舌红少苔，脉浮细数，为营热兼表之征。

本证与前证比较，表证同而里证不同，前者为暑湿郁蒸在气分，故有心烦口渴，脘痞，苔腻；此证为暑热内郁，舍于营分，故见口干不渴饮，舌红少苔，脉细数。

治法： 凉营养阴，解表透邪。

方药： 银翘散加生地、丹皮、赤芍、麦冬方(《温病条辨》)。

即于银翘散(见风温章节)方中加生地六钱、丹皮四钱、赤芍四钱、麦冬六钱

服法如前(仍如银翘散法)。

银翘散辛凉泄卫，疏解表邪；生地、麦冬滋养营阴；丹皮、赤芍清泄营热。诸药合用，解表凉营。吴瑭说："太阴伏暑，舌赤口渴，无汗者，银翘散加生地、丹皮、赤芍、麦冬主之。"

临床应用： 银翘散加生地、丹皮、赤芍、麦冬方对于治疗重型流感、流行性脑脊髓膜炎、流行性出血热、败血症等病属卫营同病者均可运用。

根据本证临床上常见的发热、少汗、口干、心烦不寐等不同症状的轻重随症加减。

"天明得汗诸症稍减,但胸腹灼热不除"的理解

(二)邪在气分

1. 暑湿郁蒸少阳

症状:寒热似疟,午后身热较重,入暮尤剧,天明得汗诸症稍减,但胸腹灼热不除,口渴心烦,脘痞,苔黄白而腻,脉弦数。

辨证要点:往来寒热,脘痞苔腻,心烦口渴。

病机:本证为暑湿病邪郁蒸少阳气分,热重湿轻之证,多由卫气同病证发展而来。少阳为气机出入升降之枢纽,暑湿蕴蒸,易郁阻于少阳。邪郁少阳,枢机不利则寒热往来如疟;午后湿热之邪交蒸更甚,故发热较重;天明阳气渐旺,气机得以疏通,腠理开泄,故汗出,体温亦降。湿邪黏滞,难以尽解,故诸症有减但胸腹灼热不除。暑邪内蒸,上扰心神则心烦,津液损伤则口渴。湿阻下焦则小便不利;湿邪中阻则脘痞。苔黄腻,脉弦数为暑湿郁蒸之象。

伤寒少阳证、疟疾、湿阻膜原证都有往来寒热,但与本证病机不同。伤寒少阳证只有胆经郁热,而无湿邪内阻;疟疾发有定时,汗出热退后如常;湿阻膜原湿浊多重,苔白腻如积粉是其特有的舌象。

治法:清泄少阳,分消湿热。

方药:蒿芩清胆汤(《通俗伤寒论》)。

青蒿钱半至二钱　青子芩钱半至三钱　淡竹茹三钱　半夏钱半　枳壳钱半　陈皮钱半　赤茯苓三钱　碧玉散(包)三钱

水煎服。

方中青蒿芳香清透于上,青子芩清泄胆热,共畅少阳枢机;半夏、陈皮、淡竹茹、枳壳辛开湿郁,疏利中焦,和胃化痰;赤茯苓、碧玉散清利暑湿,导湿下泄。诸药合用,胆热清,暑湿化,三焦气机通利,暑湿之邪从三焦分而走之,即分消走泄之意。

临床应用:蒿芩清胆汤对于流行性出血热、疟疾、急慢性胃炎、急慢性胆囊炎、急性传染性肝炎、钩端螺旋体病、大叶性肺炎等病属暑湿郁蒸少阳者均可运用。

根据本证临床上常见的发热、脘痞、口渴、心烦等不同症状的轻重随症加减。

2. 暑湿夹滞阻肠

症状:身热稽留,胸腹满闷灼热,呕恶,便溏不爽,色黄如酱,苔黄垢腻,脉濡数或滑数。

辨证要点:便溏不爽,胸腹灼热,呕恶,苔黄腻。

病机:本证为暑湿郁蒸气分与肠道积滞相结,大肠传导失司之证。可见于湿温病和伏暑气分证的发展过程中。暑湿交结肠道,故身热稽留不退;暑湿滞肠,气机不畅,故胸腹满闷灼热,呕恶,便溏色黄如酱。此种粪便多臭秽,溏而不爽,肛门有灼热感。苔黄腻,脉濡数为暑湿互结之征。

本证与邪郁少阳均属暑湿之邪为病,病位都在气分,但病变重心不同:前证在少阳而寒热似疟,本证在肠胃而胸腹灼热,便溏不爽。

治法:导滞通下,清暑化湿。

方药:枳实导滞汤(《通俗伤寒论》)。

枳实二钱　生大黄(酒洗)钱半　山楂三钱　槟榔钱半　川连六分　神曲三钱　连翘钱半　紫草三钱　木通八分　甘草五分

水煎服。

邪在肠腑,非通导不能祛除,但今肠腑之邪由暑湿与肠道积滞相结而成,故应通导与祛湿泄热并举。方中枳实、大黄、厚朴为小承气汤减小其用量,加槟榔推荡肠中积滞,化湿理气泄热;川连、紫草、连翘清热解毒化湿浊;山楂、神曲化滞和中;木通利湿清热;甘草调和诸药。全方苦辛通降,导滞通下,祛除肠中暑湿积滞。

笔记栏

临床应用:枳实导滞汤对于急性胃肠炎、流行性出血热、泌尿系感染、肠麻痹、肝硬化腹水、不完全性肠梗阻、细菌性痢疾、饮食积滞、消化不良等病症属暑湿夹滞阻肠者均可运用。

根据本证临床上常见的发热、便溏不爽、胸腹灼热、呕恶等不同症状的轻重随症加减。

本证为暑湿夹滞郁结肠道，非阳明腑实燥结，故不得用三承气汤苦寒下夺。若误用苦寒重剂，非但湿邪不去，反而更伤中阳。又因本证为暑湿夹滞胶着肠腑，暑湿积滞多胶结难解，非一次攻下所能尽除，常需连续导滞通下，而且制剂宜轻，才能使病邪排尽，此即“轻法频下”。临床上每见下后不久，邪热又聚，大便复溏而不爽，即为暑湿积滞未能尽除之象，可再行轻剂导滞通下，直至肠中邪尽为度。邪尽当以暑湿夹滞之证消失为据，正如叶桂所说：“伤寒邪热在里，劫烁津液，下之宜猛；此多湿邪内搏，下之宜轻。伤寒大便溏为邪已尽，不可再下；湿温病大便溏为邪未尽，必大便硬，慎不可再攻也，以粪燥为无湿矣。”

叶天士论暑湿与伤寒下法之异同

3. 热结阴伤

症状：小便短少不利，高热，口渴，无汗，舌干红，苔黄燥，脉细数。

辨证要点：小便短少不利，高热，口渴，无汗。

病机：本证为暑热炽盛，化火灼伤阴液，为虚实夹杂之证。暑热内燔故高热；暑热灼伤津液，则口渴，无汗；热灼津液干涸，无以作溺故小便短少不利；舌干红，苔黄燥，脉细数为热结阴伤之象。

治法：滋阴生津，泻火解毒。

方药：冬地三黄汤(《温热条辨》)。

黄连一钱　黄芩一钱　黄柏一钱　生地四钱　麦冬八钱　玄参四钱　银花露(冲)半酒杯　苇根汁(冲)半酒杯　甘草三钱

水煎服。

方中生地、麦冬、玄参甘寒以滋阴生津；黄连、黄芩、黄柏苦寒泄热；金银花露、苇根汁甘凉滋润，清肺导热；甘草配生地等以化阴生津，共成甘苦合化阴气法，以治疗热结阴伤之小便不利。

临床应用：冬地三黄汤对于流行性出血热、散发性脑炎等病属热结阴伤者均可运用。

根据本证临床上常见的小便短少不利，高热，口渴，神昏谵语，抽搐等不同症状的轻重随症加减。

叶桂认为，大凡小便不通，有责之膀胱不开者，有责之上游结热者，有责之肺气不化者。温热之小便不通，无膀胱不开证，皆上游(指小肠)热结，与肺气不化然。小肠为火腑，故以三黄苦药通之；热结则液干，故以甘寒润之；金受火刑，化气维艰，故倍用麦冬以化之。并认为，温病热结阴伤之小便不利者，禁用淡渗法，忌五苓、八正散之类，也不可纯用苦寒，避免化燥伤阴。冬地三黄汤，用甘寒十之八九，用苦寒仅十之一二，应注意用药比例。

(三) 邪入营血

伏暑的营血分证，治疗同其他温病的营血分证，本章不再重复介绍，在此仅介绍两种营血分的兼证。

1. 热在心营，下移小肠

症状：身热夜甚，心烦不寐，口干不甚渴饮，小便短赤热痛，舌绛，脉细数。

辨证要点：身热夜甚，心烦不寐，小便短赤热痛，舌绛。

病机：本证为心营有热，下移小肠之证。热在心营，营阴受损，故身热夜甚，口干不欲饮，舌红绛，脉细数；热扰心神则心烦不寐；心与小肠相表里，心营热邪下移小肠则小便短赤热痛。此既有心营热盛，又有小肠火腑热炽，与单纯热炽心营证有别。另本证小便短赤热痛，乃由小肠热炽津伤所致，不可与气热阴伤小便短涩相混。

治法：清心凉营，清泄小肠。

方药：导赤清心汤(《通俗伤寒论》)。

鲜生地六钱　朱茯神二钱　细木通五分　麦冬(辰砂染)一钱　丹皮二钱　益元散(包)三钱　淡竹叶钱半　莲子心三十支　灯心(辰砂染)二十支　莹白童便(冲)一杯

水煎服。

笔记栏

热在心营，兼有小肠热盛，治当清心凉营为主，佐以清泄小肠。方中鲜生地、丹皮、麦冬清营泄热养阴；朱茯神、莲子心、灯心清心宁神；佐以木通、淡竹叶、益元散、童便以清导小肠之热。本方之组成符合王纶所提出的“治暑之法，清心利小便最好”的治疗大旨。

临床应用：导赤清心汤对于泌尿系感染、流行性出血热、钩端螺旋体病、败血症、登革热等病属热在心营，下移小肠者均可运用。

根据本证临床上常见的身热夜甚、心烦、小便短赤、神昏谵语、抽搐等不同症状的轻重随症加减。

本证之小便短赤，不可过用利尿，清热则热去，热去自能保津，养阴则津回，小便自可恢复。临床使用中可酌加水牛角、玄参、黄连等药增强清心凉营，滋阴泻火的力量。

斑疹、唇青

2. 热闭心包，血络瘀滞

症状：灼热不已，神昏谵语，口干漱水不欲咽，斑疹密布，唇青肢厥，舌质深绛或紫晦，脉细数而涩。

辨证要点：灼热不已，神昏谵语，斑疹密布，舌深绛或紫。

病机：本证为邪热炼血为瘀，热瘀交结，闭塞心包之证。多由暑热内陷心营证发展而成，临床表现更为严重，由于热瘀交结，闭塞心包，故见有明显的神昏谵语等窍闭症状；热伤脉络，迫血妄行，则见斑疹密布；热熬血浓，运行不畅，以致脉络瘀滞，气血不能充养肢体，故唇青肢厥；热伤营阴则口干，瘀血内阻则漱水不欲咽；舌绛或紫晦，脉细数而涩，为热盛营伤血瘀所致。

本证病机的要点是热、痰、瘀闭阻心包，而热闭心包证主要为痰热内闭心包，此为两者的区别。本证与瘀热蓄于下焦证都有神志异常表现，其区别是后者神志狂乱，少腹坚满，不属心包证，治以通瘀破结。

治法：清营泄热，开窍通瘀。

方药：犀地清络饮(《通俗伤寒论》)。

犀角汁四匙 丹皮二钱 连翘二钱 淡竹沥(和匀)二瓢 鲜生地八钱 赤芍二钱 桃仁(去皮)九粒 生姜汁(同冲)两滴

先用鲜茅根一两、灯心一分煎汤代水，鲜石菖蒲汁两匙冲。若无鲜品，可用干品代。

本方由犀角地黄汤加味而成。犀角地黄汤清热凉血散血，通瘀活络，犀角可换成水牛角或其他代用品。加桃仁通络化瘀；菖蒲汁、姜汁、竹沥涤痰开窍；连翘、灯心清泄心营之热；茅根凉血泄热，从而达到清泄包络瘀热之目的。何秀山说："热闭包络神昏，非痰迷心窍，即瘀塞心孔，必用轻清灵通之品，始能开窍而透络。"本方即轻清透络，通瘀泄热之良方。若瘀热阻于心包，神昏谵语或昏愦不语，可配用安宫牛黄丸清心开窍。

临床应用：犀地清络饮对于夏秋季节流行性感冒、流行性乙型脑炎、流行性出血热、钩端螺旋体病等病属热闭心包，血络瘀滞者均可运用。

根据本证临床上常见的神昏谵语、斑疹、抽搐等不同症状的轻重随症加减。

(四) 热瘀气脱

溺血

症状：身灼热，躁扰不安，瘀斑密布，或衄血、便血、溺血，肢厥神倦，冷汗不止，舌绛黯，苔薄黄，脉细沉无力。

辨证要点：瘀斑密布，肢厥，冷汗不止，舌绛黯，脉细沉无力。

病机：此为暑热入于血分，热瘀交结，气阴两脱之证。暑入血分，故身灼热；上扰心神，故精神烦躁不安；热伤血络，热瘀交结则出血发斑；暑热耗血伤气，正气衰败，气血不能环流，脏腑肢体失养则肢厥神倦，冷汗不止。舌绛黯，脉细沉无力为瘀阻气脱之征。

治法：活血化瘀，益气养阴固脱。

方药：犀角地黄汤合生脉散。

犀角地黄汤(见春温章节)

生脉散(见风温章节)

笔记栏

犀角地黄汤凉血散血，通络；生脉散益气敛阴。若出现四肢厥冷，汗出淋漓，气息微弱，神倦脉微等症，是心肾之阳外脱，当急益气回阳固脱，方用参附龙牡汤合生脉散，亦可用《伤寒论》四逆汤回阳固脱，并加人参、丹参、桃仁、红花等加强益气活血通络的力量。

（五）肾虚失固

症状：小便频数量多，甚至遗尿，口渴引饮，腰膝酸软，头晕耳鸣，舌淡，脉沉弱。

辨证要点：小便频数量多，腰膝酸软，舌淡，脉沉弱。

病机：此为伏暑后期邪气已退而肾气肾阳俱伤，肾虚不固之证。肾不固摄，膀胱失约故小便频数量多，甚至遗尿；肾阳虚弱，气化失司，津液不能上承，故口渴引饮；腰为肾府，脑为髓海，肾主骨生髓，故肾虚则腰膝酸软，头晕耳鸣；舌淡，脉虚弱为肾虚之征。

治法：温阳化气，益肾缩尿。

方药：右归丸合缩泉丸。

右归丸（《景岳全书》）

熟地八两　山药四两　山茱萸三两　枸杞子四两　鹿角胶四两　菟丝子四两　杜仲四两　当归三两　肉桂二至四两　制附子二至六两

原方为丸剂，临床常改为汤剂水煎服。

缩泉丸《校注妇人良方》

乌药　益智仁　山药各等分

原方为丸剂，临床常按原方比例酌定，水煎服。

右归丸以熟地、山药、山茱萸、枸杞子培补肾阴；肉桂、附子温养肾阳；鹿角胶、菟丝子、杜仲、当归强肾益精。诸药合用，则可温补肾阳。合入缩泉丸，增加固肾缩尿之力，用于伏暑肾虚小便失约者，较为合适。

临床运用：右归丸可用于治疗肾病综合征、老年骨质疏松症、精少不育症以及贫血、白细胞减少症等病症属肾阳不足者；缩泉丸可用于治疗神经性尿频、尿崩症等属膀胱虚寒者。

根据本证临床上常见的小便频数量多、腰膝酸软、恶寒肢冷、大便溏薄等不同症状的轻重随症加减。

复习思考题

1. 伏暑与暑温、暑湿、湿温如何鉴别？
2. 夏受暑邪为何会伏而后发？其发病后为什么会有气分暑湿和营分暑热之不同临床表现？
3. 伏暑邪郁少阳为何会出现“天明得汗诸症稍减，但胸腹灼热不除”？
4. 试述伏暑邪郁少阳与暑湿挟滞阻结肠道证的辨证和治疗。
5. 伏暑邪在营血的证治特点有哪些？
6. 如何理解《温病条辨》上焦篇42条“伏暑、暑温、湿温，证本一源，前后互参，不可偏执”？

（王科闯）

参考文献

参考文献

西医相关疾病举例

伏暑知识要点简表

笔记栏

第十二章　秋　燥

导　学

本章主要介绍的是秋燥概念、病因病机及演变规律、诊断与鉴别诊断、辨证要点、辨治原则、常见证型诊治等。

通过学习掌握秋燥的概念，把握秋燥病以肺为病变中心及燥干阴液为主的病机特点；掌握以肺为病变中心主要证候的辨证施治，以建立临床辨证思维的能力；掌握秋燥初、中、末期治疗大法及治疗禁忌。熟悉本病的病因、病机演变、诊断和鉴别诊断，注意温燥与凉燥，以及本病与风温的区别；熟悉病变过程中各证型的产生机制、辨证要点；熟悉治燥三原则的含义及其具体运用，明确治燥与治火的区别。了解清代医家喻昌对本病的特别贡献。

【概述】

一、定义

秋燥是感受燥热病邪引起，初起以肺卫表热伴津液干燥见症为主要临床特征，多发于秋季的一种新感温病。本病发生于秋季燥气主令之时，尤以秋分后小雪前为多见。

二、源流及辨证体系的形成

《医门法律》

秋燥胜气论

参考文献

关于燥邪致病的记载最早见于《黄帝内经》，其中有“清气大来，燥之胜也”“岁金太过，燥气流行”“木不及，燥乃大行”等记载，指明燥气的形成与岁运及时令有关；“燥胜则干”，指出了燥邪的致病特点；“燥者濡之”“燥者润之”“燥化于天，治以辛寒，佐以苦甘”等则指出了燥邪为病的治疗原则及治疗大法。金元时期刘完素在《素问玄机原病式》中对燥邪为病的病机做了补充，指出：“诸涩枯涸，干劲皴揭，皆属于燥。”朱震亨的四物汤加减、李杲（字东垣）的润肠丸等立法治方均为内燥而设，自明代李梴指出燥有内、外之分后，外感燥邪才引起医家们的重视。清代喻昌《医门法律》立秋燥专篇，首创秋燥病名，指明秋燥为感受秋季燥热病邪而致，多犯上焦肺系，创立名方清燥救肺汤。喻氏认为《黄帝内经》所述“秋伤于湿”当为“秋伤于燥”，并对内伤之燥、外感之燥作了较系统的论述。此后叶桂、吴瑭等医家进一步完善和发挥秋燥辨证论治内容，并各自就燥邪的阴阳属性阐述己见。喻昌认为燥属火热；吴瑭以五运六气胜复气化理论论述燥气，即胜气属凉，复气属热；沈明宗认为燥属次寒；俞肇源、王士雄、费伯雄等医家以秋季气候的温凉之别作为划分温燥和凉燥的根据，对临床产生了重要影响。由于凉燥不属于温病范畴，故本章主要论述温燥。

西医学中发于秋季的上呼吸道感染、流行性感冒、急性支气管炎及肺炎等疾病，出现秋燥见证时，可参考本病进行辨证施治。

【病因病机】

笔记栏

一、病因发病

秋燥的病因为感受秋季燥热病邪。秋季气候有偏温偏凉的不同，俞肇源说：“秋深初凉，西风肃杀,感之者多病风燥,此属凉燥;若久晴无雨,秋阳以曝,感之者多病温燥,此属燥热。”可见,燥热病邪是在初秋承夏,夏火余气未尽,天热干燥的气候条件下形成的。若遇人体肺卫不固,或素体阴液不足,或夏季汗多津气受伤,摄生失慎,机体防御功能减弱时,即易感受燥热病邪而发为秋燥。

二、病机特点

秋日燥金主令,内合于肺,肺亦属金,其气燥,同气相求,故燥气入内,首先犯肺。正如喻昌所谓“燥气先伤上焦华盖”,肺主气属卫,燥与热皆可损伤人体津气,故本病初起即见肺卫津气干燥之候;肺卫燥热之邪不解,则可由卫分顺传于气分,以肺气燥热为主,邪干上、中二焦,出现燥干清窍,燥热伤肺,肺燥肠热、络伤咳血,肺燥肠闭等证。在气分证的后期,燥热渐退,津气未复,则多见肺胃阴伤之候。由此可见,病程中主要以燥干阴液为基本病机改变。本病一般很少发生内传营血或深入下焦肝肾,较少出现危重证候,大多病在卫、气分阶段或上、中二焦即可痊愈。但若感邪较重,或素体较弱,或治疗失当,也可出现气血两燔或下焦肝肾真阴亏损之证(图12–1)。

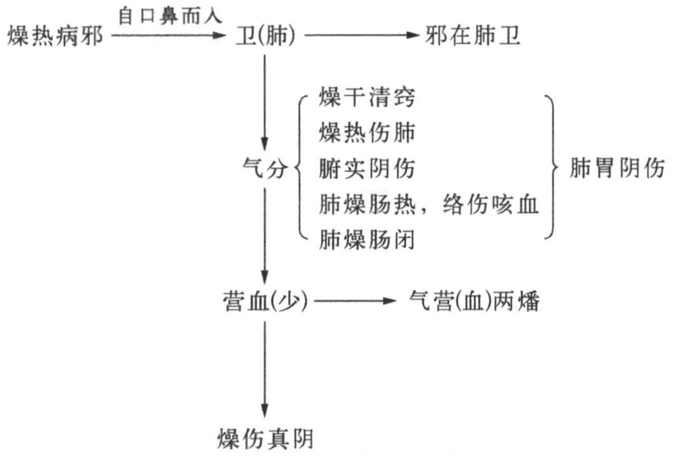

图12–1 秋燥病机演变示意图

【诊断与鉴别诊断】

一、诊断依据

1. 发病季节 发病有一定的季节性,多发生于秋令燥热偏盛时节。

2. 临床表现 初起除具有肺卫表热证外,并伴有口、鼻、咽、唇、皮肤等处的干燥表现。病程中以燥干阴液为主要病理变化,病变重心在肺,多影响到胃与肠;病情较轻,传变较少,极少出现传入营血或下焦肝肾的病变。后期多见肺胃阴伤之证。

二、鉴别诊断

1. 秋燥与风温相鉴别 具体内容详见表12–1。

表12–1 秋燥与风温鉴别表

	风温	秋燥
共同点	初起均见发热恶寒,头痛,苔薄白,脉浮等肺卫表热证;病位均以肺系为病变中心,后期多见肺胃阴伤	
病因	风热病邪	燥热病邪
病理特点	津液不足表现不突出	津伤失润明显

笔记栏

(续表)

	风 温	秋 燥
初起症状	肺卫表热证多伴咽喉疼痛,口微渴等症	肺卫表热证多伴有咽干、鼻燥、干咳、口干、皮肤干燥,苔薄白而燥等症
发病特点	起病急,病情重,传变快	病情轻浅,传变少
季 节	多见于冬、春二季	多见于秋季

2. 秋燥与伏暑相鉴别 具体内容详见表12–2。

表12–2 秋燥与伏暑鉴别表

	伏 暑	秋 燥
共 同 点	均可发于秋季,初起有卫表见证	
病 因	暑湿或暑热内伏	燥热病邪
发病类型	伏气温病	新感温病
初起表现	表里同病,以里证为主	表证为主
发病特点	起病急,传变快,易见动风、动血、闭窍等危重证候	初起以肺卫表热证为主,以肺系为病变中心,津伤失润明显,病情轻,极少传入营血或下焦肝肾

【辨证论治】

一、辨证要点

1. 病位 本病初起邪在肺卫,整个病以肺为病变中心。

2. 病势 因燥热病邪最易伤津,病程中以燥干阴液为主,病情轻浅,传变少,治疗得当易于痊愈。若感邪较重或正气不足可深入营血或下焦肝肾。

3. 临床特点 患者感邪即病,初起以发热,微恶寒,咳嗽少痰,口干,咽干、鼻燥、皮肤干燥,苔薄白而燥,脉浮数等肺卫表热伴见津液干燥表现为其特征;继则出现燥热伤肺等以肺燥津伤为主,邪干上、中二焦气分证候;后期多表现肺胃阴伤。若感邪较重,或正气亏虚,也可见咯血、衄血、发斑或痉厥,舌质干绛等气血两燔或下焦肝肾真阴亏损之证。

二、治则治法

1. 治则 秋燥的治疗原则应以清热润燥为主,即《素问·至真要大论》所谓:"燥者濡之",指出了燥病的治疗大法。然而,秋燥毕竟为外感燥气而成,初起具有肺卫表证,因此本病初起治以润燥的同时,还必须分清病邪属性,予以解表透邪之治。病邪进一步发展,邪热转盛,深入气分,则治疗时,除滋润津液外,还要注意清泄热邪。

2. 治法 在病程发展的不同阶段,应视其病位所在灵活选择治法。初起邪在肺卫,应根据温燥、凉燥的不同,分别采用辛凉甘润和辛开温润之法滋润津液,透散邪气。中期,病入气分,燥热炽盛,津液已伤,宜清、养并举,根据不同病位施以各种清泄气热法的同时,注重滋润津液。少数病例燥热化火,深入营血,治宜清营凉血,与其他温邪深入营血分病证的治法基本相同。若病至后期肝肾阴伤,则滋补真阴。正如俞肇源《通俗伤寒论》说:"秋燥一证,先伤肺津,次伤胃液,终伤肝血肾阴",而"上燥治气,中燥增液,下燥治血"就是针对秋燥不同阶段确立的治疗大法。"上燥治气",即指病变初起以肺系燥热偏盛,在治疗上应以治肺为主,除用甘寒滋润肺阴外,还要清热宣肺。"中燥增液",即针对肺之燥热,移热于胃肠,病变以胃肠津液耗损为主,治疗宜用甘寒濡润,补养胃阴,滋

笔记栏

润肠液。上燥与中燥均主用甘寒。“下燥治血”，即病至后期，少数邪盛正虚的病例，由于燥热久羁，耗伤肝肾阴血，因肝藏血，肾藏精，精血同源，治疗宜用甘寒、咸寒或酸寒等血肉有情之品滋补肝肾阴液(血)，从而达到滋阴养液的目的。

秋燥伤寒

3. 治疗宜忌　治燥不同于治火，要慎用苦寒药，因燥虽近于火，但又不同于火，苦味药性燥易伤阴，而燥证已有伤阴，故治火可用苦寒，治燥则应慎用。火郁当发之，而燥必用润，正如汪瑟庵所说：“燥证路径无多，故方法甚简。始用辛凉，继用甘凉，与温热相似。但温热传至中焦，间有当用苦寒者，燥证则唯喜柔润，最忌苦燥，断无用之之理矣。”这对燥证的治疗有重要指导意义。

三、常见证型诊治

(一)邪在肺卫

症状：发热，微恶风寒，头痛，少汗，咳嗽少痰或少而黏，咽干鼻燥，口渴，舌边尖红，苔薄白欠润，脉右寸数大。

辨证要点：发热，微恶风寒，干咳，咽干鼻燥，苔薄白而欠润。

病机：本证为温燥初起，肺卫失调之证。因邪在卫表，卫气被郁，肺气失宣，故见有发热，微恶风寒，头痛，少汗，咳嗽等表现，证同风温初起。由于燥热易伤肺津，故见咳嗽少痰，咽干鼻燥，口渴等为津液干燥表现，此乃与风温初起不同之处。舌边尖红，苔薄白欠润，脉右寸数大，均为燥热伤于肺卫之象。

治法：辛凉甘润，轻透肺卫。

方药：桑杏汤(《温病条辨》)。

桑杏汤

桑叶一钱　杏仁一钱五分　沙参三钱　象贝一钱　豆豉一钱　栀皮一钱五分　梨皮一钱

水煎顿服，重者再服。

桑叶、豆豉辛散在表之邪；栀皮清热，与桑叶、豆豉合成辛凉之剂；杏仁、象贝宣肺止咳；沙参、梨皮养肺阴润燥。全方辛透不伤津，润燥不碍表。

参考文献

临床运用：桑杏汤对于上呼吸道感染、急性支气管炎、肺炎、百日咳、支气管扩张和硅肺等病属外感温燥，灼伤肺津者均可运用。

根据本病临床上常见的咽喉红肿干痛、咳嗽少痰、发热等不同症状的轻重随症加减。

附　杏苏散(《温病条辨》)

杏苏散

苏叶　半夏　茯苓　前胡　苦桔梗　枳壳　甘草　生姜　大枣　橘皮　杏仁

原方未标明用量，临床可酌量使用。

水煎服。

本方为治凉燥在表之主方。凉燥近于风寒，症见发热，恶寒，无汗，鼻塞，咽干唇燥，皮肤干燥，咳嗽无痰或咯吐稀痰，苔薄白欠润。紫苏、前胡辛散在表之邪；杏仁宣肺润燥止咳；半夏、陈皮、茯苓、甘草合用，取二陈汤之意，宣降肺气，化痰止咳；桔梗、枳壳理气宽胸；姜、枣调和营卫。全方辛开温润，既祛邪，又润燥。若恶寒重加葱白、豆豉解表散寒；痰湿不重去半夏、茯苓，加瓜蒌皮、紫菀；兼泄泻腹满，加苍术、厚朴。

参考文献

凉燥化热入里后，其病机演变和证候表现、治疗都同温燥。

(二)邪在气分

1. 燥干清窍

症状：发热，口渴，耳鸣，目赤，龈肿，咽痛，苔薄黄而干，脉数。

辨证要点：口渴，耳鸣，目赤，龈肿，咽痛，苔薄黄而干。

病机：本证为上焦气分燥热化火，上干清窍之证。发热、口渴为燥热盛于气分，耳鸣、目赤，是燥火所致的清窍不利表现；咽肿是火热之邪上扰肺胃之门户；龈肿是燥热上干胃络。苔薄黄而干，脉数是燥热伤津之象。

笔记栏

治法：轻清宣透上焦燥热。

翘荷汤

参考文献

方药：翘荷汤(《温病条辨》)。

薄荷一钱五分　连翘一钱五分　生甘草一钱　黑栀皮一钱五分　桔梗三钱　绿豆衣二钱

水煎顿服，日服二剂，重者日服三剂。

薄荷辛凉散邪；连翘、栀皮、绿豆衣宣郁泄热；桔梗、生甘草利咽喉，消龈肿。可知本方重点在于祛除上焦燥热邪气。以上药物共同组成辛凉泄热轻剂之方，体现了“治上焦如羽，非轻不举”的治疗原则。但燥火上干清窍，虽为气分，但实属轻浅，宜轻清宣透而不宜苦重折热。

临床运用：翘荷汤对于治疗上呼吸道感染、急性支气管炎、急性咽喉炎、急性口腔炎、牙龈炎、急性中耳炎、急性结膜炎等病属燥干清窍者均可运用。

根据本病临床上常见的目赤、耳鸣、咽痛等不同症状的轻重随症加减。

2. 燥热伤肺

症状：身热，干咳无痰或咳唾少量泡沫痰，气逆而喘，气短乏力，咽喉干燥，鼻燥，齿燥，胸满胁痛，心烦口渴，舌苔薄白干燥或薄黄干燥，舌边尖红赤，脉数。

辨证要点：身热，干咳无痰或少痰，鼻咽干燥，苔燥脉数。

病机：本证为肺经燥热化火，耗伤气阴之证。肺为热灼，肺气失于清肃，故见身热，干咳无痰，气逆而喘；气机壅滞则胸满胁痛，燥热伤气则气短乏力；燥热伤津则见咽喉干燥，鼻燥，齿燥；燥热化火扰心，损伤肺阴，则见心烦口渴。以上皆说明本证里热明显，且伤阴亦较卫分证重。本证舌苔薄白而燥，是因燥热迅速由卫转气，化火伤阴所致，故舌面干燥而苔色未及转变，待邪留气分稍久，苔色必由白转黄，舌面进一步干燥，对此证苔薄白而干，舌边尖红赤切不可以误认为是卫分表热未解之证，应结合其他症状综合全面分析。

治法：清肺泄热，养阴润燥。

清燥救肺汤

参考文献

方药：清燥救肺汤(《医门法律》)。

冬桑叶三钱　煅石膏二钱五分　人参七分　甘草一钱　胡麻仁(炒研)一钱　真阿胶八分　麦门冬(去心)一钱二分　杏仁(去皮尖麸炒)七分　枇杷叶(去毛蜜炙)一片

水煎，分2～3次频服。

燥热化火伤肺，气阴两伤，气机失畅，治疗既不能用苦寒泻火药，也不能用辛香利气药，前者恐伤津，后者恐耗气。方中石膏、桑叶清肺泄热；胡麻仁、阿胶、麦冬润燥养阴；杏仁、枇杷叶宣肃肺气以开气机壅滞；甘草、人参之用，正如《难经·十四难》所说：“损其肺者益其气”，使之益肺气以生津，但要掌握用量，不能过大，以防壅气。

临床运用：清燥救肺汤对于肺炎、支气管哮喘、急慢性支气管炎、支气管扩张、肺癌等病属燥热犯肺，气阴两伤者均可运用。

根据本病临床上常见的痰滞难咯、咳痰带血、胸满胁痛、热重津伤等不同症状的轻重随症加减。

3. 肺燥肠热，络伤咳血

症状：初起喉痒干咳，继而咳甚则痰黏带血，胸胁牵痛，腹部灼热，大便泄泻，舌红，苔薄黄而干，脉数。

辨证要点：干咳，咳血，腹部灼热，大便泄泻，苔薄黄而干。

阿胶黄芩汤

病机：本证为肺中燥热移肠所致的肺与大肠同病之证。燥热在肺，耗伤肺津，清肃之令不行，所以喉痒干咳；燥热化火，灼伤血络，所以痰黏带血，胸胁牵痛；肺中燥热移肠，迫津下泄，所以腹部灼热，大便泄泻。本证的泄泻，为热泻，多伴肛门热痛，或有腹痛。燥则气结，故泻下虽如水注，必泻下艰涩，似痢非痢，当与虚寒下利区别。虽有咳血，但无其他热入血分表现，属于肺经气分邪热灼伤血络，不可与血分证混淆。

笔记栏

治法：清热止血，润肺清肠。

方药：阿胶黄芩汤(《通俗伤寒论》)。

陈阿胶三钱　青子芩三钱　甜杏仁二钱　生桑皮二钱　生白芍一钱　生甘草八分　鲜车前草

五钱 甘蔗梢五钱

先用生糯米一两,开水泡取汁,代水煎药。

肺中燥热伤络导致咳血,同时燥热又下移大肠导致便泻,是本证病机要点。虽见咳血,但由气分热引起,不属血分。燥热已伤津液,泄泻则使津液更伤,当肺肠同治。甜杏仁、生桑皮、甘蔗、糯米宣肺止咳,润肺生津;阿胶养血止血;白芍、甘草酸甘化阴,缓急止痛;青子芩清肺与大肠之热;车前子清小肠之热,利小便而实大便,使热从小便而去。全方苦泄坚阴,润燥养血,导热下行,燥热除,津液润,则咳血止,下利停。

临床运用:阿胶黄芩汤对于肺炎、支气管哮喘、急慢性支气管炎、支气管扩张、肺癌等病属肺燥肠热,伤络咳血者均可运用。

根据本病临床上常见的咳血、胸痛、泄泻等不同症状的轻重随症加减。

4. 腑实阴伤

症状:身热,腹胀满,便秘,口干唇燥,或见谵语,苔黑干燥,脉沉细。

辨证要点:身热,腹胀满,便秘,口干唇燥,苔黑干燥。

病机:本证为燥热内结阳明,阴伤肠燥之证。身热、腹胀满、便秘,或见谵语,为燥结阳明;口干唇燥,苔黑干燥,脉沉细,为阴津亏损。本证病在阳明,日久阳明燥结消铄真阴,可成土实水虚之势,证情较重。

本证或见神昏谵语,多为一过性发作,较之热入心包之昏谵为轻,且有腑实之表现,临床应仔细加以区别。

治法:滋阴润燥,通腑泄热。

方药:调胃承气汤加生首乌、鲜生地、鲜石斛(《六因条辨》)。

调胃承气汤(见风温章节)

本证燥热内结阳明,当攻下泻热;阴液亏损已甚,又当滋养阴液以润燥。调胃承气汤攻下腑实以泄燥热,攻下虽有存阴之意,然阴亏已甚,亟待复阴,故加首乌、生地、石斛滋阴润燥而养液。鲜药多汁,滋养津液较干品力更胜,临床可酌量使用。全方通腑和滋阴同用,以此来达到泻土补水的作用。

调胃承气汤加鲜首乌、鲜生地、鲜石斛

六因条辨

5. 肺燥肠闭

症状:咳嗽不爽而多痰,脘腹胀满,大便秘结,苔白而干,舌红。

辨证要点:咳嗽不爽,痰多,便秘,舌红而干。

病机:本证为肺燥伤津,秘结大肠之证。燥热伤肺,气机失畅,故咳嗽不爽;肺气输布失职,一方面可致津液停聚而多痰,另一方面由于津液不能布散,使大肠失于濡润,可见脘腹胀满、大便秘结。苔白干,舌红为燥热之象。

本证脘腹胀满,便秘,但无脐腹疼痛拒按,无舌苔焦老燥裂起刺,且身热不著,神志清楚,见有咳嗽多痰等肺经病变,所以不是阳明腑实证。同时本证与腑实阴伤亦不相同,本证便秘由肺燥不能布散阴液所致,腑实阴伤之便秘为燥热结于阳明,阴液耗伤而致,故有口唇干燥,谵语,苔黑燥等症,无肺燥咳嗽表现,两者在病位上有肺肠同病与单纯在肠之异,病情轻重有差异。

治法:肃肺化痰,润肠通便。

方药:五仁橘皮汤(《通俗伤寒论》)。

甜杏仁三钱(研细) 松子仁二钱 郁李仁(杵碎)四钱 桃仁(杵碎)二钱 柏子仁(杵碎)二钱 广橘皮(蜜炙)一钱半

水煎服,日1剂。

五仁橘皮汤

五仁均富含油脂,具有润肠通便之效,其中杏仁即能润肺化痰,又可开肺气;橘皮化痰行气,蜜炙后取其润而不燥之意,全方意取肃肺润肠之功。本证肺与大肠同病,而且肺愈燥,大肠之秘就愈重,反之大肠之秘愈重,肺气愈失于宣畅。五仁橘皮汤使肺燥得润而肺气得畅,大便得通而腹满得除。何秀山说此方为“润燥滑肠,体虚便秘之良方”。

笔记栏

临床运用：五仁橘皮汤对于治疗肺系疾病伴有便秘属肺燥肠闭者均可运用。

根据本病临床上常见的便秘、咳嗽咯痰、脘腹胀满等不同症状的轻重随症加减。

本方是以润肠通便为主，清热润肺之力较弱，适用于肺经燥热渐衰而肺阴不足，肺气失于宣降，肠燥便秘者，若肺经燥热较重，尚需加入清肺之品。

6. 肺胃阴伤

症状：身热不甚，干咳不已，口舌干燥而渴，舌红少苔，脉细数。

辨证要点：身热不甚，干咳，口、咽、唇干燥，舌红少苔而干。

病机：本证为秋燥病后期，燥热已退，肺胃阴伤之证。外感燥热之邪渐尽，故身热不甚或无热；肺阴伤，肺气失于清肃，故干咳不已；胃阴伤则口舌干燥而渴。舌红少苔，脉细数为肺胃阴液未复之征。

治法：甘凉滋润，清养肺胃。

方药：沙参麦冬汤，津伤甚者合五汁饮。

沙参麦冬汤(见风温章节)

五汁饮(《温病条辨》)

梨汁　荸荠汁　鲜苇根汁　麦冬汁　藕汁(或用蔗汁)

临时斟酌适量，和匀后凉服。不喜凉服的，可炖温服。

五汁饮

参考文献

本证外邪已解，燥热不甚，以肺胃阴伤为主，故治疗应重在滋养肺胃津液。沙参麦冬汤中沙参、麦冬、天花粉、玉竹皆甘凉濡润，滋养肺胃之阴；扁豆、甘草益气培中；桑叶轻宣燥热。以上药物合用有滋阴润燥，清养肺胃之功。

五汁饮皆为甘寒之液汁，滋养阴液功用较强，对津伤较重者，可配合使用，以促进肺胃阴液的恢复。

临床运用：沙参麦冬汤与五汁饮对于治疗肺炎、支气管哮喘、急慢性支气管炎、支气管扩张、肺癌、慢性萎缩性胃炎、慢性咽炎、小儿口疮等病属肺胃阴伤者均可运用。

根据本病临床上常见的低热、干咳、便秘等不同症状的轻重随症加减。

本证处于秋燥恢复期邪少虚多阶段，无论清凉还是甘润，都宜取轻剂，不宜味厚滋腻，以上两方之用即是这一治法的体现。忌用苦寒，如吴瑭所言："温病燥热，欲解燥者，先滋其干，不可纯用苦寒也，服之反燥甚。"说明苦寒之品不仅不能退虚热，反有苦燥伤津之弊。

(三) 气营(血)两燔

症状：壮热汗出，口渴，烦躁不安，肌肤发斑，吐血，咯血，衄血，舌红赤或绛苔黄，脉数。

辨证要点：壮热，口渴，斑疹，吐血、咯血、衄血，舌绛。

病机：本证为气分燥热之邪未解，又深入营血，而成气血两燔之证。阳明热盛则壮热，汗出，口渴，脉数；燥热化火，内迫营血，致使肌肤发斑；热迫血行，灼伤血络则吐血、咯血、衄血；热扰心营则烦躁不安；舌红赤或绛，苔黄，为气血两燔征。本证特点是既有气热津伤，又有营血分热盛发斑。

治法：气营(血)两清。

方药：加减玉女煎或化斑汤(见春温章节)。

(四) 燥伤真阴

症状：低热不解，口渴，干咳，或不咳，甚则痉厥，舌质干绛，脉虚。

辨证要点：低热，口渴，干咳，舌质干绛。

病机：本证为燥热病邪深入下焦，耗伤真阴的邪少虚多之证。燥伤真阴，虚热不尽，故低热不解；真阴耗伤，津不上承，故口干口渴；肾水耗竭，肺阴不足，故干咳；水不涵木，虚风内动，故可见痉厥。舌质干绛，脉虚皆为真阴耗伤之征。

治法：滋补肝肾，潜镇息风。

方药：三甲复脉汤(见春温章节)。

笔记栏

秋燥为病，为燥热病邪外袭，初起即见肺卫证候，肺卫不解可传入气分，少数在气分不解者可发展为营血分证候，出现动血、动风、闭窍之变，若深入下焦，见耗竭真阴之变。如发生营血分证候和下焦真阴耗竭证候可参考春温章的证治内容。

西医相关疾病举例

复习思考题

1. 肺燥肠闭和腑实阴伤均有腹满便闭，其病机证治有何不同？
2. 如何理解秋燥的治疗大法“上燥治气，中燥增液，下燥治血”？

秋燥知识要点简表

（江春花）

笔记栏

第十二章 大 头 瘟

导 学

本章主要介绍大头瘟概念及辨证体系的形成、病因病机及演变规律、诊断及鉴别诊断、辨证要点、辨治原则、常见证型诊治，并附病案举例、西医相关疾病举例等。

大头瘟作为温毒类温病的代表病种之一，首先要掌握大头瘟的概念，熟悉大头瘟的病因病机是风热时毒从口鼻而入，迅即充斥肺胃，上攻头面。病因方面，重点掌握风热时毒与风热病邪的关系，以及毒邪致病的特殊性。在审视病机时，要注意邪毒充斥肺胃和上攻头面两个方面，前者引起全身性证候，后者表现为局部变化。病程中以卫气阶段为主，肺胃病变为中心，热毒蒸迫为基本病理变化，后期可见胃阴耗伤之证，很少见深入下焦营血，预后好。对于本病的临床表现，既要注意头面红肿的特征，又不能忽视其还具有温病的基本特征。在治疗方面掌握本病的辨治要点，以疏风清热，解毒消肿为治疗原则，并结合不同兼证随证施治。注意口服汤剂与外用药的配合使用。了解各证临床运用及治疗方法。

参考文献

【概述】

一、定义

大头瘟是感受风热时毒而引起，初起以起病急剧，憎寒发热，头面焮赤肿痛为主要临床特征的多发生于冬、春两季的一种急性外感热病。因其除全身证候外，还有明显的局部肿毒特征，所以古代医家将其纳入温毒范畴。

二、源流及辨证体系的形成

隋代巢元方《诸病源候论》及唐代孙思邈《千金翼方》中有类似本病的论述。金元时期，刘完素《素问病机气宜保命集·大头论》称本病为“大头病”。清代俞震（字东扶）《古今医案按》中有记载泰和二年流行“大头伤寒”，因其发病之初有类似伤寒症状。李杲创制普济消毒饮，有广施其方而全活甚众的记载。明代陶华《伤寒全生集》指出本病的病因：“一曰时毒，一曰疫毒，盖天行疫毒之气，人感之而为大头伤风也”，治宜“退热消毒”。明代张介宾《景岳全书·瘟疫》把本病划归为温疫范畴，始提出病名“大头瘟”。清代俞肇源《通俗伤寒论》称本病为“大头风”。吴瑭《温病条辨》则认为大头瘟是“温毒”之俗称。

本病近代少有流行发生。西医学中的颜面丹毒、流行性腮腺炎与本病有相似之处，可参照本病辨证施治。中医文献中曾记载大头瘟有强烈的传染性，可引起大面积流行，并有较高的致死率，与颜面丹毒、流行性腮腺炎不尽相同，应注意区分。

【病因病机】

笔记栏

一、病因发病

风热时毒是本病的致病因素，其既有风热病邪致病特性，又有温毒病邪的致病特征。故致病时发展迅速，易致局部肿毒。每当冬春之季，气温过暖之时，适逢人体正气不足，即易感邪而发病。

二、病机特点

《诸病源候论·诸肿候》说："肿之生也，皆由风邪、寒热、毒气客于经络，使血涩不通，壅结皆成肿也。"风热时毒自口鼻而入，初起邪毒犯卫，上攻头面，则见憎寒发热，头面红肿等。进而热毒蒸迫，毒盛肺胃，则见气分里热炽盛，头面红肿热痛，甚则溃烂等。若热毒与肠中糟粕相结，则见毒壅肺胃，热结肠腑证。如邪毒内陷亦可深入营血，而见动血耗血等病理变化，但临床很少见，因此本病预后较好。总之本病以邪在肺胃气分为主，热毒蒸迫为基本病机特点(图13-1)。

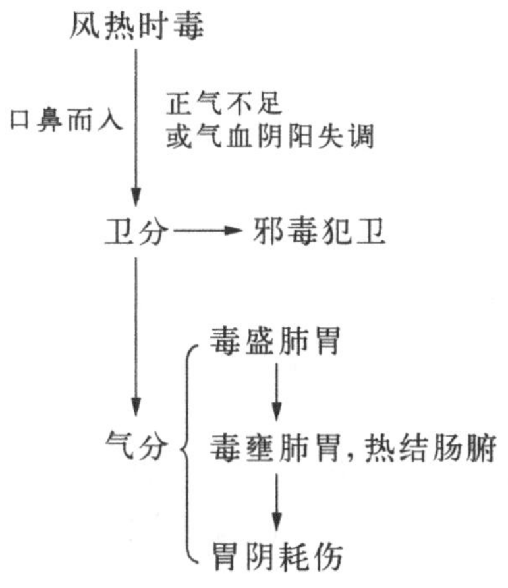

图13-1　大头瘟病机演变示意图

【诊断与鉴别诊断】

一、诊断依据

1. 发病季节　多发生于冬、春两季。

2. 临床表现　起病急骤，初起憎寒发热，伴有头面焮赤肿痛。病程中肿毒特征突出如咽喉疼痛，但一般不破溃糜烂；头面红肿热痛，皮肤发硬，表面光滑，界限清楚；多由鼻旁、面颊肿起，向眼、耳、面部蔓延，甚至波及头皮，或严重者出现水疱。

参考文献

二、鉴别诊断

1. 大头瘟与痄腮相鉴别　具体内容详见表13-1。

表13-1　大头瘟与痄腮鉴别表

	痄　腮	大　头　瘟
共 同 点	两者均多发生于冬春季节，而见寒热等全身症状及头面部肿痛的表现	
局部症状	以一侧或双侧腮腺肿大为特征，色白濡肿，与正常皮肤间无明显界限	眼睑以下两颊部红肿明显，与正常皮肤界限明显
好发年龄	多见于儿童	多见于成人
并 发 症	可继发睾丸肿痛	不继发睾丸肿痛

2. 大头瘟与发颐相鉴别　具体内容详见表13-2。

笔记栏

表13-2　大头瘟与发颐鉴别表

	发　　颐	大　头　瘟
共同点	两者均有憎寒壮热,面颊红肿疼痛的表现	
病　　因	伤寒或温病余邪聚于少阳、阳明经,且以少阳为重点,多继发于其他病之后	内因正气不足,外感风热时毒所致
临床表现	常为单侧发病,初起颐颌处下颌角疼痛,肿如桃核,开口困难,成脓时疼痛加剧,红赤肿胀,可波及同侧耳前、耳后及颊部,破溃后可从内颊部流出脓液	发病以面颊、阳明为重点,头面焮赤肿大,一般不破溃糜烂
相关疾病	化脓性腮腺炎、腮腺脓肿	颜面丹毒、流行性腮腺炎

【辨证论治】

一、辨证要点

1. 病位　本病初起毒侵肺卫,整个病程以肺胃气分病变为中心。

2. 病势　风热时毒伤人迅速,侵犯卫气,上攻头面。邪毒内陷亦可深入营血,但临床很少见。因此本病治疗得当预后好。

3. 临床特点　局部肌肤红肿热痛,伴寒热,苔白为病在卫分;伴壮热烦渴,苔黄为病在气分;伴昏谵,舌绛,肌肤斑疹者属热入营血。质地发硬者属热毒深重;局部肿毒伴有疱疹甚或糜烂者属夹有湿毒秽浊。

参考文献

二、治则治法

1. 治则　疏风清热,解毒消肿,内外合治。

2. 治法　邪偏肺卫者,治以疏风透邪为主,兼以解毒消肿;若毒壅肺胃气分者,治以清热解毒为主,兼以疏风消肿;若局部红肿明显,宜清瘟解毒,散结消肿。正如《景岳全书·瘟疫》云:"内火未盛者,先当解散……若时气盛行,宜清火解毒……时毒内外俱实,当双解表里。"此外根据病情还可配合通腑、凉膈、清心、凉血、养阴等治法。同时要配合清热解毒,化瘀消肿止痛之方药外敷,以内外合治。

3. 治疗禁忌

(1)禁用辛温之品:本病初起有憎寒发热的表现,但辛温之品有助热伤阴之弊,故要禁用。

(2)勿过用寒凉:一是寒凉太过,易伤正气,凉遏冰伏,易致邪毒壅结不解。二是寒凉之品多具沉降之性,有药过病所之弊。故本病治疗当寓清凉之中佐以疏解透邪之品,以防引邪深入。

三、常见证型诊治

(一)邪毒犯卫

症状:恶寒发热,热势不甚,无汗或少汗,头痛,头面轻度红肿,全身酸楚,目赤,咽痛,口渴,苔薄黄,脉浮数。

病机:本证为大头瘟初起,风热时毒侵犯肺卫之证。邪犯肺卫,卫气郁阻,故恶寒发热,全身酸楚,无汗或少汗;风热上扰则头痛,目赤,咽痛;热毒伤津则口渴;热毒上攻则头面红肿;脉浮数为毒侵肺卫之征,苔薄黄为邪毒化热入里之象。

辨证要点:寒热,苔白或薄黄;头面红肿。

治法:疏风清热,宣肺利咽。

方药:内服葱豉桔梗汤(《通俗伤寒论》),外敷如意金黄散(《外科正宗》又名金黄散)。

笔记栏

葱豉桔梗汤

鲜葱白三枚至五枚 苦桔梗一钱至钱半 焦山栀二钱至三钱 淡豆豉三钱至五钱 薄荷一钱至钱半 青连翘钱半至二钱 生甘草六分至八分 鲜淡竹叶三十片

方中鲜葱白、淡豆豉解肌发表,疏风透邪;薄荷、桔梗散风清热;青连翘、焦山栀清热解毒;甘草、苦桔梗以利咽;淡竹叶清心除烦。诸药合用,共奏疏风清热,宣肺利咽之效。

如意金黄散

天花粉(上白)十斤 黄柏(色重者)、大黄、姜黄各五斤 白芷五斤 紫厚朴、陈皮、甘草、苍术、天南星各二斤

为细末,随证调敷。

方中天花粉、黄柏、大黄清热泻火解毒;姜黄、白芷活血疏风止痛;天南星、紫厚朴、陈皮、甘草、苍术行气化痰。共奏清热解毒,散瘀消肿之功。

临床运用:葱豉桔梗汤对于腮腺炎、颜面丹毒、流行性感冒、急性扁桃体炎、麻疹、风疹等病初起属风热时毒侵犯肺卫证候者均可运用。

据本证临床常见的局部肿毒、口渴、无汗等不同症状的轻重随症加减。

(二)毒侵肺胃

症状:壮热口渴,烦躁不安,头面焮肿疼痛,咽喉疼痛加剧,舌红苔黄,脉数实。

病机:本证为气分热毒,充斥肺胃,上攻头面之证。病至气分,热毒炽盛,充斥肺胃,则壮热口渴,烦躁不安,咽喉疼痛加剧;头为诸阳之会,风热时毒上窜,壅结头面脉络,则头面焮赤肿痛;舌红苔黄,脉数实,皆为里热炽盛之征。

辨证要点:壮热,苔黄;头面焮赤肿痛。

治法:清热解毒,疏风消肿。

方药:内服普济消毒饮(《东垣试效方》),外敷三黄二香散(《温病条辨》)。

病案资料

普济消毒饮

黄芩(酒炒)、黄连(酒炒)各五钱 陈皮(去白)、甘草(生用)、玄参、柴胡、桔梗各二钱 连翘、板蓝根、马勃、牛蒡子、薄荷各一钱 僵蚕、升麻各七分

普济消毒饮是治疗大头瘟的著名方剂。方中黄芩、黄连苦寒直折气分火热,并清热解毒;薄荷、牛蒡子、僵蚕透泄肺胃热毒;连翘、板蓝根、马勃解毒消肿止痛;玄参咸寒滋阴降火,又能制约诸药之燥;陈皮疏利中焦;甘草和中,并配桔梗清热利咽。人参补虚扶正;升麻、柴胡、桔梗载诸药上行,直达病所;并寓"火郁发之"之意。诸药配伍,共收清热解毒,疏散消肿之功。

三黄二香散

黄连一两 黄柏一两 生大黄一两 乳香五钱 没药五钱

上为极细末,初用细茶汁调敷,干则易之,继则用香油调敷。

本方用黄连、黄柏、生大黄泻火解毒;用乳香、没药活血散瘀,消肿止痛。共奏清热解毒,消肿止痛之效。

临床运用:普济消毒饮对于治疗腮腺炎、颜面丹毒、急性扁桃体炎、痤疮、颈痈、扁平疣、带状疱疹等病属热毒侵犯肺胃证候者均可运用。

根据本证临床常见发热、局部肿毒等不同症状的轻重随症加减。

吴瑭《温病条辨》指出:"温毒咽痛喉肿、耳前耳后肿、颊肿、面正赤,或喉不痛,但外肿,甚则耳聋,俗名大头瘟、虾蟆温,普济消毒饮去柴胡、升麻主之,初起一二日,再去芩、连,三四日加之佳。"并认为:"其方之妙,妙在以凉膈散为主,而加入清气之马勃、僵蚕、金银花,得轻可去实之妙;再加玄参、牛蒡子、板蓝根,败毒而利肺气,补肾水以上济邪火;去柴胡、升麻者,以升腾飞越太过之病,不当再用升也……去黄芩、黄连者,芩连里药也,病初起未至中焦,不得先用里药,故犯中焦也。"上述见解,可供临床参考。

笔记栏

(三)毒壅肺胃,热结肠腑

症状:身热如焚,气粗而促,烦躁口渴,咽痛,目赤,头面及两耳上下前后焮赤肿痛,大便秘结,小

便热赤短少，舌赤苔黄，脉数。

病机：本证为热毒炽盛，壅滞于肺胃肠腑之证。肺热壅盛则身热气粗而促；胃热津伤则烦热口渴，小便热赤短少；热毒壅阻肠腑则大便秘结；热毒上攻头面则头面焮赤肿痛，咽痛，目赤；舌赤苔黄，脉数为热毒炽盛之征。

辨证要点：高热，苔黄，局部焮赤肿痛，大便秘结。

治法：清透热毒，通腑泄热。

方药：通圣消毒散(《通俗伤寒论》)。

荆芥、防风、川芎、白芷各一钱　金银花、连翘、牛蒡、薄荷、焦栀、滑石各二钱。风化硝、酒炒生锦纹、苦桔梗、生甘草各五分　先用犀角尖一钱　大青叶五钱，鲜葱白三枚　淡香豉四钱　活水芦笋二两　鲜紫背浮萍三钱，煎汤代水煎药，重则日服两剂，夜服一剂。

方中薄荷、防风、鲜葱白、淡香豉、白芷、浮萍、桔梗透泄肺胃热毒；焦栀、大青叶、金银花、连翘、牛蒡清解肺胃热毒；生锦纹(生大黄)、风化硝(芒硝)通腑泄热；滑石、芦笋导热毒随小便而出；犀角清营凉血解毒，诸药共奏分消表里上下热毒的作用。

临床运用：通圣消毒散对于治疗颜面丹毒、流行性腮腺炎、急性扁桃体炎等病属时毒肿痛，表里俱实者均可运用。

根据本证临床上常见的局部肿毒、便秘及伤津等所引起的不同症状的轻重随症加减。

(四) 胃阴耗伤

症状：身热已退，头面焮肿消失，口渴欲饮，不欲食，咽干，目涩，唇干红，舌红少津，无苔或少苔，脉细数。

参考文献

病机：本证为肺胃热毒已解，胃阴耗伤之证。肺胃热毒已解，则热退，面赤红肿消失。但胃津已伤，故口渴欲饮；胃阴不足，则不欲饮食；胃阴耗伤，阴津不能上荣，则咽干，目涩，唇干红等，舌红少津，无苔或少苔，脉细数为胃阴耗损之征。

辨证要点：身热已退，口渴，不欲食，舌红少苔，脉细数。

治法：滋养胃阴。

方药：七鲜育阴汤(《重订通俗伤寒论》)。

鲜生地五钱　鲜石斛四钱　鲜茅根五钱　鲜稻穗二支　鲜雅梨汁、鲜蔗汁各两瓢(冲)　鲜枇杷叶(去毛炒香)三钱

方中鲜生地、鲜石斛、鲜茅根、鲜梨汁、鲜蔗汁甘寒生津，滋养胃液；鲜稻穗养胃气；鲜枇杷叶和降胃气。诸药合用，使胃阴得复，胃气和降，自能进食。方中鲜稻穗可用谷芽代替。

西医相关疾病举例

临床运用：七鲜育阴汤对于流行性腮腺炎、颜面丹毒、麻疹、风疹等病后期阴伤未复者均可运用。

根据本证临床上常见的低热、口渴等不同症状的轻重随症加减。

复习思考题

大头瘟知识要点简表

1. 大头瘟的诊断要点是什么？
2. 试述大头瘟的临床表现及病机变化。
3. 普济消毒饮主治的病机是什么？临床上应掌握哪些辨证要点？

(钱占红)

笔记栏

第十四章　烂喉痧

导　学

本章主要介绍烂喉痧的概念及辨证体系的形成、病因病机及演变规律、诊断及鉴别诊断、辨证要点、辨治原则、常见证型诊治，并附病案举例、西医相关疾病举例等。

烂喉痧作为温毒类温病的代表病种之一，通过学习要将第一篇所学基础理论、知识、技能与烂喉痧相关内容加以联系。掌握烂喉痧的概念，明确烂喉痧是冬春季节感受温热时毒所引起，以发热，咽喉肿痛糜烂，肌肤丹痧密布为特征，具有较强传染性，易引起流行，属于温毒的范畴；掌握各证型辨证要点，以及可能发生的险恶证候，末期常见余毒伤阴证；掌握烂喉痧的治疗特点，以清泄热毒为治疗原则，初期治宜辛凉清透，中期注重泻火解毒，清营凉血，末期宜清解余毒，滋阴生津，同时根据咽喉肿痛糜烂的情况，配合外治法，内外合治。熟悉本病的病因病机和传变特点，在病机方面，本病为温热时毒从口鼻而入，病程中以热毒蒸迫，充斥气血为基本病理变化，初起壅遏肺胃，充斥表里，卫气营同病，继而热毒充斥，气营（血）两燔，甚或毒陷心包，内闭外脱，注意毒燔气（营）血所致病变的严重性；熟悉本病的诊断要点，肿毒特征的辨别。了解本病与麻疹、白喉等疾病鉴别。注意本病并发症发生的严重性及临床常用治疗方法。

【概述】

一、定义

烂喉痧是外感温热时毒而引起，初起以病情重，发热恶寒，咽喉肿痛糜烂，肌肤丹痧密布为主要临床特征，多发于冬、春两季，具有较强传染性的一种急性外感热病。本病属于温毒病的范畴，因其临床有咽喉糜烂、肌肤丹痧的特征表现，故称为烂喉痧。

二、源流及辨证体系的形成

东汉张仲景《金匮要略》所称“阳毒”，具有面赤斑斑如锦纹，咽喉疼痛，咳唾脓血等表现，与本病类似。隋代巢元方《诸病源候论》所载之“阳毒”，亦与本病相似，且将其归属于“时气候”，以示其有传染性，甚至能酿成流行的特点。唐代孙思邈《千金翼方》列有“丹胗”的治疗方药，包括了本病的治疗在内。而对烂喉痧的系统论述，则主要见于清代温病学家叶桂《临证指南医案·疫门》，其记录了治疗以咽痛、痧疹为主症的病案，其表现亦酷似本病。清代还出现了有关本病专著，如陈耕道（字继室）的《疫痧草》，金德鉴（字保三）的《烂喉丹痧辑要》，夏云（字春农）的《疫喉浅论》等，这些著作对烂喉痧的发生、病机、证治及预防做了系统的论述，积累了丰富的经验。

根据烂喉痧发病的季节特点和临床表现，西医学中发生于冬春季节的猩红热及其他出疹性疾病均可参照本病辨证施治。

笔记栏

【病因病机】

一、病因发病

本病的病因是温热时毒。在冬春季节，气候反常之时，易产生温热时毒，此时若逢人体正气亏虚或气血阴阳失调，则易感触而发病。如陈耕道《疫痧草·辨论疫毒感染》曰："其人正气适亏，口鼻吸受其毒而发者为感发，家有疫痧人，吸受病人之毒而发者为传染，所自虽殊，其毒则一也。"

二、病机特点

温热时毒自口鼻而入，迅速充斥肺胃，遍及卫气，波及营分，外窜血络，上壅咽喉。初起即见毒侵肺卫证，以发热恶寒，咽喉红肿疼痛，肌肤发出丹痧为特征。正如何廉臣曰："疫痧时气，吸从口鼻，并入肺经气分则烂喉，并入胃经血分者则发痧。"进而热毒迅即深入气血，上攻咽喉，而见壮热烦渴，咽喉糜烂，丹痧密布，舌红绛起刺等毒壅气分证。正如何廉臣曰："喉痧气血同病，内外异形，其病根不外热毒，热盛则肿，毒胜则烂。"如热毒充斥，耗伤正气，灼津成痰，痰热互结，陷入心包，内闭机窍，则见高热，神昏，肢厥，舌绛，丹痧紫黑等，甚至造成内闭外脱等危候。正如陈耕道《疫痧草·辨论疫邪所由来》曰："疫毒入于肺脏而喉烂，气秽盛者，直陷心包，而神昏不救，瞬息之间，人命遂夭殂。"后期余毒伤阴，可见低热，咽痛，舌红少苔等。并常因治疗不当，或饮食起居不慎，致余焰复炽，病情加重，故后期也应注意防范(图14-1)。

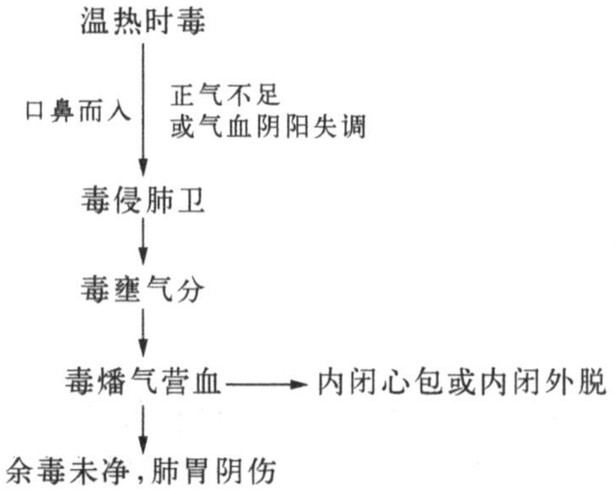

图14-1　烂喉痧病机演变示意图

【诊断与鉴别诊断】

一、诊断依据

1. 发病季节　多发生于冬、春两季。

2. 接触史　有与烂喉痧患者接触的病史，要考虑本病的可能。

3. 临床表现　起病急骤，憎寒发热，咽喉肿痛糜烂，糜烂点易擦去，肌肤发出丹痧，呈猩红色，舌红绛起刺状若杨梅。但近年来本病发病的临床症状并不十分典型，应防止误诊。

二、鉴别诊断

1. 烂喉痧与白喉相鉴别　具体内容详见表14-1。

笔记栏

表14-1　烂喉痧与白喉鉴别表

	白　　喉	烂 喉 痧
共 同 点	均可见发热,咽喉疼痛,均具有传染性	
咽部白膜	咽部白膜擦之不去,硬擦出血	咽喉糜烂擦之即去
肌肤丹痧	不伴有	伴有

2. 烂喉痧与麻疹、风疹相鉴别　具体内容详见表14-2。

表14-2　烂喉痧与麻疹、风疹鉴别表

	麻　　疹	风　　疹	烂 喉 痧
共 同 点	均可见发热、斑疹,多见于儿童,均具有传染性		
发疹情况	发热3～4日出疹,先从耳后发际、头面颈部开始,进而胸背、腹部、四肢,3日出齐,手T脚心均见疹点	通常于发热1～2天后出现皮疹,在24小时蔓延到全身,出疹后体温不再上升	发热1～2日出疹,从腋下、腹股沟、颈部开始,进而躯干四肢,当日出齐
皮疹特征	为红色丘疹,高于皮肤之上,疹间有正常皮肤,疹消退后有色素沉着及麦麸状脱屑	皮疹先从面颈部开始,疹色淡红,皮肤瘙痒,全身症状较轻	为粟粒样,呈弥漫性鲜红色,疹间无正常皮肤,在面部整个发红,唯独唇周为正常皮肤,形成苍白圈体征,疹退后有明显脱屑
咽部特点	咽喉红肿痛较轻无糜烂,口腔侧颊黏膜处可有麻疹黏膜斑	有耳后、颈部淋巴结肿大	咽喉红肿痛、糜烂较甚

【辨证论治】

一、辨证要点

1. 病位　初起邪在肺卫,迅即波及气营,并见热毒搏结之证。

2. 病势　本病发病急、传变快、病情重。病程中以气分肺胃热毒壅盛,上攻咽喉,外窜肌肤血络为主要病机。

3. 临床特点　临床上以起病急骤,憎寒发热,肌肤丹痧,咽喉肿痛甚或糜烂为特征。继则出现毒壅气分或气营(血)两燔证,甚者可出现内闭心包或内闭外脱等危重证候,后期则多见余毒未尽,阴液亏损见证。

二、治则治法

1. 治则　以清泄热毒为基本治疗原则。正如夏云《疫喉痧浅论》所云:"疫喉痧治法全重乎清也,而始终法程不离乎清透、清化、清凉攻下、清热育阴之旨也。"

2. 治法　夏云提出:"首当辛凉透表,继用苦寒泄热,终宜甘寒救液。"提出了烂喉痧初、中、末三期的不同治法。即初期邪偏卫表,治以辛凉透邪,兼清气营;中期注重泻火解毒,气营血两清,若见毒陷心包或内闭外脱者,当急予清心开窍或开闭固脱之法;末期治宜清泄余毒,滋阴生津。

针对咽喉红肿糜烂,还要配合清热消肿或祛腐生新之方药外敷,内外合治,以求速效。

3. 治疗禁忌　辛温升托之品皆在所禁。因辛温之品,易助热伤阴,加重病情,故烂喉痧初期禁用辛温升散之品。而近代名医丁甘仁提出治疗烂喉丹痧"以畅汗为第一要义",是指以汗出通畅与否,作为表气是否已畅,热达腠开,营卫调和的标志。绝非是把汗出作为目的,而随意用辛温升散之品强取其汗,否则必有助热伤阴之害。

笔记栏

三、常见证型诊治

（一）毒侵肺卫

症状：初起憎寒发热，继则壮热烦渴，咽喉红肿疼痛，甚或溃烂，肌肤丹痧隐约可见，舌红或有珠状突起，苔白，脉浮数。

辨证要点：卫气营同病，以卫气为主。寒热，或壮热，苔白，肌肤丹痧隐约，咽喉红肿疼痛。

病机：本证为热毒外袭卫表，内侵肺胃之证。卫受邪郁，邪正相争则见憎寒发热；苔白为邪在卫表之征；毒侵肺胃，上攻咽喉，则咽喉红肿疼痛，甚则糜烂；热毒偏盛，迫及营分，走窜血络，外发肌肤，则丹痧隐约；壮热烦渴，舌红，脉数，均为气分热毒偏盛的征象。

治法：透表泄热，清咽解毒。

方药：内服清咽栀豉汤（《疫喉浅论》），外用玉钥匙吹喉（《三因极一病证方论》）。

参考文献

清咽栀豉汤

生山栀三钱　香豆豉三钱　金银花三钱　苏薄荷一钱　牛蒡子三钱　粉甘草一钱　蝉衣八分　白僵蚕二钱　乌犀角（磨汁）八分（水牛角一两代）　连翘壳三钱　苦桔梗一钱五分　马勃一钱五分　芦根一两　灯心二十支　竹叶一钱

水二盅，煎八分服。

烂喉痧初起，首重清透，使邪从汗解，热随汗泄。故方中以豆豉、薄荷、牛蒡子、蝉衣、桔梗等宣肺透表；金银花、连翘、山栀泄热解毒；马勃、僵蚕、甘草解毒利咽；犀角（水牛角）以凉营解毒。该治法体现了丁甘仁治疗烂喉丹痧“以畅汗为第一要义”的治疗思想。

玉钥匙

火硝一两半　硼砂半两　樟脑一字　白僵蚕一分

上为末，研匀，以竹管吹半钱许入喉中。

本散为喉科的外治药，具有清热退肿之功，适于喉痧初起，咽喉红肿尚未糜烂者。方中火硝软坚散结解毒；硼砂清热化痰；冰片开结散郁，清热止痛防腐；白僵蚕祛风散结。

临床运用：清咽栀豉汤对于治疗猩红热、麻疹、风疹、婴幼儿急疹等病症初期属卫气营同病，但以卫气为主者均可运用。

根据本证临床上常见的表郁、咽喉肿痛、丹痧等不同症状的轻重随症加减。

（二）毒壅气分

症状：壮热，口渴，烦躁，咽喉红肿糜烂，肌肤丹痧显露，舌红赤有珠，苔黄燥，脉洪数。

辨证要点：气营血同病，以气分为主。壮热，苔黄燥，肌肤丹痧显露，咽喉红肿糜烂，舌红赤有珠。

病机：本证为表邪已解，热毒壅结气分、走窜血络之证。气分热盛，故见壮热烦渴；热毒壅结，膜败肉腐，则见咽喉红肿糜烂；热毒走窜血络，则肌肤丹痧显露；舌红赤有珠，苔黄燥，脉洪数为气分热毒炽盛的征象。

治法：清气解毒，利咽退疹。

方药：内服余氏清心凉膈散（《温热经纬》），外用锡类散（《金匮翼》又名烂喉痧方）。

余氏清心凉膈散

连翘二钱　黄芩（酒炒）一钱五分　山栀一钱五分　薄荷一钱五分　石膏三钱　桔梗一钱　甘草八分　竹叶一钱

本方即凉膈散去芒硝、大黄加石膏、桔梗而成，具有清气泄热，解毒利咽之效。方中连翘、黄芩、山栀、竹叶清泄气分邪热；薄荷、桔梗轻宣上焦气机；生石膏大清气分之炽热。总之，病以气分为主，病位偏上，故以轻清为宜，透泄郁热为要。

笔记栏

锡类散

象牙屑（焙）三分　珍珠（制）三分　青黛（飞）六分　冰片三厘　壁钱（用泥壁上者）二十个

牛黄五厘 人指甲五厘

为细末,密装瓷瓶内,勿使泄气,每用少许吹于患处。

本方具有清热解毒,祛腐生肌作用,适于咽喉肿痛,溃破糜烂者。

临床运用:余氏清心凉膈散对于治疗猩红热、麻疹、风疹、扁桃体炎、小儿疱疹性咽峡炎等病属气营血两燔,以气分为主者均可运用。

参考文献

根据本证临床上常见的发热、大便秘结、丹痧等不同症状的轻重随症加减。

(三)毒燔气营

症状:咽喉红肿糜烂,甚则气道阻塞,声哑气急,丹痧密布,红晕如斑,紫赤成片,壮热,汗多,口渴,烦躁,舌绛干燥,遍起芒刺,状如杨梅,脉细数。

辨证要点:气营血俱燔。壮热,丹痧密布,咽喉糜烂,阻塞气道,舌绛状如杨梅。

病机:本证为邪毒进一步化火,燔灼气营血之重证。气分热盛,则见壮热,汗多,口渴,烦躁等;血热炽盛,则见丹痧密布,红晕如斑;热灼营阴,则舌绛干燥,遍起芒刺,状如杨梅,脉细数;热毒化火,上攻咽喉,则咽喉红肿糜烂白膜,甚至阻塞气道。

治法:气营两清,解毒救阴。

方药:内服凉营清气汤(《丁甘仁医案·喉痧证治概要》),外用珠黄散吹喉(《全国中成药处方集》天津方)。

凉营清气汤

犀角尖(磨冲)五分(水牛角一两代) 鲜石斛八钱 黑山栀二钱 丹皮二钱 鲜生地八钱 薄荷叶八个 川雅连五分 京赤芍二钱 京玄参三钱 生石膏八钱 生甘草八分 连翘壳三钱 鲜竹叶三十张 茅根、芦根(去节心)各一两 金汁(冲)一两 如痰多加竹沥一两冲服。

参考文献

方中黑山栀、薄荷、连翘壳、川雅连、生石膏清透气分邪热;玄参、石斛、竹叶、芦根、茅根甘寒生津;犀角、丹皮、生地、赤芍、金汁凉血解毒。本方有玉女煎、凉膈散、犀角地黄汤诸方合用之意,共奏两清气营血,解毒生津之效。

珠黄散

珍珠、牛黄各30克

共研极细粉,每用少许,吹于咽喉患处,亦可内服。功能清热解毒止痛。治咽喉红肿,单双乳蛾,溃烂疼痛。

临床运用:凉营清气汤对于治疗猩红热及治疗麻疹、流行性乙型脑炎、登革热、脓毒症等病属气营血俱燔者均可运用。

根据本证临床出现的昏谵及兼痰等所引起的不同症状的轻重随症加减。

(四)余毒未尽,肺胃阴伤

症状:咽喉腐烂渐减,但仍疼痛,壮热已除,唯午后低热,口干唇燥,皮肤干燥脱屑,舌红而干,脉象细数。

辨证要点:午后低热,口干唇燥,皮肤干燥脱屑,舌红而干。

病机:本证为烂喉痧末期余毒渐退,阴津耗伤之证。邪毒已减,故壮热消退;余毒未净,肺胃阴液未复,故见午后低热持续,及咽喉轻度糜烂等;口干唇燥,皮肤干燥、脱屑系肺胃阴伤所致;脉细数,舌红而干等,均属阴津耗损征象。本证病机侧重于阴津亏损,阴液不复则余热不易消退,诸症亦难消除。

治法:滋阴生津,兼清余热。

方药:清咽养营汤(《疫喉浅论》)。

西洋参二钱 大生地三钱 抱木茯神三钱 大麦冬三钱 大白芍二钱 嘉定花粉四钱 天门冬二钱 拣玄参四钱 肥知母三钱 炙甘草一钱

笔记栏

水四盅,煎六分,兑蔗浆一盅温服。

本方重在滋阴生津,故以西洋参、天冬、大麦冬、大生地、拣玄参甘寒养阴,复以白芍、甘草酸甘化阴；知母、天花粉清泄余热并兼滋养阴液；茯神宁心安神。使阴津复，余毒除，则病趋痊愈。

临床运用：清咽养营汤对于治疗猩红热及麻疹、扁桃体炎、流行性乙型脑炎、腮腺炎、风疹、登革热等病后期属肺胃阴伤者均可运用。

根据本证临床上常见的低热、咽痛、腰痛、四肢酸痛、尿血等不同症状的轻重随症加减。

西医相关疾病举例

复习思考题

烂喉痧知识要点简表

1. 烂喉痧的临床表现特征是什么？临床上怎样诊断？
2. 如何判断烂喉痧的顺逆？
3. 试述烂喉痧的病因病机及各期的临床特点。
4. 烂喉痧初期为何“以畅汗为第一要义”？

（文小敏　黄仕营）

笔记栏

第十五章　温　疫

导　学

本章主要介绍温疫概念及辨证体系的形成、病因病机及演变规律、诊断及鉴别诊断、辨证要点、辨治原则、常见证型诊治，并附病案举例、西医相关疾病举例等。

温疫学说是温病学术体系中一个重要的组成部分，是温病学形成和成熟的基础。通过学习了解温疫的概念和特点，以及温疫类温病病证结合、以证为主的临床思维方法；了解温疫的疫疠毒邪性质有湿热与暑热之分；了解温疫主要证候的临床变化和治疗方药，以及与现代相关疾病的关系，思考临床如何防止温疫的发生；熟悉温疫的病机和诊断要点，以及与四时温病的区别；掌握温疫常见证型的临床表现和治法、方药，尤其是要掌握代表方清瘟败毒饮与达原饮在温疫中的运用。

【概述】

一、定义

温疫是感受疫疠毒邪引起，起病急骤，传变迅速，病情凶险，以热势亢盛或肌肤斑疹或涉及多脏腑病变的具有较强传染性并能引起大流行为主要临床特征的一类温热性疫病。本病发病有一定的季节性，一般通过呼吸道传染的温疫多发生于冬春季节，而通过肠道传染的温疫多发生于夏秋季节。

二、源流及辨证体系的形成

中医对疫病的认识，历史悠久。早在《左传·哀公元年》中就有“天有灾疠”的记载。并认识到疫病流行与气候异常有着密切关系，如《礼记·月令》中就记载了“季春行夏令，则民多疾疫，孟夏行秋令，则其民大疫。”在《黄帝内经》中对温疫的发生、流行、预防等有了系统的认识，如《素问·六元正纪大论》中载有“气乃大温，草乃早荣，民乃厉，温病乃作。”《素问·刺法论》中载有：“黄帝问曰：余闻五疫之至，皆相染易，无问大小，病状相似，不施救疗，如何可得不相染易者？岐伯答曰：不相染者，正气存内，邪不可干。”并提出了“温疫”“温疠”“五疫”的概念。汉代张仲景《伤寒论》序言：“余宗族素多，向余二百，建安纪年以来，犹未十稔，其死亡者，三分有二。”其言伤寒实则包括温疫在内。隋代巢元方《诸病源候论》中对疫病列有专章论述，其云：“其病与时气、温热等病相类，皆由一岁之内，节气不和，寒暑乖侯，或有暴风疾雨，雾露不散，则民多疠疫，病无少长，率皆相似。”金元时期，对温疫的认识进一步加深，如庞安时《伤寒总病论》将热性病分为温病和时行温病，并提出时行温病有大中小及散在发生的不同流行情况。至明清时期，对温疫的认识不断深化，形成了温疫学说理论体系。其中贡献最大的当属明末医家吴有性，他亲身经历了崇祯辛巳年间疫病流行，著成《温疫论》一书，书中详细阐述了温疫的病因、病机及传变特点，明确温疫的诊断和治疗方法，根据自己的体会，创立达原饮，以疏利透达法祛除疫邪，为温疫学说的建立作出了巨大的贡献。吴有性认为：“此气之来，无论老少强弱，触之即病。邪从口鼻而入，则其所客，内不在脏腑，外不在经络，舍于伏脊之内，去表不远，附近于胃，乃表里之分界，是为半表半里，即《针经》所谓横连膜原是也。”提出“客邪贵乎早逐”，祛邪为第一要义的观点。清代余霖在吴有性对温疫认识的基础

笔记栏

上，结合自己的实践经验，撰写了《疫疹一得》，主要论述由暑热疫毒引起的，以火热炽盛、肌肤发斑为特征的疫病，创立了清瘟败毒饮，在治疗上“不论始终，以此方为主”。对此，王士雄誉之：“独识淫热之疫，别开生面，洵补昔贤之未逮，堪为仲景之功臣。”在吴有性《温疫论》影响下，戴天章的《广温疫论》、杨璿的《伤寒温疫条辨》、刘奎（字文甫）的《松峰说疫》、熊立品的《治疫全书》等温疫类著作相继问世，使温疫学说的理论体系不断完善，临床技能不断丰富，并至今指导着中医临床。

参考文献

此外，医学史上也有寒疫的记载，常与温疫相混，记载入疫病篇中。应该指出，寒疫指的是感受非时暴寒所致，并可导致流行疫疠阴证，从临床症状看，寒象明显，与温疫不同，不是本篇章论述的内容；古方流传了很多治疗寒疫的有效方，如圣散子等，多是温燥辛散的药物，不适合温疫的治疗。但寒疫热化后，仍可按温病辨证治疗，正如吴鞠通认为“其未化热而恶寒之时，则用辛温解肌；既化热之后，如风湿证者，则用辛凉清热，无二理也。”

西医学相关病种：鼠疫、人感染高致病性禽流感、流行性脑脊髓膜炎、流行性乙型脑炎、登革热、登革出血热、斑疹伤寒、流行性出血热及艾滋病等，凡能引起较大范围流行具有温疫特点的疾病，均可参考本病进行辨治。

【病因病机】

一、病因发病

导致温疫的外因是疫疠毒邪。疫疠毒邪不同于一般外感六淫之邪，它是在反常或是灾害性气候条件下形成的。加上战乱饥馑、卫生不良、污秽不洁之物处理不善等原因而形成的疫疠毒邪暴戾猖獗，易于侵犯人体。但由于季节的不同、环境的差异，所产生的疫疠毒邪不尽相同，如雨湿偏盛则性偏湿热，暑热偏盛则性偏燥热，因此疫疠毒邪的性质有湿热与暑热之分，所致温疫有湿热疫和暑燥疫之别。另外人体正气的虚实在发病上起重要作用，吴有性说：“昔有三人，冒雾早行，空腹者死，饮酒者病，饱食者不病。”即“本气充满，邪不易入；本气适逢亏欠，呼吸之间，外邪因而乘之。”说明人体正气亏虚，不足以抵御病邪，则易致温疫的发生，此为温疫致病的内因。

二、病机特点

疫疠毒邪多从口鼻而入，侵入人体后，多迅速充斥表里内外，损及脏腑，气营血同病。且病势凶

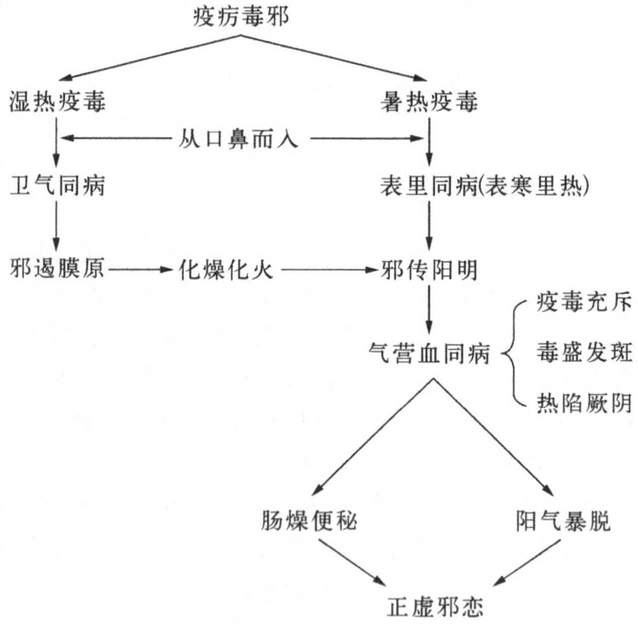

图15-1　温疫病机演变示意图

笔记栏

险,变化多端。但由于疫邪性质不同,人的体质差异,温疫初起证候不同,传变各异。如感受湿热疫毒所致的湿热疫,初起多见卫气同病,若治疗得法,邪从表出,很快痊愈;若元气匮乏,感邪深重,可直达膜原,或化燥内传,甚或深入营血。若感受暑热疫毒所致的暑燥疫,初起多为表寒里热卫气同病,入里则热毒充斥阳明热盛,经腑证并见。进而深入营血,或热毒充斥或毒盛发斑甚或热陷厥阴;若津液耗竭,则阴竭阳脱,病情危笃。后期转归多见阴亏便秘或正虚邪恋(图15–1)。

【诊断与鉴别诊断】

一、诊断依据

1. 发病季节 本病的发生有一定的季节性。一般而言,通过呼吸道传染的温疫多发生于冬春季节,而通过肠道传染的温疫多发生于夏秋季节。

2. 临床表现 温疫起病急骤,传变迅速,具有强烈的传染性和流行性,且病情危重,证候复杂。湿热疫初起多见邪伏膜原证候而见寒热,舌苔白腻如积粉;暑燥疫初起则无论是否兼有表证,皆里热炽盛,邪毒迅即充斥表里上下,而见壮热,头痛如劈,或吐衄发斑,舌绛苔焦等气营血两燔见证。本病因涉及西医学多种急性传染病在内,故临床应中西结合迅速作出诊断。

二、鉴别诊断

1. 温疫与四时温病相鉴别 具体内容详见表15–1。

表15–1 温疫与四时温病鉴别表

	四时温病	温疫
共同点	均有季节性,以发热为主,易伤阴液,病机演变的规律性等温病特点	
发病与病势	起病比温疫较缓,病机传变大多循序渐进,病情相对较轻	起病急骤,传变较快,病势凶险
传染流行情况	可具传染性、流行性,但多为散在发生	具有强烈的传染性和流行性,易引起大面积流行

注意:一般所说的四时温病与温疫并无绝对的区别,一般的温病发生了大范围的流行时,即可称为温疫。

2. 温疫与温毒相鉴别 具体内容详见表15–2。

表15–2 温疫与温毒鉴别表

	温毒	温疫
共同点	均有季节性,以发热为主,易伤阴液,病机演变的规律性等温病特点	
发病	多发生于冬春季节	四季均有发生
症状	以斑疹或局部红肿热痛,甚至糜烂等为特征,一般预后较好	起病急骤,传变较快,病势凶险,全身证候危重,病情多变,预后较差
传染流行情况	可具传染性、流行性,但多为散在发生	具有强烈的传染性和流行性,易引起大面积流行

【辨证论治】

一、辨证要点

1. 病位 疫疠毒邪分为湿热疫毒和暑热疫毒,两者致病不同,初起病位和传变趋势亦有区别。如湿热疫毒初期以遏伏膜原为主;暑热疫毒初期以里热炽盛,充斥阳明为主。

笔记栏

2. 病势 温疫起病急骤，传变迅速，可在短期内致人死亡。起病后发展变化十分复杂，病情可在瞬间突变，因此，正确推测病势的发展方向，以判断预后的好坏。一般从热势，神志，斑疹的色泽、分布及脉象有根无根进行判断。若热势由低转高，或突然降至正常以下，神志由烦躁转为昏谵，甚至厥脱、动风，肌肤斑疹色深稠密，甚至融合成片，根盘紧束，则病重，难治，预后差。反之，若热势逐渐降低，或身热夜甚转为白昼热势亢盛，神志无明显异常，虽外发斑疹，但色泽明润不深，分布稀疏，根盘松浮，则病轻，易治，预后好。

3. 临床特点 湿热疫毒初期以寒热交作，苔白厚腻如积粉，脉不浮不沉而数等遏伏膜原为特征；暑热疫毒初期以高热，头痛，身痛，斑疹，出血等里热炽盛为特征。继则湿热疫毒化燥，暑热疫毒化火均可深入营血，出现气（营）血两燔或气营血俱燔等证候。若津液耗竭，则阴竭阳脱，后期多见阴亏便秘或正虚邪恋。

二、治则治法

1. 治则 迅速祛除疫疠毒邪，扭转病情。

2. 治法 针对病邪所在卫气营血和脏腑部位的不同，确立不同的治法。若卫气同病，治宜解肌透表，清化湿热；邪伏膜原，治宜疏利透达；阳明热盛，治宜辛寒清气；疫疠毒邪充斥表里，治宜大剂清热解毒，凉血护阴；热盛迫血，治宜凉血化斑；后期，邪去正虚，治宜清解余邪。而如出现昏谵、痉厥等则与其他温病治疗相似。

三、常见证型诊治

（一）初起证治

1. 卫气同病

症状：发热恶寒，无汗或汗不多，头身疼痛或肢体酸痛，口微渴，心烦少寐，舌边尖红，苔薄腻微黄，脉濡数。

辨证要点：发热恶寒，头身疼痛，苔薄腻微黄，脉濡数。

病机：本证为湿热疫毒初犯人体卫表肌腠，迅即侵及气分，而形成卫气同病之证。疫毒在卫表，卫阳被遏，则发热，微恶风寒，无汗或少汗；疫毒留于肌腠经络，气血阻滞，则头身疼痛。湿阻肌表则肢体酸楚；湿热疫毒伤津扰神，则口微渴，心烦少寐；舌边尖红，苔薄微黄，均为湿热疫毒郁阻卫气之征。

治法：解肌透表，清化湿热。

方药：柴葛解肌汤（《寿世保元》）。

参考文献

柴胡八分 葛根二钱 甘草八分 羌活二钱 黄芩二钱 白芷一钱 芍药二钱 桔梗八分 石膏三钱

水煎服。

方中柴胡、葛根透表解肌以助汗出，使湿热从表而去；羌活、白芷解表宣痹，以祛肌腠经络之湿；黄芩、石膏清泄气分里热；白芍、甘草酸甘化阴，和营泄热；桔梗宣开肺气，理气化湿；生姜、大枣调和营卫。诸药合之，共奏寒温并用，外散湿热，内清疫毒之功。

临床运用：柴葛解肌汤可用于治疗普通感冒、流行性感冒、上呼吸道感染、牙龈炎、急性结膜炎、麻疹、流行性脑脊髓膜炎、流行性乙型脑炎、腮腺炎、风疹、钩端螺旋体病、登革热等病初起属卫气同病者或属外感湿邪郁而化热者。

根据本证临床上常见的恶寒、无汗、心烦、肌肉、关节疼痛等不同症状的轻重随症加减。

笔记栏

2. 邪遏膜原

症状：初起憎寒壮热，而后但热不寒，昼夜发热，日晡益甚，头痛烦躁，胸闷呕恶，苔白厚浊腻或垢腻如积粉，舌红绛，脉不浮不沉而数。

辨证要点：憎寒壮热或昼夜发热，日晡益甚，苔白厚腻浊如积粉，脉不浮不沉而数。

病机： 本证为湿热疫毒，伏于膜原之证。多见于湿热疫初起，或由卫气同病发展而来。湿热疫毒遏伏膜原，阻滞气机，表气被郁则憎寒发热。湿热疫毒盘踞膜原，正邪剧争，则但热不寒，昼夜发热；午后湿热郁蒸加重，则日晡益甚；湿热上蒸于头面，经气不利，则头痛；湿热上扰心胸，气机不畅，则烦躁，胸闷；湿热困阻脾胃，升降失司，则呕恶；湿热疫毒盘踞膜原，不得化解，则苔白厚浊腻甚或垢腻如积粉；脉数为热；不浮，邪不在表；不沉，邪不在里，说明邪在表里分界之膜原。

治法： 透达膜原，疏利化浊。

方药： 达原饮(《温疫论》)。

槟榔二钱　厚朴二钱　草果仁五分　知母一钱　芍药一钱　黄芩一钱　甘草五分

水煎，午后温服。

参考文献

本方为吴有性所创，具有疏利透达膜原湿浊的作用。方中槟榔行气，破气，疏利气机；厚朴苦辛温，破气作用强，破散湿浊戾气；草果辛温走窜，气味雄厚，除盘踞膜原之伏邪。三药合用，辛开苦降，行气破结，透达膜原，疏利气机，使邪气有外散之路。正如《温疫论》按曰：“槟榔能消能磨，除伏邪，为疏利之药，又除岭南瘴气；厚朴破戾气所结；草果辛烈气雄，除伏邪盘踞。三味协力，直达其巢穴，使邪气溃败，速离膜原，是以为达原也。”加知母滋阴，芍药和血，黄芩清热燥湿，甘草和中。后四味药是调和之品，有助于疏化湿热，扶正祛邪。即吴有性：“以后四味，不过调和之剂，如渴与饮，非拔病之药也。”吴有性认为邪少病较轻者，服达原饮一二剂则解；稍重者亦每可从汗而解；更重者即使服药也有不能从汗解而内传者。指出了温疫病的传变趋势与疫毒之轻重及治疗是否得法有直接关系。

临床应用： 达原饮对于疟疾、病毒性肠炎、斑疹伤寒、不明原因发热、流行性出血热、流行性感冒等病属邪伏膜原者均可运用。

根据本证临床上常见的胁痛耳聋、寒热往来、呕而口苦、腰背项痛、目痛、眼眶痛、鼻干不眠等不同的症状的轻重随症加减。

3. 表寒里热

症状： 发热恶寒，无汗或少汗，头项强痛，肢体酸痛，腹胀便结，或见目眩耳聋，皮肤斑疹疮疡，唇干或焦，苔黄燥，脉弦滑而数。

辨证要点： 寒热并见，腹胀便结，肌肤斑疹，苔黄燥。

病机： 本证为暑热疫毒初犯人体，郁伏于里，寒邪外束之证。表寒外束，经气不利，则恶寒，无汗或少汗；甚则头身疼痛，肢体酸痛；里热郁滞，则发热；热滞阳明，腑气不通，则腹胀便结；暑热疫毒上蒸清窍，则目眩，耳聋；扰于营分血络则皮肤斑疹疮疡。唇干或焦，苔黄燥，脉弦滑而数为热盛阴伤之征。

治法： 表里双解。

方药： 增损双解散(《伤寒温疫条辨》)。

白僵蚕(酒炒)三钱　全蝉蜕十二枚　广姜黄七分　防风一钱　薄荷叶一钱　荆芥穗一钱　当归一钱　白芍一钱　黄连一钱　连翘(去心)一钱　栀子一钱　黄芩二钱　桔梗二钱　石膏六钱　滑石三钱　甘草一钱　大黄(酒浸)三钱　芒硝二钱

参考文献

水煎去渣，冲芒硝，入蜜在匙，黄酒半酒杯，和匀冷服。

暑热疫初起，卫气同病，表寒里热，治宜表里双解。方中以黄连、黄芩、连翘、栀子、姜黄、桔梗等清热解毒；石膏、滑石清泄里热；大黄、芒硝通腑泄热；荆芥穗、防风、薄荷叶、蝉蜕外透疫邪；白芍、当归养血舒筋，合僵蚕以防痉厥；甘草调和诸药；共使疫毒邪热从内外分解，前后分消。

临床应用： 增损双解散对于治疗流行性脑脊髓膜炎、斑疹伤寒、流行性出血热、流行性感冒等病属表寒里热者均可运用。

根据本证临床上常见的发热、头痛、呕吐等不同症状的轻重随症加减。

笔记栏

(二) 邪传阳明证治

症状： 壮热口渴，大汗出，舌苔黄燥，脉洪大而数。或身热烦渴，午后热甚，鼻如烟煤，腹满硬痛，通舌变黑起刺。

辨证要点：壮热，苔黄燥或腹满硬痛，舌黑起刺。

病机：本证为暑热疫毒燔炽阳明气分，或湿热疫毒化燥化火入阳明之证。热炽阳明，则见发热，口渴，大汗出，舌苔黄燥，脉洪大而数。疫毒郁结肠道，腑气不通，则午后热甚，腹满硬痛；鼻如烟煤，通舌变黑起刺，为热盛津伤，土燥水竭，提示病情严重。

治法：清热生津，急下存阴。

方药：白虎汤或大承气汤(《伤寒论》)。

白虎汤(见风温章节)。

大承气汤

大黄(酒洗)四两　厚朴(炙，去皮)半斤　枳实(炙)五枚　芒硝三合

上四味，以水一斗，先煮二物，取五升，去滓，内大黄，煮取二升，去滓，内芒硝，更上微火一两沸，分温再服。得下，余勿服。

遵循“急证急攻”的原则，此时投大承气汤荡涤实热，攻下积滞，主治暑热疫毒燔灼气分，阳明腑实者。方中大黄味苦性寒，泻热通便，荡涤肠胃实热积滞；芒硝咸寒润降，泻热通便，软坚润燥，以除燥坚；芒硝、大黄相须，泻下力猛；厚朴下气除满；枳实行气消痞，并助芒硝、大黄荡涤积滞之力。正如吴瑭所说：“承气非可轻尝之品……舌苔老黄，甚则黑有芒刺，脉体沉实者系燥结痞满，方可用之。”

临床应用：大承气汤对于流行性乙型脑炎、流行性脑脊髓膜炎、急性胰腺炎、胆囊炎、胆石症、流行性出血热、流行性感冒等病属疫毒燔灼阳明或腑实热结者均可运用。

根据本证临床上常见的高热、口渴或腹满便秘等不同症状随症加减。如见阳明气分热盛而未成里结者，可选用白虎汤加减。如见腹满硬痛，苔黄焦燥起芒刺，脉沉实有力，已成阳明腑实者，则应“急投大承气汤”，峻下热结，釜底抽薪，给邪气以出路。如兼阴伤，可加用增液汤等滋阴生津之品，以顾护津液，增水行舟。

(三) 气营(血)证治

1. 疫毒充斥

症状：身大热，头痛如劈，两目昏瞀，或狂躁谵妄，口干咽痛，腰如被杖，骨节烦疼，或惊厥抽搐，或吐衄发斑，舌绛苔焦或生芒刺，脉浮大而数或沉数，或六脉沉细而数。

辨证要点：身热，头痛如劈，痉厥吐衄，舌绛苔焦或生芒刺。

病机：本证为暑热疫邪充斥表里，气营血俱燔之证。疫毒炽盛则身大热；疫毒攻窜头面太阳、阳明经脉则头痛如劈，两目昏瞀；游溢肾经则腰如被杖，骨节烦疼；疫毒蒸腾，燔灼阳明，则口干咽痛；热扰心神，则狂躁谵妄；疫毒耗津则苔焦起刺；热盛动风，则惊厥抽搐；舌绛，吐衄发斑为疫毒深入营血表现；疫毒游溢则脉浮大；疫毒郁闭于里，则脉沉数；疫毒郁伏深重，则六脉沉细而数。

治法：清热解毒，凉血护阴。

方药：清瘟败毒饮(《疫疹一得》)(见春温章节)。

临床应用：清瘟败毒饮对于流行性脑脊髓膜炎、流行性出血热、传染性非典型肺炎、麻疹、流行性腮腺炎、钩端螺旋体病、流行性乙型脑炎、斑疹伤寒、登革热、流行性感冒等病属暑热疫毒充斥表里，气营血俱燔者均可运用。

参考文献

根据本证临床上常见的斑疹、腹满便秘、筋肉抽搐、神昏谵语、胸膈郁闷、口渴等不同症状的轻重随症加减。

2. 毒盛发斑

症状：壮热日晡益甚，口渴引饮，烦躁不安，或腹满便秘，斑色显露，红赤甚或紫黑，初见于胸膺，后则全身密布，舌红苔黄燥，脉洪大或沉实。

笔记栏

辨证要点：壮热，苔黄燥，斑疹密布。

病机：本证为暑热疫毒传入阳明，充斥气血，气血两燔之证。阳明热盛，则壮热日晡益甚，口渴引饮，烦躁不安；暑热疫毒与肠中糟粕相结，则腹满便秘；阳明疫毒迫血妄行，血溢肌肤则发斑，斑

色红赤者热毒较重,斑色紫黑者热毒极盛,病情严重。舌红苔黄燥,脉洪大或沉实为热盛伤阴或腑实已成。

治法: 清气解毒,凉血化斑。

方药: 化斑汤(《温病条辨》)。

化斑汤(见春温章节)

临床应用: 化斑汤可治疗流行性脑脊髓膜炎、流行性出血热、斑疹伤寒、流行性感冒、过敏性紫癜等病属暑热疫邪充斥表里,气血两燔者。

根据本证临床上常见的腹满便秘、斑疹、口渴等不同症状的轻重随症加减。

(四)热陷厥阴证治

症状: 身灼热,肢厥,神昏谵语或昏愦不语,颈项强直,牙关紧闭,两目上视,手足抽搐,斑疹紫黑,舌质红绛、脉细数。

辨证要点: 身灼热,舌绛,神昏,手足抽搐。

病机: 本证为疫毒化火内陷心包、引动肝风而致邪热内陷手足厥阴之证。疫毒化火深入心营,则身灼热;内陷心包,则神昏谵语或昏愦不语;疫毒炽盛,引动肝风,则颈项强直,牙关紧闭,两目上视,手足抽搐;疫毒炽盛而内迫血分,则斑疹紫黑;舌红绛,脉细数为营血邪热炽盛之征。

治法: 清心开窍,凉肝息风,解毒化斑。

方药: 清宫汤合安宫牛黄丸或紫雪丹合羚角钩藤汤。

清宫汤、安宫牛黄丸或紫雪丹(见风温章节)

羚角钩藤汤(见春温章节)

临床运用: 清宫汤合安宫牛黄丸或紫雪丹合羚角钩藤汤四方,对于流行性乙型脑炎、流行性脑脊髓膜炎、流行性出血热、传染性非典型肺炎、麻疹、流行性腮腺炎、钩端螺旋体病、伤寒、登革热、疟疾、流行性感冒等病属疫毒化火内陷心包、引动肝风者均可运用。

根据本证临床上常见的神昏、腹满便秘、少尿等不同症状的轻重随症加减。

(五)后期证治

1. 肠燥便秘

症状: 发热已退,饮食渐增,大便多日不行而无所苦,舌质偏红,苔薄而干,脉细。

辨证要点: 热退、便秘、薄干,脉细而无所苦。

病机: 疫病后期,津枯便秘,无水行舟之证。邪气已去或大部分已去,故发热已退,饮食渐增;病中气液耗伤太过,肠中津液亏损不能濡润,气虚推送无力,则大便多日不解。舌质偏红,苔薄而干,脉细均为阴伤未复之征。本证虽有大便不通之症,系由肠液不足所致,故又称为"无水舟停",与阳明腑实证不同。

治法: 润肠通便。

方药: 增液汤(《温病条辨》)或当归润燥汤(《奇效良方》)。

增液汤

玄参一两　生地八钱　麦冬(连心)八钱

水煎服。

本方玄参、生地、麦冬养阴生津之品,滋养肠液而促使大便排出。吴瑭曰:"独取元参为君者,元参味苦咸微寒,壮水制火,通二便,启肾水上潮于天,其能治液干,固不待言,本经称其主治腹中寒热积聚,其并能解热结可知。麦冬主治心腹结气,伤中伤饱,胃络脉细,羸瘦短气,亦系能补能润能通之品,故以为之佐。生地亦主寒热积聚,逐血痹,用细者,取其补而不腻,兼能走络也。三者合用,作增水行舟之计,故汤名增液,但非重用不为功。"说明了该方的作用及其用量上的特点。

当归润燥汤

当归一钱　大黄一钱　熟地一钱　生地一钱　甘草一钱　桃仁一钱　麻仁一钱　升麻二钱　红花半钱

笔记栏

先用水煎其中七味药,至水减半,再入桃仁、麻仁再煎至半。

方中当归、红花、生地、熟地养阴血、通血滞;桃仁、麻仁滋润肠道;升麻升提胃气,大黄降胃浊,二药合用调整气机,以达升清降浊之效;甘草调和诸药,又能益气。全方滋而不滞,适用于热病后期肠中阴液大伤而大便不行者。

临床运用:增液汤或当归润燥汤对于流行性脑脊髓膜炎、流行性乙型脑炎、流行性出血热、传染性非典型肺炎、伤寒、疟疾、流行性感冒等病属温疫病后期津枯肠燥,以及习惯性便秘等内科杂病属津枯肠燥者均可运用;也可用于鼻衄、慢性咽炎、放疗所致口腔反应等病症。

根据本证临床上常见的低热、口渴、舌淡脉弱等不同症状的轻重随症加减。

2. 正衰邪恋

症状:身热渐退,口不渴,默默不语,神识不清,或终日昏蒙,或胁下刺痛,或肢体时疼,舌红少苔或苔薄腻,脉细而略数。

辨证要点:疾病后期低热渐退,神识呆钝,舌红少苔或苔薄腻,脉细而略数。

病机:本证为疫毒不解,日久入络正虚邪恋之证。疫毒不解,余热犹存,故身热、口渴、脉数;疫毒深入厥阴,不得外泄,凝滞于包络,神失所养,则默默不语,神识不清,或终日昏蒙。毒陷夹瘀,阻滞络脉,则胁下刺痛,或肢疼时作。舌红少苔为营阴未复,苔薄腻为包络痰瘀留滞。

治法:扶正祛邪。

方药:三甲散(《温疫论》)。

参考文献

鳖甲、龟甲(并用酥炙黄为末,如无酥,各以醋炙代之)各一钱　穿山甲(土炒黄,为末)五分　蝉蜕(洗净,炙干)五分　僵蚕(白硬者切断,生用)五分　牡蛎(煅为末)五分(咽燥者斟酌用)　䗪虫三个(干者劈碎,鲜者捣烂,和酒少许,取汁入汤药同服,其渣入诸药同煎)　白芍药(酒炒)七分　当归五分　甘草三分

水二盅,煎八分,滤渣温服。服后病减半勿服,当尽调理法。

本方刚柔相济,扶正而不恋邪,祛邪又不伤正。方中以鳖甲、僵蚕、穿山甲等虫药以通络;僵蚕又可化瘀行滞;鳖甲滋阴入络搜邪;龟甲、鳖甲、穿山甲滋阴行瘀;蝉蜕入厥阴,透邪通络止痉;白芍、当归、䗪虫和营活血;甘草和中。

临床应用:三甲散对于治疗流行性脑脊髓膜炎、流行性乙型脑炎、流行性出血热、人感染高致病性禽流感等病属疫毒不解,日久入络正虚邪恋者,也可用于中风后语言不利、干燥综合征、结缔组织性疾病、慢性肝炎纤维化、颅脑损伤、脉管炎、前列腺肥大、鼻窦炎等均可运用。根据本证临床上常见的夹痰、夹瘀等所引起的不同症状随症加减。

西医相关疾病举例

复习思考题

1. 温疫是一种什么样的温病?温疫分为湿热疫和暑燥疫的根据是什么?
2. 温疫发病的内外因素是什么?
3. 湿热疫卫气同病证、邪遏膜原证的证候表现、治法方药是什么?
4. 暑燥疫疫毒充斥证的证候表现、治法方药是什么?

温疫知识要点简表

(文小敏　黄仕营)

笔记栏

第十六章　霍　乱

导　学

本章主要介绍霍乱的概念及辨证体系的形成、病因病机及演变规律、诊断及鉴别诊断、辨证要点、辨治原则、常见证型诊治，并附病案举例、西医相关疾病举例等。

通过学习了解霍乱是感受时行秽浊疫疠之邪所引起的一种疫病，以猝然发作，上吐下泻，发热，腹痛或不痛为主要临床特征。熟悉本病的病因、病机及预后。熟悉霍乱起病急骤，由秽浊疫疠之邪夹暑湿或寒湿，侵犯人体，蕴于中焦，损伤脾胃所致。病从热化，则成热霍乱；病从寒化，则成寒霍乱；毒秽互阻，中焦气机壅塞，升降格拒为干霍乱；若吐泻过甚，可致阴竭阳脱，病势凶险。掌握本病的常用治法，热霍乱，治宜清热化湿，辟秽化浊；寒霍乱，治宜温中散寒，芳香化湿；亡阴时急以救阴，亡阳时宜回阳固脱。属干霍乱者，病情危重，当采用综合疗法及时救治。

【概述】

一、定义

霍乱是时行秽浊疫疠之邪侵犯脾胃而引起，初起以起病急骤，猝然发作，上吐下泻，发热，腹痛或不痛为主要临床特征的一种疫病。本病四季均可发生，但以夏秋季节尤为多见。因其发病急骤、病势凶险，病变常在顷刻之间挥霍缭乱，故名霍乱。民间亦有称它为“绞肠痧”“瘪螺痧”“吊脚痧”等。

二、源流及辨证体系的形成

对于霍乱的记载最早见于《黄帝内经》。如《灵枢·经脉》说：“足太阴……厥气上逆则霍乱。”认为霍乱的发生机制是脾胃运化功能失常，清浊相干，乱于肠胃。《灵枢·五乱》载有：“清气在阴，浊气在阳，营气顺脉，卫气逆行。清浊相干……乱于肠胃，则为霍乱。”《素问·六元正纪大论》：“五郁之发，民病呕吐霍乱。”张仲景《伤寒论·辨霍乱病脉证并治》进一步指出了霍乱病的特征是：“呕吐而利，名为霍乱”，并将霍乱分为热多、寒多、亡阴、亡阳等不同类型，用五苓散、理中丸、四逆汤分别治疗，为后世对霍乱病的认识奠定了基础。《诸病源候论·霍乱病诸候》不仅论述了霍乱的病因和症状，还首先提出了“干霍乱”之名及其病因和证候特点。《医宗金鉴》进一步提出：“霍乱风寒暑湿水，杂邪为病正气伤”，明确了霍乱的病因为杂邪伤正。清代王士雄著有《霍乱论》专篇，重点论述了霍乱的好发季节、症候特点、传染特点，曰：“凡霍乱盛行，多在夏热亢旱酷暑之年，则其证必剧。自夏末秋初而起，直至立秋后始息。”并指出霍乱可分为寒霍乱、热霍乱，“热霍乱流行似疫，世之所同也；寒霍乱偶有所伤，人之所独也。”明确指出霍乱可以成为一种疫病而广泛流行，并提出相应的证治方法，使中医对霍乱的认识日趋完善。但应明确古人所称的霍乱，是以上吐下泻为特点的胃肠道疾病，称之为类霍乱，如急性胃肠炎、食物中毒等。近代霍乱的概念主要是指由疫疠之邪，如霍乱弧菌引起的霍乱病，亦称之为真霍乱。

根据霍乱的发病季节和临床特点，西医学中的真霍乱、副霍乱，以及急性胃肠炎、食物中毒等类霍乱病，可参考本病辨证论治。

笔记栏

【病因病机】

一、病因发病

霍乱的病因主要责之于外感秽浊疫疠之邪，并与饮食不慎关系密切。由于夏秋之季，暑湿蒸腾，若调摄失宜，或因贪凉露宿，寒湿入侵，或因湿热秽浊疫疠之邪，从口鼻而入，郁遏中焦，使脾胃受伤，运化失常，气机不利，升降失司，清浊相干，乱于肠胃，则吐泻交作。如《丹溪心法》中有“人于夏月，多食瓜果，多饮冷乘风，以致食留不化，因食成痞，隔绝上下，遂成霍乱。”秽浊疫疠之邪的性质有寒热之别：若为湿热秽浊壅阻中焦，或者阳盛之体，邪从热化，湿热内盛，则致热霍乱；若感受寒湿疫疠之邪，或素体阳虚，脾不健运，或贪凉饮冷，损伤中阳，则邪从寒化而致寒霍乱。

二、病机特点

人体感受秽浊疫疠之邪，从口鼻而入，直犯中州，脾胃受伤，导致升降失常，清浊相干，乱于胃肠，发为霍乱。病从热化则发为热霍乱；病从寒化，则发为寒霍乱；若邪盛正衰，邪滞中焦，升降气机窒塞，上下不通，欲吐泻不得，则发为干霍乱。若吐泻不止，阴津耗竭，则有亡阴之虞，可出现目眶下陷，皮肤松皱，甚至螺纹干瘪等一派阴津耗竭现象。进而由阴及阳，可发展为阴阳俱脱而危及生命。病至后期多见余邪未尽，气阴两伤。总之，本病多起病急骤，病势凶猛，津液暴泻，极易损伤人体阴津和脾胃阳气。本病初期以邪实为主，中后期多见邪气未去，而阴竭阳脱，虚实夹杂，或余邪未尽，气阴两伤（图16–1）。

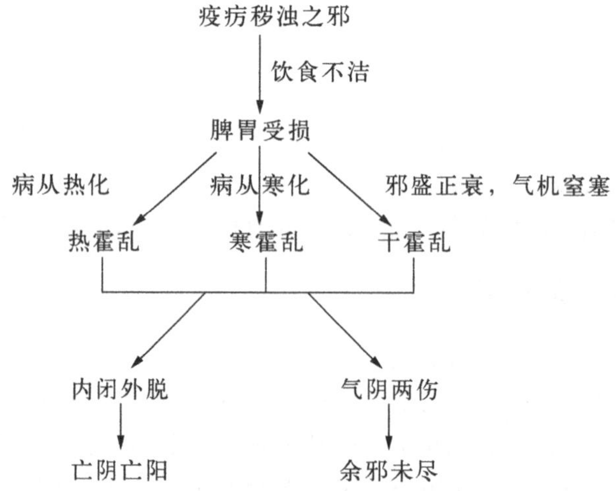

图16–1 霍乱病机演变示意图

【诊断与鉴别诊断】

一、诊断依据

1. 发病季节 本病一年四季均有发生，但以夏秋湿盛之季多见。

2. 临床表现 起病较急骤，其中有的来势凶猛，一病即见暴吐下利。每日4次以上，一般腹痛不明显，也可伴腹痛如绞的证候表现，可伴腹部肌肉或小腿肌肉痉挛等表现。特别是出现水样便（清水样、米泔水样或血水样），伴呕吐，并迅速出现脱水者，尤应引起高度重视。对以下两类人，如出现上吐下泻者，应警惕本病的可能，一是在流行期间与确诊为霍乱的患者有密切接触史者；二是来自疫区者。

笔记栏

二、鉴别诊断

1. 霍乱与呕吐相鉴别　具体内容见表16–1。

表16–1　霍乱与呕吐鉴别表

	呕　吐	霍　乱
共同点	胃失和降导致胃内容物从胃中上涌,自口而出	
腹　泻	一般不伴有腹泻	吐泻并见
季节性	无季节性	有明显季节性

2. 霍乱与泄泻相鉴别　具体内容见表16–2。

表16–2　霍乱与泄泻鉴别表

	泄　泻	霍　乱
共同点	多发生夏秋季节,有饮食不洁病史	
呕吐及泻下物	呕吐较少,大便稀薄,甚如水样	吐泻并见,泻下米泔水样大便
伴发症	腹痛较明显	腹痛不明显

3. 霍乱与痢疾　具体内容见表16–3。

表16–3　霍乱与痢疾鉴别表

	痢　疾	霍　乱
共同点	多发生夏秋季节、起病急骤	
吐　泻	呕吐、腹泻与腹痛并见,下利赤白脓血	吐泻兼作或泻下如米泔水样便
伴发证	伴有里急后重	多无里急后重

【辨证论治】

一、辨证要点

1. 病位　本病以脾胃为病变中心,病位在脾胃、大小肠。

2. 病势　起病较急骤,来势凶猛。津液暴泻,极易损伤人体阴津和脾胃阳气,初期以邪实为主,中后期则邪实正虚,虚实夹杂。

3. 临床特点　患者感邪即病,初起即剧烈吐泻,吐泻物可呈米泔水或清水样;继则频繁吐泻,津液大量亡失,肌肤干燥松弛,目眶凹陷,指螺皱瘪,声音嘶哑,肢体抽搐,两脚转筋,甚则阴囊收缩;后期阴损及阳,内闭外脱,亡阴亡阳,或余邪未尽,气阴两伤。

二、治则治法

1. 治则　急则治标,辟秽解毒。霍乱为危急证,治不及时,会危及患者生命。本病由秽浊疫疠时邪壅塞中焦,阴阳乖隔,升降逆乱所致,故急则治标,辟秽解毒,以宣通气机,恢复胃肠升降功能为原则。

2. 治法　霍乱由疫毒为病,重在祛邪,重视救逆,益阴扶阳。《痧症全书》谓:“痧无补法”,但霍乱吐泻剧烈,津液大量亡失,“所泻皆五脏之津液”(《霍乱论》),正气极度受累,亡阴亡阳是造成死

笔记栏

亡的重要原因,故重视救逆。应尽早快速建立补液通路,益阴扶阳。

因霍乱发病急骤,变化迅速,挽救措施不必拘泥于口服给药,应采取多种措施积极救治,即内外同治,诸法并举。如汤剂与丹、丸剂并用;内服药与肌内、静脉注射并用;药物与针刺放血、刮痧、探吐等法并举;中医与西医结合救治,不仅能争取到抢救时间,还能极大地提高抢救效果。

3. 治疗禁忌　霍乱剧烈吐泻,津液大量亡失,宜急止之,但止之之法应针对病因治疗,切忌强力敛涩,镇吐止泻。《霍乱论》谓:"止,非通因塞用之谓也。"《痧症全书》亦谓:"宜驱不宜止。"霍乱为邪气乱于肠胃,治以祛邪为主,疫疠者辟秽解毒,湿者分利湿浊,热者清其暑火,寒者散其风寒,食者消其积滞。邪去正安,不止而吐泻自停,若一味收涩,止吐涩肠,每有留邪之憾。

三、常见证型诊治

(一)热霍乱

症状:身热较重,暴吐暴泻,吐泻交作,甚则呕吐如喷,吐出物酸腐热臭,混有食物或黏液,泻出物呈黄水样,甚则如米泔水样,热臭难闻,头身疼痛,心烦,口渴,腹中绞痛阵作,甚则转筋,小便黄赤灼热,舌苔黄腻,脉濡数。

辨证要点:身热较重,暴吐暴泻,吐泻物酸腐热臭,腹痛,甚或转筋,苔黄腻,脉数。

病机:本证为夏秋季节,饮食摄生不慎,湿热秽浊之邪从口鼻而入,直取中道,干扰胃肠,清气不升,湿浊下趋,浊气上逆,而吐泻交作之湿热证。湿热秽浊郁阻中焦,脾胃受伤,运化失常,升降失司,则暴吐暴泻;浊气上逆,则呕吐如喷,吐出酸腐物夹有食物残渣;湿浊下迫于大肠,则泻下物热臭,呈黄水样,甚如米泔水,热臭味较重;疫毒化热伤津,则发热烦渴,小便黄赤灼热,苔黄腻,脉濡数;甚则津伤严重,筋脉失养则转筋。湿热秽浊壅滞,气机不畅,则头身疼痛;疫毒壅滞胃肠,气机郁阻,则脘痞,腹中绞痛时作等。

治法:清热化湿,辟秽化浊。

方药:蚕矢汤(《随息居重订霍乱论》)或燃照汤加减(《随息居重订霍乱论》)。

参考文献

蚕矢汤

晚蚕沙(包)五钱　木瓜三钱　薏苡仁四钱　制半夏一钱　黄连三钱　大豆黄卷四钱　黄芩一钱　通草一钱　吴茱萸三分　焦山栀一钱五分

水煎服。

本方具有清热舒筋,和中利湿,辟秽泄浊,利气宣壅的作用。晚蚕沙祛湿,尤善化胃肠之湿浊为君。黄连、黄芩、焦山栀清热燥湿为臣。制半夏、吴茱萸降浊止吐,大豆黄卷、薏苡仁、木瓜宣化畅中,利湿舒筋,共为佐。通草渗湿热亦为佐使。诸药合用,祛邪以护正。方中木瓜、晚蚕沙专为霍乱转筋而设,因此,本方适用于转筋拘挛者。

燃照汤

酒黄芩一钱五分　焦山栀二钱　制厚朴一钱　佩兰一钱五分　滑石四钱　白蔻仁(后下)八分　豆豉三钱　制半夏一钱

水煎服。

燃照汤宣土郁而分阴阳,滑石清热利湿,除烦止泻;黄芩、焦山栀清热解毒燥湿,荡涤热邪;制半夏、佩兰化寒湿而宣脾阳;厚朴、白蔻仁、豆豉芳香辟秽化浊,故本方适于吐利较甚者。

临床应用:蚕矢汤或燃照汤加减对于流行性感冒,以及痢疾、急性胃肠炎、小儿秋季腹泻、食物中毒等病属湿热秽浊郁阻中焦,运化失常,气机逆乱者,均可参照运用。

根据本证临床上常见的身热、脘闷、脘痞、干呕、夹食滞等不同症状的轻重随症加减。

吐泻剧烈者,可配合针刺疗法:取穴承山(双)、曲泽(双)、十宣等,用三棱针急刺放出紫色血少许。或取足三里(双)、委中(双)、曲池(双),用毫针行泻法。

笔记栏

(二)寒霍乱

症状:恶寒发热,恶寒重发热轻,头身疼痛,突发吐泻交作,吐出物如清水样,或如米泔水样,泻出淡黄色稀便,甚则如米泔水样,不甚秽臭,腹不痛,或有冷痛,喜温喜按,口不渴或渴喜热饮,胸脘痞闷,四肢清冷,舌淡,苔白而浊腻,脉象濡弱。

辨证要点: 寒重热轻,突发吐泻交作,吐出物如清水样,泻出淡黄水样便,甚则如米泔水样,腹不痛,四肢清冷,舌淡苔白。

病机: 本证为寒湿秽浊之邪,外闭卫阳,内困脾阳之寒湿证。寒湿秽浊郁于肌表,卫阳被遏,则恶寒发热,头痛身痛,且恶寒重发热轻;寒湿秽浊蕴于中焦,脾阳不健,气机不运,升降失常,清浊不分,脾阳不升,湿浊下趋则腹泻,胃不降浊,浊气上逆则呕吐,甚则吐泻交作;若寒湿偏胜,则吐出物如清水样,泻下清黄色稀便而不甚秽臭;寒湿秽浊之邪壅塞中焦,脾阳被遏,则腹部冷痛,喜按喜温;寒湿蕴于中焦,则口不渴或口渴喜热饮;寒湿内停,清阳受阻,气机凝滞,不得舒展,则胸脘痞闷不适,四肢清冷。舌淡,苔白腻而浊,脉象濡弱皆为寒湿内侵,中阳郁遏及阳气受损之征。

治法: 温中散寒,芳化湿浊。

方药: 藿香正气散或附子理中汤(《奇效良方》)加减。

藿香正气散(见暑温章节)

附子理中汤

人参三钱 白术三钱 干姜(炮)三钱 附子(炮,去皮脐)一钱 炙甘草一钱

上作一服,水二盅,煎至一盅,不拘时服。

方中以附片大辛大热,补真火以温肾阳,除浊阴;党参补中益气;干姜温中散寒;白术健运脾土;甘草坐镇中州。诸药合用以壮其阳气,燥土祛寒,使中气立,清气升,浊气降,而呕吐下利自平。

临床应用: 藿香正气散对于治疗霍乱、痢疾、泄泻以及小儿秋季腹泻、急性胃肠炎、胃肠型感冒等病属寒湿秽浊壅滞中焦,脾阳受损,运化失司,清浊不分,气机不运者,均可运用。

根据本证临床表现呕吐、脉沉伏、寒热错杂、心烦、口渴、舌苔黄、吐利转筋等不同症状的轻重随症加减。

吐泻剧烈者,可加用针刺疗法:取穴承山(双)、曲泽(双)、十宣等,用三棱针急刺放出紫色血少许。或取足三里(双)、委中(双)、曲池(双),用毫针行补泻法;也可取神阙穴隔姜、隔盐炙或用刮痧疗法。

(三)干霍乱

症状: 猝然腹中绞痛,痛甚如刀劈,欲吐不得吐,欲泻不得泻,身热,烦躁闷乱,甚则面色青惨,昏愦如迷,四肢逆冷,头汗如雨,舌淡苔白,脉沉伏。

辨证要点: 猝然腹中绞痛,欲吐泻不得,身热肢冷,头汗如雨,舌淡苔白。

病机: 本证为夏暑秽浊疫疠之邪郁闭中焦,滞塞气机之证,俗称“干霍乱”。邪正剧烈交争则发热;秽浊郁闭中焦,气机窒塞,升降格拒,上下不通,则卒发腹中绞痛,甚如刀劈,欲吐不得吐,欲泻不得泻;浊邪壅闭,阳气关格于上下,清阳失于舒展,则烦躁闷乱;疫秽郁阻,中阳闭塞,气机逆乱,阳气不能宣通,头面四末失于荣养,则面色青惨,昏愦如迷,四肢逆冷,头汗如雨;舌苔淡白,脉象沉伏为邪气内盛,阳气被遏之征。

治法: 利气宣滞,辟秽解毒。

方药: 玉枢丹或行军散(《重订霍乱论》)加减。

玉枢丹(见暑温章节)

行军散

牛黄一钱 麝香一钱 珍珠一钱 冰片一钱 硼砂一钱 雄黄八钱 火硝三分 金箔三分

每服三五分,凉开水润下。

玉枢丹具有化痰开窍,辟秽解毒,消肿止痛之功效,最宜治疗疫毒霍乱中道闭阻,欲吐不得吐,欲泻不得泻之证。行军散用麝香、冰片辟秽解毒,清热开窍,并善止痛,为治疗窍闭神昏,厥逆脉伏之良药。

临床应用: 玉枢丹和行军散对于流行性感冒、温疫、暑温,以及急性胃肠炎、食物中毒、痢疾、中

参考文献

笔记栏

暑等病属湿热秽浊闭塞中焦,气机逆乱者,均可运用。

根据本证临床表现腹胀、二便闭、吐泻等不同症状的轻重随症加减。

本证的治疗还有一些简便有效的方法:如邪气过盛,可先用烧盐放入热汤调服,以刺激咽喉探吐,一经吐出,不仅烦躁闷乱之症可减,并可使下窍宣畅,二便自然通利。吐泻剧烈者,腹痛如绞,或如刀劈,可用吴茱萸、青盐各一两,炒热熨于脐下以温通阳气。亦可用神阙隔姜、隔盐灸。可加用针刺疗法:取穴承山(双)、曲泽(双)、十宣等,用三棱针急刺放出紫色血少许。或取足三里(双)、委中(双)、曲池(双),用毫针行补泻法。干霍乱因气机壅塞者,可用搐鼻取嚏法,如用皂角末、通关散、红灵丹少许吹鼻取嚏,嚏出则气机通畅。

(四)亡阴证

症状:吐泻并作不止,吐泻物如米泔水样,疲软无力,目眶凹陷,指螺皱瘪,声嘶,面色苍白,心烦,口渴引饮,呼吸短促,尿少尿闭,舌质干红,脉象细数。

辨证要点:吐泻不止,吐泻物如米泔水样,目眶凹陷,指螺皱瘪,尿少尿闭,舌质干红。

病机:本证为吐泻交作不止,阴津耗竭之证。外感秽浊疫疠之邪过重,直取中道,升降失司,清浊相干,则吐泻频作不止;体内津液亡失严重,气阴两伤,筋脉失养,则疲软无力;津气耗竭,亡精脱液过甚,则目眶凹陷,指螺皱瘪;足少阴肾经上络咽喉,津伤阴亏,咽喉失滋,则声嘶;津液亡失,阴损及阳,不能上荣于面,则面色苍白;吐泻伤津耗液,无以滋润,则心烦,口渴引饮;病重累及肾阴,致肾不纳气,则呼吸短促;肾水干涸,则尿少尿闭,舌质干红,脉象细数。

治法:益气养阴,救逆生津。

方药:生脉散或大定风珠。

生脉散(见风温章节)

大定风珠(见春温章节)

生脉散方用人参补益元气,麦冬、五味子酸甘化阴,守阴留阳,用于霍乱亡阴甚宜。大定风珠具有救阴息风、镇中、通上达下之功,为滋阴息风固脱之方,用于霍乱重伤阴液,虚风内动,时时欲脱,纯虚无邪之证尤宜。

临床应用:生脉散对于霍乱、流行性出血热、疟疾、重度流感、痢疾、泄泻、小儿秋季腹泻、急性胃肠炎以及冠心病、心律失常、心力衰竭、妇女更年期失眠症等病属气阴两伤甚至阴竭阳脱者,均可运用。

根据本证临床表现神疲肢软、腹泻明显、口渴甚、声嘶、呕吐剧烈不止、呼吸急促、汗出过多、吐泻不止等不同症状的轻重随症加减。

本病之少尿,甚至尿闭,忌用渗利之品,当以石斛、麦冬、地黄、玄参等益水之源。

吐泻剧烈者,可加用针刺疗法:取穴承山(双)、曲泽(双)、十宣等,用三棱针急刺放出紫色血少许。或取足三里(双)、委中(双)、曲池(双),用毫针行补泻法。亦可用神阙隔姜、隔盐灸或用刮痧疗法。

(五)亡阳证

症状:吐泻交作不止,四肢厥冷,汗出身凉,呼吸微弱,语声低怯,恶寒倦卧,精神萎靡,舌质淡白,脉象沉细,甚则细微欲绝。

辨证要点:吐泻不止,四肢厥冷,汗出身凉,神萎,舌质淡白。

病机:本证为吐泻交作不止,阴损及阳,阳气暴脱之证。由于秽浊疫疠时邪郁阻中焦,升降失司,清浊相干,则吐泻交作不止;吐泻严重,阴精耗竭,阳气暴脱,阳衰不能温煦,则四肢厥冷;阴寒内盛,格阳于外,则汗出身凉;肾阳不足,摄纳无权,则呼吸微弱,语声低怯;阳气暴脱,正气亏损,肾阳不足,则恶寒倦卧,精神萎靡之象。舌质淡白,脉象沉细或微细欲绝是为阳气亡失,阴阳离决之危象。

笔记栏

治法:益气固脱,回阳救逆。

方药:通脉四逆汤(《伤寒论》)或参附汤加减。

通脉四逆汤

炙甘草二两　干姜三两　生附子(生用,去皮,破八片)一枚　猪胆汁半合

本方在四逆汤温中祛寒,回阳救逆的基础上重用姜、附用量,冀能阳回脉复,故方后注明“分温再服,其脉即出者愈”。若吐下均止,汗出而厥,四肢拘急不解,脉微欲绝者,是真阴真阳大虚欲脱之危象,故加苦寒之胆汁,既防寒邪拒药,又引虚阳复归于阴中,亦是反佐之妙用。是以方后注明:“无猪胆,以羊胆代之。”

参附汤(见风温章节)

参附汤以人参大补元气为君,附子温壮真阳为臣,二药合用,大温大补,具有回阳益气,救逆固脱之功,用于脉微欲绝,时时欲脱者最佳。

临床应用: 通脉四逆汤和参附汤对于疟疾、流行性出血热、重度流感,以及心动过缓、雷诺征(又称肢端动脉痉挛征)、血栓闭塞性脉管炎等病属阳气虚衰甚至阴竭阳脱者,均可运用。

根据本证临床表现阴盛格、下利不止、面赤、干呕、烦躁、厥逆无脉、呕吐、腹痛等不同症状的轻重随症加减。如吐泻量多者,阳气随阴津亡脱,应急予生脉注射液静滴。严重者急用参麦注射液加入静脉中滴注,病甚者可用参附青注射液静滴治疗。如口渴、吐泻较甚者,应及时补充水分,必要时可静脉补充大量葡萄糖盐水。吐泻剧烈者,可加用针刺疗法:取穴承山(双)、曲泽(双)、十宣等,用三棱针急刺放出紫色血少许。或取足三里(双)、委中(双)、曲池(双),用毫针行补泻法。亦可用神阙隔姜、隔盐灸或用刮痧疗法。

复习思考题

1. 简述中医对霍乱病概念的认识。
2. 试述霍乱病的临床常见证型和治疗原则。
3. 治疗霍乱为什么要重视扶正救逆,益阴扶阳?
4. 蚕矢汤和燃照汤均可治疗霍乱湿热证,临床应用有何不同?
5. 湿霍乱、寒霍乱、干霍乱的证治有何不同?

(文小敏　黄仕营)

西医相关疾病举例

霍乱知识要点简表

笔记栏

经典选读

第十七章　叶桂《温热论》

导　学

掌握温病的发生发展规律和卫气营血辨证理论体系；熟悉辨舌验齿、辨斑疹白痦的诊断意义和治法；了解叶桂的生平、主要著作、学术思想及其对温病学的主要贡献；了解温病与伤寒在证治方面的异同以及妇人温病的治疗原则。▲为背诵条文。

一、作者及其著作

参考文献

《温热论》是清代名医叶桂（字天士，号香岩，又号上津老人）所著。叶氏为江苏吴县（今苏州）人，祖籍安徽歙县，生于康熙六年（1667年），殁于乾隆十一年（1746年），享年79岁。其祖父及父亲均擅长医学，叶桂自幼耳濡目染，打下了坚实的医学基础。叶桂在14岁时，其父即去世，乃从其父的弟子朱君专心习医。后又经常寻师访友，从其12岁到18岁曾求教过17位老师，即使在成名之后，还从师多人。正因为叶氏能博采众长，融会贯通，故学识渊博，医术精湛，治病多奇中，每起沉疴危症，终能自成一家而成为一代医学大师。《清史稿》中说："大江南北，言医者，辄以桂为宗，百余年来，私淑者众。"叶氏的学术成就和影响由此可见一斑。

叶氏因平生忙于诊务，所以著作不多。由其弟子门人整理而成的《温热论》《临证指南医案》《幼科要略》《叶氏医案存真》等，比较真实地反映了叶氏的学术思想和诊疗经验。叶氏不但精于内科，在儿科、妇科、外科等也多有建树。其学术思想为后人所推崇，尤其对温热病的理论证治甚多发挥，基本奠定了温病学的理论体系。《温热论》不仅在温病学中占有重要的地位，而且对整个中医学的发展也有着深远的影响。在这篇著作中，叶氏在继承前人对温热病认识的基础上，集合他自己长期临床实践的经验和体会，创立了温病辨证论治理论体系。其主要内容可以概括为以下几个方面：一是阐明了温病发生发展规律，指出了温病的病因、感邪途径，并明确了温病与伤寒的区别。二是创立了"卫气营血"学说，奠定了温病辨证论治理论体系的基础，明确了温病的证治规律。三是丰富和发展了温病的诊断学内容，如辨舌、验齿、辨斑疹白痦等。四是论述了妇人温病的诊治特点。

据《吴医汇讲》记载，《温热论》为"先生游于洞庭山，门人顾景文随之舟中，以当时所语信笔录记"而成。自本篇问世之后，对其作注者不下十余家。如在《临证指南医案》中，华岫云对其作了较为简单的注释，可以看作是《温热论》的最早注本；在《医门棒喝》中，章楠把该篇原文分为34节，名为《叶天士温病论》，每节都做了较为详细的注释和较深刻的发挥，是为本篇最早的系统注释本，约刊于1825年。在《温热经纬》中，王士雄把本篇收入该书，更名为《叶香岩外感温热篇》，除了王氏有深入的阐发外，还收入了华氏、章氏和魏柳洲、沈尧封、茅雨人、杨照藜、尤拙吾等众多医家的有关论述和注解以作为印证。其后注释本篇的医家还有凌嘉六、宋佑甫、周学海、陈光淞、吴锡璜、金寿山、杨达夫等。自1964年后，在全国中医院校统编教材《温病学讲义》中收录了本篇，以后历版统编教材中均有收录。总之，本篇虽然篇幅不长，但其所包括的内涵却是相当丰富的，因而被视为温病学的奠基之作，至今本篇仍不失为研究温病学说的经典文献，是学习温病学的必读之作。

笔记栏

本篇著作传世有两种版本。最早载于华岫云所编《临证指南医案》之中，名为《温热论》。该书刊于1766年，称为“华本”。其次为收入唐大烈《吴医汇讲》中的《温热证治》，约刊于1792年，称之为“唐本”。上述两种版本的内容基本相同，但文字上稍有出入。后世的版本虽多，都是出于这两个版本。本教材以“华本”为据，将内容稍作归类，原文后括号内数字为《温热论》条文顺序编号。

二、原文选录

（一）温病大纲

原文1释义

1）温邪上受，首先犯肺，逆传心包。肺主气属卫，心主血属营，辨营卫气血虽与伤寒同，若论治法则与伤寒大异也。(原文1)▲

原文8释义

2）大凡看法，卫之后方言气，营之后方言血。在卫汗之可也，到气才可清气，入营犹可透热转气，如犀角、玄参、羚羊角等物，入血就恐耗血动血，直须凉血散血，如生地、丹皮、阿胶、赤芍等物。否则前后不循缓急之法，虑其动手便错，反致慌张矣。(原文8)▲

（二）邪在肺卫

原文2释义

1）盖伤寒之邪留恋在表，然后化热入里，温邪则热变最速。未传心包，邪尚在肺，肺主气，其合皮毛，故云在表。在表初用辛凉轻剂。夹风则加入薄荷、牛蒡子之属，夹湿加芦根、滑石之流。或透风于热外，或渗湿于热下，不与热相搏，势必孤矣。(原文2)▲

原文3释义

2）不尔，风夹温热而燥生，清窍必干，为水主之气不能上荣，两阳相劫也。湿与温合，蒸郁而蒙蔽于上，清窍为之壅塞，浊邪害清也。其病有类伤寒，其验之之法，伤寒多有变证，温热虽久，在一经不移，以此为辨。(原文3)▲

（三）邪陷营血

原文4释义

1）前言辛凉散风，甘淡驱湿，若病仍不解，是渐欲入营也。营分受热，则血液受劫，心神不安，夜甚无寐，或斑点隐隐，即撤去气药。如从风热陷入者，用犀角、竹叶之属；如从湿热陷入者，犀角、花露之品，参入凉血清热方中。若加烦躁，大便不通，金汁亦可加入，老年或平素有寒者，以人中黄代之，急急透斑为要。(原文4)▲

原文5释义

2）若斑出热不解者，胃津亡也。主以甘寒，重则如玉女煎，轻则如梨皮、蔗浆之属。或其人肾水素亏，虽未及下焦，先自彷徨矣。必验之于舌，如甘寒之中加入咸寒，务在先安未受邪之地，恐其陷入易易耳。(原文5)▲

（四）流连气分

原文6释义

若其邪始终在气分流连者，可冀其战汗透邪，法宜益胃，令邪与汗并，热达腠开，邪从汗出。解后胃气空虚，当肤冷一昼夜，待气还自温暖如常矣。盖战汗而解，邪退正虚，阳从汗泄，故渐肤冷，未必即成脱证。此时宜令病者，安舒静卧，以养阳气来复，旁人切勿惊惶，频频呼唤，扰其元神，使其烦躁。但诊其脉，若虚软和缓，虽倦卧不语，汗出肤冷，却非脱证；若脉急疾，躁扰不卧，肤冷汗出，便为气脱之证矣。更有邪盛正虚，不能一战而解，停一二日再战汗而愈者，不可不知。(原文6)▲

（五）邪留三焦

原文7释义

再论气病有不传血分，而邪留三焦，亦如伤寒中少阳病也。彼则和解表里之半，此则分消上下之势，随证变法，如近时杏、朴、苓等类，或如温胆汤之走泄。因其仍在气分，犹可望其战汗之门户，转疟之机括。(原文7)▲

（六）里结阳明

原文10释义

1）再论三焦不得从外解，必致成里结。里结于何，在阳明胃与肠也。亦须用下法，不可以气血之分，就不可下也。但伤寒邪热在里，劫烁津液，下之宜猛；此多湿邪内搏，下之宜轻。伤寒大便溏为邪已尽，不可再下；湿温病大便溏为邪未尽，必大便硬，慎不可再攻也，以粪燥为无湿矣。(原文10)▲

笔记栏

2）再人之体，脘在腹上，其地位处于中，按之痛，或自痛，或痞胀，当用苦泄，以其入腹近也。必验之于舌：或黄或浊，可与小陷胸汤或泻心汤，随证治之；或白不燥，或黄白相兼，或灰白不渴，慎不可乱投苦泄。其中有外邪未解，里先结者，或邪郁未伸，或素属中冷者，虽有脘中痞闷，宜从开泄，宣通气滞，以达归于肺，如近俗之杏、蔻、橘、桔等，是轻苦微辛，具流动之品可耳。(原文11)

3) 再前云舌黄或浊，须要有地之黄，若光滑者，乃无形湿热中有虚象，大忌前法。其脐以上为大腹，或满或胀或痛，此必邪已入里矣，表证必无，或十只存一。亦要验之于舌，或黄甚，或如沉香色，或如灰黄色，或老黄色，或中有断纹，皆当下之，如小承气汤，用槟榔、青皮、枳实、元明粉、生首乌等。若未见此等舌，不宜用此等法，恐其中有湿聚太阴为满，或寒湿错杂为痛，或气壅为胀，又当以别法治之。(原文12)

(七) 论湿

且吾吴湿邪害人最广，如面色白者，须要顾其阳气，湿胜则阳微也，法应清凉，然到十分之六七，即不可过于寒凉，恐成功反弃，何以故耶？湿热一去，阳亦衰微也；面色苍者，须要顾其津液，清凉到十分之六七，往往热减身寒者，不可就云虚寒，而投补剂，恐炉烟虽熄，灰中有火也，须细察精详，方少少与之，慎不可直率而往也。又有酒客里湿素盛，外邪入里，里湿为合。在阳旺之躯，胃湿恒多，在阴盛之体，脾湿亦不少，然其化热则一。热病救阴犹易，通阳最难，救阴不在血，而在津与汗，通阳不在温，而在利小便，然较之杂证，则有不同也。(原文9) ▲

(八) 辨舌验齿

1. 辨舌苔

(1) 辨白苔

1) 再舌苔白厚而干燥者，此胃燥气伤也，滋润药中加甘草，令甘守津还之意。舌白而薄者，外感风寒也，当疏散之。若白干薄者，肺津伤也，加麦冬、花露、芦根汁等轻清之品，为上者上之也。若白苔绛底者，湿遏热伏也，当先泄湿透热，防其就干也。勿忧之，再从里透于外，则变润矣。初病舌就干，神不昏者，急加养正透邪之药；若神已昏，此内匮矣，不可救药。(原文19)

2) 舌苔不燥，自觉闷极者，属脾湿盛也。或有伤痕血迹者，必问曾经搔挖否？不可以有血便为枯证，仍从湿治可也。再有神情清爽，舌胀大不能出口者，此脾湿胃热，郁极化风而毒延口也。用大黄磨入当用剂内，则舌胀自消矣。(原文21)

3) 再舌上白苔黏腻，吐出浊厚涎沫，口必甜味也，为脾瘅病。乃湿热气聚与谷气相搏，土有余也，盈满则上泛，当用省头草芳香辛散以逐之则退。若舌上苔如碱者，胃中宿滞夹浊秽郁伏，当急急开泄，否则闭结中焦，不能从膜原达出矣。(原文22)

4) 若舌白如粉而滑，四边色紫绛者，温疫病初入膜原，未归胃府，急急透解，莫待传陷而入，为险恶之病，且见此舌者，病必见凶，须要小心。(原文26)

(2) 辨黄苔

再黄苔不甚厚而滑者，热未伤津，犹可清热透表；若虽薄而干者，邪虽去而津受伤也，苦重之药当禁，宜甘寒轻剂可也。(原文13)

(3) 辨黑苔

1) 若舌无苔而有如烟煤隐隐者，不渴肢寒，知夹阴病。如口渴烦热，平时胃燥舌也，不可攻之。若燥者，甘寒益胃；若润者，甘温扶中。此何故？外露而里无也。(原文23)

2) 若黑苔而滑者，水来克火，为阴证，当温之。若见短缩，此肾气竭也，为难治。欲救之，加人参、五味子勉希万一。舌黑而干者，津枯火炽，急急泻南补北。若燥而中心厚者，土燥水竭，急以咸苦下之。(原文24)

2. 辨芒刺

又不拘何色，舌上生芒刺者，皆是上焦热极也，当用青布拭冷薄荷水揩之，即去者轻，旋即生者险矣。(原文20)

3. 辨舌质

(1) 红绛舌

1) 再论其热传营，舌色必绛。绛，深红色也。初传，绛色中兼黄白色，此气分之邪未尽也，泄卫

原文11释义

原文12释义

原文9释义

原文19释义

原文21释义

原文22释义

原文26释义

原文13释义

原文23释义

原文24释义

原文20释义

笔记栏

原文14释义

透营，两和可也。纯绛鲜泽者，包络受病也，宜犀角、鲜生地、连翘、郁金、石菖蒲等。延之数日，或平素心虚有痰，外热一陷，里络就闭，非菖蒲、郁金等所能开，须用牛黄丸、至宝丹之类以开其闭，恐其昏厥为痉也。(原文14)

原文15释义

2）再色绛而舌中心干者，乃心胃火燔，劫烁津液，即黄连、石膏亦可加入。若烦渴烦热，舌心干，四边色红，中心或黄或白者，此非血分也，乃上焦气热烁津，急用凉膈散，散其无形之热，再看其后转变可也。慎勿用血药，以滋腻难散。至舌绛望之若干，手扪之原有津液，此津亏湿热熏蒸，将成浊痰蒙蔽心包也。(原文15)

原文17释义

3）舌色绛而上有黏腻似苔非苔者，中挟秽浊之气，急加芳香逐之。舌绛欲伸出口，而抵齿难骤伸者，痰阻舌根，有内风也。舌绛而光亮，胃阴亡也，急用甘凉濡润之品。若舌绛而干燥者，火邪劫营，凉血清火为要。舌绛而有碎点白黄者，当生疳也，大红点者，热毒乘心也，用黄连、金汁。其有虽绛而不鲜，干枯而痿者，肾阴涸也，急以阿胶、鸡子黄、地黄、天冬等救之，缓则恐涸极而无救也。(原文17)

原文18释义

4）其有舌独中心绛干者，此胃热心营受灼也，当于清胃方中，加入清心之品。否则延及于尖，为津干火盛也。舌尖绛独干，此心火上炎，用导赤散泻其腑。(原文18)

原文16释义

(2）紫舌

再有热传营血，其人素有瘀伤宿血在胸膈中，夹热而搏，其舌色必紫而暗，扪之湿，当加入散血之品，如琥珀、丹参、桃仁、丹皮等。不尔，瘀血与热为伍，阻遏正气，遂变如狂发狂之证。若紫而肿大者，乃酒毒冲心。若紫而干晦者，肾肝色泛也，难治。(原文16)

原文25释义

(3）淡红舌

舌淡红无色者，或干而色不荣者，当是胃津伤而气无化液也，当用炙甘草汤，不可用寒凉药。(原文25)

原文31释义

4. 验齿

1）再温热病，看舌之后亦须验齿。齿为肾之余，龈为胃之络。热邪不燥胃津必耗肾液，且二经之血皆走其地，病深动血，结瓣于上。阳血者色必紫，紫如干漆；阴血者色必黄，黄如酱瓣。阳血若见，安胃为主；阴血若见，救肾为要。然豆瓣色者多险，若证还不逆者尚可治，否则难治矣。何以故耶？盖阴下竭阳上厥也。(原文31)

原文32释义

2）齿若光燥如石者，胃热甚也。若无汗恶寒，卫偏胜也，辛凉泄卫，透汗为要。若如枯骨色者，肾液枯也，为难治。若上半截润，水不上承，心火上炎也，急急清心救水，俟枯处转润为妥。(原文32)

原文33释义

3）若咬牙啮齿者，湿热化风，痉病；但咬牙者，胃热气走其络也。若咬牙而脉证皆衰者，胃虚无谷以内荣，亦咬牙也。何以故耶？虚则喜实也。舌本不缩而硬，而牙关咬定难开者，此非风痰阻络，即欲作痉证，用酸物擦之即开，木来泄土故也。(原文33)▲

原文34释义

4）若齿垢如灰糕样者，胃气无权，津亡湿浊用事，多死。而初病齿缝流清血，痛者，胃火冲激也；不痛者，龙火内燔也。齿焦无垢者，死；齿焦有垢者，肾热胃劫也，当微下之，或玉女煎清胃救肾可也。(原文34)

原文27释义

(九) 辨斑疹白痦

1）凡斑疹初见，须用纸捻照见胸背两胁。点大而在皮肤之上者为斑，或云头隐隐，或琐碎小粒者为疹，又宜见而不宜见多。按方书谓斑色红者属胃热，紫者热极，黑者胃烂，然亦必看外证所合，方可断之。(原文27)

原文29释义

2）若斑色紫，小点者，心包热也；点大而紫，胃中热也。黑斑而光亮者，热胜毒盛，虽属不治，若其人气血充者，或依法治之，尚可救；若黑而晦者必死；若黑而隐隐，四旁赤色，火郁内伏，大用清凉透发，间有转红成可救者。若夹斑带疹，皆是邪之不一，各随其部而泄。然斑属血者恒多，疹属气者不少。斑疹皆是邪气外露之象，发出宜神情清爽，为外解里和之意；如斑疹出而昏者，正不胜邪，内陷为患，或胃津内涸之故。(原文29)

笔记栏

3）然春夏之间，湿病俱发疹为甚，且其色要辨。如淡红色，四肢清，口不甚渴，脉不洪数，非虚斑即阴斑。或胸微见数点，面赤足冷，或下利清谷，此阴盛格阳于上而见，当温之。(原文28)

4）再有一种白痦，小粒如水晶色者，此湿热伤肺，邪虽出而气液枯也，必得甘药补之。或未至久延，伤及气液，乃湿郁卫分，汗出不彻之故，当理气分之邪，或白如枯骨者多凶，为气液竭也。(原文30)

（十）论妇人温病

1）再妇人病温与男子同，但多胎前产后，以及经水适来适断。大凡胎前病，古人皆以四物加减用之，谓护胎为要，恐来害妊，如热极用井底泥，蓝布浸冷，覆盖腹上等，皆是保护之意，但亦要看其邪之可解处。如血腻之药不灵，又当省察，不可认板法。然须步步保护胎元，恐损正邪陷也。(原文35)

2）至于产后之法，按方书谓慎用苦寒，恐伤其已亡之阴也。然亦要辨其邪能从上中解者，稍从证用之，亦无妨也。不过勿犯下焦，且属虚体，当如虚怯人病邪而治。总之无犯实实虚虚之禁，况产后当气血沸腾之候，最多空窦，邪势必乘虚内陷，虚处受邪，为难治也。(原文36)

3）如经水适来适断，邪将陷血室，少阳伤寒言之详悉，不必多赘。但数动与正伤寒不同。仲景立小柴胡汤，提出所陷热邪，参、枣扶胃气，以冲脉隶属阳明也，此与虚者为合治。若热邪陷入，与血相结者，当从陶氏小柴胡汤去参、枣加生地、桃仁、楂肉、丹皮或犀角等。若本经血结自甚，必少腹满痛，轻者刺期门，重者小柴胡汤去甘药加延胡索、归尾、桃仁。夹寒加肉桂心，气滞者加香附、陈皮、枳壳等。然热陷血室之证，多有谵语如狂之象，防是阳明胃实，当辨之。血结者身体必重，非若阳明之轻旋便捷者。何以故耶？阴主重浊，络脉被阻，侧旁气痹，连胸背皆拘束不遂，故祛邪通络，正合其病。往往延久，上逆心包，胸中痛，即陶氏所谓血结胸也。王海藏出一桂枝红花汤如海蛤、桃仁，原是表里上下一齐尽解之理，看此方大有巧手，故录出以备学者之用。(原文37)

（杨钦河　张玉佩）

原文28释义

原文30释义

原文35释义

原文36释义

原文37释义

参考文献

笔记栏

第十八章　薛雪《湿热病篇》

导　学

参考文献

掌握湿热病的病因、发病和病机演变理论；熟悉湿热病邪在卫、气、营、血分和上、中、下三焦的辨证论治以及湿热病后期善后调理的治法和用药；了解薛雪的生平、主要著作、学术思想及其对温病学的贡献；了解湿热病类证如暑病、下利、寒湿等的辨证论治。原方1、2、3、8、9、10、11、13条（▲）为背诵条文。

一、作者及其著作

薛雪（字生白，自号一瓢，晚年又号扫叶老人）生于清康熙二十年（1681年），卒于乾隆三十五年（1770年）。江苏吴县人（今苏州市）。薛氏出身于书香门第，家学渊博，自幼刻苦攻读。成年后博学多才，工诗画，擅拳勇，精于医学，尤其擅长对湿热病的诊治。他洁身自好，淡于名利，在乾隆初年朝廷曾召举为“鸿博”，但他拒不应试，而以医为业。薛氏医学著作有《医经原旨》《扫叶庄医案》等，名传于世影响最大的著作首推《湿热病篇》。在文学方面的著作有《吾以吾集》《扫叶庄诗稿》《一瓢诗话》等。

《湿热病篇》约成书于1770年之前，初刊于1831年。本篇是以自述自注的形式，全面论述外感湿热病发生发展规律和辨证治疗的专著，使湿热病的证治在温病学中自成体系。该篇采用条辨的方式对湿热病的病因、病机、传变、诊断、治疗等进行了系统而全面的论述。《湿热病篇》对湿热证的论述，立论公允、分析精辟，对湿热病的病因发病、病理演变有了明确的认识。较早地应用三焦理论辨治湿热病证，丰富和发展了温病学内容，为后世将温病分为温热、湿热两大类型奠定了基础。本篇用药精当、加减灵活，是一篇系统、完整而有临床价值的医学著作，对诊治湿热病有重要的指导意义，故广为后世所宗，被列为医家必读之书。

此篇著作未见原本，版本有多种，编次、条文互有出入。舒松摩重刻李言恭著《医师秘籍》首载本篇，名为《薛生白湿热条辨》，载有前35条；江白仙《温热病指南集》与吴子音《温热赘言》中均采集20条，又增补11条为31条；王士雄《温热经纬》乃收录吴人陈秋垞抄本为46条本，认为是全豹之作，王氏名之为《薛生白湿热病篇》。另外，本篇在《医门棒喝》《南病别鉴》《陈修园医书七十二种》《王旭高医书六种》等书中均有收载而编次互异。本教材根据《温热经纬》所辑，予以归类叙述。

二、原文选录

原文1释义

（一）湿热病提纲

湿热证，始恶寒，后但热不寒，汗出胸痞，舌白，口渴不引饮。（原文1）▲

笔记栏

自注：此条乃湿热证之提纲也。湿热病属阳明太阴经者居多，中气实则病在阳明，中气虚则病在太阴。病在二经之表者，多兼少阳三焦，病在二经之里者，每兼厥阴风木。以少阳厥阴同司相火，阳明太阴湿热内郁，郁甚则少火皆成壮火，而表里上下充斥肆逆，故是证最易耳聋、干呕、发痉、发厥。而提纲中不言及者，因以上诸症，皆湿热证兼见之变局，而非湿热病必见之正局也。始恶寒者，阳为湿遏而恶寒，终非若寒伤于表之恶寒，后但热不寒，则郁而成热，反恶热矣。热盛阳明则汗出，湿蔽清阳则胸痞，湿邪内盛则舌白，湿热交蒸则舌黄，热则液不升而口渴，湿则饮内留而不引饮。然所云表者，乃太阴阳明之表，而非太阳之表。太阴之表四肢也，阳明也；阳明之表肌肉也，胸中也。故胸痞为湿热必有之证，四肢倦怠，肌肉烦疼，亦必并见。其所以不干太阳者，以太阳为寒水之腑，主一身之表，风寒必自表入，故属太阳。湿热之邪，从表伤者十之一二，由口鼻入者十之八九。阳明为水谷之海，太阴为湿土之脏，故多阳明、太阴受病。膜原者，外通肌肉，内近胃腑，即三焦之门户，实一身之半表半里也。邪由上受，直趋中道，故病多归膜原。要之湿热之病，不独与伤寒不同，且与温病大异。温病乃少阴太阳同病，湿热乃阳明太阴同病也。而提纲中不言及脉者，以湿热之证脉无定体，或洪或缓，或伏或细，各随证见，不拘一格，故难以一定之脉拘定后人眼目也。

湿热之证，阳明必兼太阴者，徒知脏腑相连，湿土同气，而不知当与温病之必兼少阴比例。少阴不藏，木火内燔，风邪外袭，表里相应，故为温病。太阴内伤，湿饮停聚，客邪再至，内外相引，故病湿热。此皆先有内伤，再感客邪，非由腑及脏之谓。若湿热之证不夹内伤，中气实者其病必微，或有先因于湿，再因饥劳而病者，亦属内伤夹湿，标本同病。然劳倦伤脾为不足，湿饮停聚为有余，所以内伤外感孰多孰少，孰实孰虚，又在临证时权衡矣。

（二）邪在卫表

1）湿热证，恶寒无汗，身重头痛，湿在表分。宜藿香、香薷、羌活、苍术皮、薄荷、牛蒡子等味。头不痛者，去羌活。（原文2）

原文2释义

自注：身重恶寒，湿遏卫阳之表证。头痛必挟风邪，故加羌活，不独胜湿，且以祛风。此条乃阴湿伤表之候。

2）湿热证，恶寒发热，身重关节疼痛，湿在肌肉，不为汗解。宜滑石、大豆黄卷、茯苓皮、苍术皮、藿香叶、鲜荷叶、白通草、桔梗等味。不恶寒者，去苍术皮。（原文3）

原文3释义

自注：此条外候与上条同，惟汗出独异。更加关节疼痛，乃湿邪初犯阳明之表。而即清胃脘之热者，不欲湿邪之郁热上蒸，而欲湿邪之淡渗下走耳。此乃阳湿伤表之候。

3）湿热证，胸痞发热，肌肉微疼，始终无汗者，腠理暑邪内闭。宜六一散一两，薄荷叶三、四分，泡汤调下即汗解。（原文21）

原文21释义

自注：湿病发汗，昔贤有禁。此不微汗之，病必不除。盖既有不可汗之大戒，复有得汗始解之治法，临证者当知所变通矣。

（三）邪在气分

1. 邪在上焦

1）湿热证，初起壮热口渴，脘闷懊憹，眼欲闭，时谵语，浊邪蒙闭上焦。宜涌泄，用枳壳、桔梗、淡豆豉、生山栀，无汗者加葛根。（原文31）

原文31释义

自注：此与第九条宜参看，彼属余邪，法当轻散；此则浊邪蒙闭上焦，故懊憹脘闷。眼欲闭者，肺气不舒也。时谵语者，邪郁心包也。若投轻剂，病必不除。《黄帝内经》曰："高者越之。"用栀豉汤涌泄之剂，引胃脘之阳而开心胸之表，邪从吐散。

2）湿热证，初起即胸闷不知人，瞀乱大叫痛，热湿阻闭中上二焦。宜草果、槟榔、鲜菖蒲、芫荽、六一散各重用，或加皂角，地浆水煎。（原文14）

原文14释义

自注：此条乃湿热俱盛之候。而去湿药多清热药少者，以病邪初起即闭，不得不以辛通开闭为急务，不欲以寒凉凝滞气机也。

2. 邪在中焦

1）湿热证，寒热如疟，湿热阻遏膜原，宜柴胡、厚朴、槟榔、草果、藿香、苍术、半夏、干菖蒲、六一散等味。（原文8）

原文8释义

自注：疟由暑热内伏，秋凉外束而成。若夏月腠理大开，毛窍疏通，安得成疟。而寒热有定期，如疟证发作者，以膜原为阳明之半表半里，湿热阻遏，则营卫气争，证虽如疟，不得与疟同治，故仿又可达原饮之例。盖一由外凉束，一由内湿阻也。

笔记栏

原文12释义

2）湿热证，舌遍体白，口渴，湿滞阳明，宜用辛开，如厚朴、草果、半夏、干菖蒲等味。（原文12）

自注：此湿邪极盛之候。口渴乃液不上升，非有热也。辛泄太过即可变而为热，而此时湿邪尚未蕴热，故重用辛开，使上焦得通津液得下也。

原文10释义

3）湿热证，初起发热，汗出胸痞，口渴舌白，湿伏中焦。宜藿梗、蔻仁、杏仁、枳壳、桔梗、郁金、苍术、厚朴、草果、半夏、干菖蒲、佩兰叶、六一散等味。（原文10）▲

自注：浊邪上干则胸闷，胃液不升则口渴。病在中焦气分，故多开中焦气分之药。此条多有夹食者，其舌根见黄色，宜加瓜蒌、楂肉、莱菔子。

原文13释义

4）湿热证，舌根白，舌尖红。湿渐化热，余湿犹滞，宜辛泄佐清热，如蔻仁、半夏、干菖蒲、大豆黄卷、连翘、绿豆衣、六一散等味。（原文13）▲

自注：此湿热参半之证。而燥湿之中，即佐清热者，亦所以存阳明之液也。上二条凭验舌以投剂，为临证时要诀。盖舌为心之外候，浊邪上熏心肺，舌苔因而转移。

原文37释义

5）湿热证，壮热口渴，自汗，身重，胸痞，脉洪大而长者，此太阴之湿与阳明之热相合。宜白虎加苍术汤。（原文37）

自注：热渴自汗，阳明之热也；胸痞身重，太阴之湿兼见矣。脉洪大而长，知湿热滞于阳明之经，故用苍术白虎汤以清热散湿，然乃热多湿少之候。白虎汤仲景用以清阳明无形之燥热也，胃汁枯涸者，加人参以生津，名曰白虎加人参汤；身中素有痹气者，加桂枝以通络，名曰桂枝白虎汤，而其实意在清胃热也。是以后人治暑热伤气身热而渴者，亦用白虎加人参汤；热渴汗泄、肢节烦疼者，亦用白虎加桂枝汤；胸痞身重兼见，则于白虎汤加入苍术以理太阴之湿；寒热往来兼集，则于白虎汤中加入柴胡，以散半表半里之邪。凡此皆热盛阳明，他证兼见，故用白虎清热，而复各随证以加减。苟非热渴汗泄，脉洪大者，白虎便不可投。辨证察脉，最宜详审也。

3. 邪在下焦

原文11释义

1）湿热证，数日后自利，溺赤，口渴，湿流下焦，宜滑石、猪苓、茯苓、泽泻、萆薢、通草等味。（原文11）

自注：下焦属阴，太阴所司。阴道虚故自利，化源滞则溺赤，脾不转津则口渴。总由太阴湿盛故也。湿滞下焦，故独以分利为治，然兼证口渴胸痞，须佐入桔梗、杏仁、大豆黄卷开泄中上，源清则流自洁，不可不知。以上三条，俱湿重于热之候。

湿热之邪不自表而入，故无表里可分，而未尝无三焦可辨，犹之河间治消渴亦分三焦者是也。夫热为天之气，湿为地之气，热得湿而愈炽，湿得热而愈横。湿热两分，其病轻而缓，湿热两合，其病重而速。湿多热少则蒙上流下，当三焦分治，湿热俱多则下闭上壅而三焦俱困矣。犹之伤寒门二阳合病、三阳合病也。盖太阴湿化、三焦火化，有湿无热只能蒙蔽清阳，或阻于上，或阻于中，或阻于下，若湿热一合则身中少火悉化为壮火，而三焦相火有不起而为虐者哉？所以上下充斥，内外煎熬，最为酷烈。兼之木火同气，表里分司，再引肝风，痉厥立至。胃中津液几何，其能供此交征乎？至其所以必属阳明者，以阳明为水谷之海，鼻食气，口食味，悉归阳明。邪从口鼻而入，则阳明为必由之路。其始也，邪入阳明，早已先伤其胃液，其继邪盛三焦，更欲资取于胃液，则阳明为必由之路。其始也，邪入阳明，早已先伤其胃液，其继邪盛三焦，更欲资取于胃液，司命者可不为阳明顾虑哉？

或问木火同气，热盛生风，以致痉厥，理固然矣。然有湿热之证，表里极热，不痉不厥者何也？余曰：风木为火热引动者，原因木气素旺，肝阴先亏，内外相引，两阳相煽，因而动张。若肝肾素优，并无里热者，火热安能招引肝风也！试观产妇及小儿，一经壮热，便成瘛疭者，以失血之后，与纯阳之体，阴气未充，故肝风易动也。

或问曰：亦有阴气素亏之人，病患湿热，甚至斑疹外现，入暮谵语，昏迷而不痉不厥者，何也？答曰：病邪自盛于阳明之营分，故由上脘而薰胸中，则入暮谵妄，邪不在三焦气分，则金不受囚，木有所畏，未敢起而用事，至于斑属阳明，疹属太阴，亦二经营分热极，不与三焦相干，即不与风木相引也。此而痉厥，必胃中津液尽涸，耗及心营，则肝风亦起，而其人已早无生理矣。

笔记栏

2）湿热证，四五日，忽大汗出，手足冷，脉细如丝或绝，口渴，茎痛，而起坐自如，神清语亮。乃汗出过多，卫外之阳暂亡，湿热之邪仍结，一时表里不通，脉故伏，非真阳外脱也，宜五苓散去术加滑石、酒炒川连、生地、芪皮等味。(原文29)

原文29释义

自注：此条脉证，全似亡阳之候，独于举动神气得其真情，噫！此医之所以贵识见也。

（四）邪入营血

1）湿热证，壮热口渴，舌黄或焦红，发痉，神昏谵语或笑，邪灼心包，营血已耗。宜犀角、羚羊角、连翘、生地、玄参、钩藤、银花露、鲜菖蒲、至宝丹等味。(原文5)

原文5释义

自注：上条言痉，此条言厥。温暑之邪本伤阳气，及至热极逼入营阴，则津液耗而阴亦病；心包受灼，神识昏乱。用药以清热救阴，泄邪平肝为务。

2）湿热证，壮热烦渴，舌焦红或缩。斑疹，胸痞，自利，神昏痉厥。热邪充斥表里三焦。宜大剂犀角、羚羊角、生地、玄参、银花露、紫草、方诸水、金汁、鲜菖蒲等味。(原文7)

原文7释义

自注：此条乃痉厥中之最重者，上为胸闷，下挟热利，斑疹痉厥，阴阳告困。独清阳明之热，救阳明之液为急务者，恐胃液不存，其人自焚而死也。

3）湿热证，经水适来，壮热口渴，谵语神昏，胸腹痛，或舌无苔，脉滑数，邪陷营分。宜大剂犀角、紫草、茜根、贯众、连翘、鲜菖蒲、银花露等味。(原文32)

原文32释义

自注：热入血室，不独妇女，男子亦有之，不第凉血，并须解毒，然必重剂乃可奏功。

4）湿热证，上下失血或汗血，毒邪深入营分，走窜欲泄。宜大剂犀角、生地、赤芍、丹皮、连翘、紫草、茜根、银花等味。(原文33)

原文33释义

自注：热逼而上下失血、汗血，势极危而犹不即坏者，以毒从血出，生机在是。大进凉血解毒之剂，以救阴而泄邪，邪解而血自止矣。血止后，须进参、芪善后乃得。汗血即张氏所谓肌衄也。《黄帝内经》谓“热淫于内，治以咸寒”，方中当增入咸寒之味。

（五）变证

1. 湿热致痉

1）湿热证，三四日即口噤，四肢牵引拘急，甚则角弓反张，此湿热侵入经络脉隧中。宜鲜地龙、秦艽、威灵仙、滑石、苍耳子、丝瓜藤、海风藤、酒炒黄连等味。(原文4)

原文4释义

自注：此条乃湿邪夹风者。风为木之气，风动则木张，乘入阳明之络则口噤，走窜太阴之经则拘挛，故药不独胜湿，重用息风，一则风药能胜湿，一则风药能疏肝也。选用地龙、诸藤者，欲其宣通脉络耳。

或问仲景治痉原有桂枝加栝蒌根及葛根汤两方，岂宜于古而不宜于今耶？今之痉者与厥相连，仲景不言及厥，岂《金匮》有遗文耶？余曰：非也。药因病用，病源既异，治法自殊。伤寒之痉自外来，证属太阳，治以散外邪为主；湿热之痉自内出，波及太阳，治以息内风为主。盖三焦与肝胆同司相火，中焦湿热不解，则热盛于里而少火悉成壮火，火动则风生而筋挛脉急，风煽则火炽而识乱神迷。身中之气随风火上炎而有升无降，常度尽失，由是而形若尸厥。正《黄帝内经》所谓：“血之与气，并走于上，则为暴厥”者是也。外窜经脉则成痉，内侵膻中则为厥。痉厥并见，正气犹存一线，则气复反而生。胃津不克支持，则厥不回而死矣。所以痉与厥往往相连，伤寒之痉自外来者，安有是哉？

暑月痉证与霍乱同出一源，风自火生，火随风转，乘入阳明则呕，贼及太阴则泻，是名霍乱；窜入筋中则挛急，流入脉络则反张，是名痉。但痉证多厥，霍乱少厥。盖痉证风火闭郁，郁则邪势愈甚，不免逼乱神明，故多厥；霍乱风火外泄，泄则邪热外解。不至循经而走，故少厥。此痉与霍乱之分别也。然痉证邪滞三焦，三焦乃火化，风得火而愈煽，则逼入膻中而暴厥；霍乱邪走脾胃，脾胃乃湿化，邪由湿而停留，则淫乃诸经而拘挛。火郁则厥，火窜则挛。又痉与厥之遗祸也，痉之挛结乃湿热生风，霍乱之转筋乃风来胜湿。痉则由经及脏而厥，霍乱则由脏及经而挛，总由湿热与风淆乱清浊、升降失常之故。夫湿多热少，则风入土中而霍乱，热多湿少，则风乘三焦而痉厥。厥而不返者死，胃液干枯，火邪盘据也；转筋入腹者死，胃液内涸，风邪独劲也。然则胃中之津液所关顾不钜哉？厥证用

笔记栏

原文6释义

辛，开泄胸中无形之邪也；干霍乱用探吐，泄胃中有形之滞也。然泄邪而胃液不上升者，热邪愈炽；探吐而胃液不四布者，风邪更张，终成死候，不可不知。

2）湿热证，发痉，神昏笑妄，脉洪数有力，开泄不效者，湿热蕴结胸膈，宜仿凉膈散；若大便数日不通者，热邪闭结肠胃，宜仿承气微下之例。(原文6)

自注：此条乃阳明实热，或上结或下结。清热泄邪只能散络中流走之热，而不能除肠中蕴结之邪，故阳明之邪仍假阳明为出路也。

原文36释义

3）湿热证，发痉撮空，神昏笑妄，舌苔干黄起刺或转黑色，大便不通者，热邪闭结胃腑。宜用承气汤下之。(原文36)

自注：撮空一证，昔贤谓非大实即大虚，虚则神明涣散，将有脱绝之虞，实则神明被逼，故多撩乱之象。今舌苔黄刺干涩，大便闭而不通，其为热邪内结阳明，腑热显然矣。徒事清热泄邪，止能散络中流走之热，不能除胃中蕴结之邪，故假承气以通地道，然舌不干黄起刺者，不可投也。承气用硝、黄，所以逐阳明之燥火实热，原非湿邪内滞者所宜用。然胃中津液为热所耗，甚至撮空撩乱，舌苔干黄起刺，此时胃热极盛，胃津告竭，湿火转成燥火，故用承气以攻下，承气者所以承接未亡之阴气于一线也。湿温病至此，亦危矣哉。

原文35释义

4）湿热证，口渴，苔黄起刺，脉弦缓，囊缩舌硬，谵语昏不知人，两手搐搦，津枯邪滞。宜鲜生地、芦根、生首乌、鲜稻根等味。若脉有力，大便不通，大黄亦可加入。(原文35)

自注：胃津劫夺，热邪内踞，非润下以泄邪，则不能达，故仿承气之例，以甘凉易苦寒，正恐胃气受伤，胃津不复也。

原文20释义

5）湿热证，数日后，汗出热不除，或痉，忽头痛不止者，营液大亏，厥阴风火上升，宜羚羊角、蔓荆子、钩藤、元参、生地、女贞子等味。(原文20)

自注：湿热伤营，肝风上逆，血不荣筋而痉，上升巅顶则头痛，热气已退，木气独张，故痉而不厥。投剂以息风为标，养阴为本。

原文30释义

6）湿热证，发痉神昏，独足冷阴缩。下体外受客寒，仍宜从湿热治，只用辛温之品煎汤熏洗。(原文30)

自注：阴缩为厥阴之外候，合之足冷，全似虚寒，乃谛观本证，无一属虚，始知寒客下体，一时营气不达，不但证非虚寒，并非上热下寒之可拟也，仍从湿热治之，又何疑耶？

原文34释义

7）湿热证，七八日，口不渴，声不出，与饮食亦不却，默默不语，神识昏迷，进辛开凉泄，芳香逐秽，俱不效。此邪入厥阴，主客浑受。宜仿吴又可三甲散，醉地鳖虫、醋炒鳖甲、土炒穿山甲、生僵蚕、柴胡、桃仁泥等味。(原文34)

自注：暑热先伤阳分，然病久不解，必及于阴。阴阳两困，气钝血滞而暑湿不得外泄，遂深入厥阴，络脉凝瘀，使一阳不能萌动，生气有降无升，心主阻遏，灵气不通，所以神不清而昏迷默默也。破滞破瘀，斯络脉通而邪得解矣。

原文15释义

2. 湿热致呕

1）湿热证，四五日，口大渴，胸闷欲绝，干呕不止，脉细数，舌光如镜，胃液受劫，胆火上冲。宜西瓜汁、金汁、鲜生地汁、甘蔗汁，磨服郁金、木香、香附、乌药等味。(原文15)

原文16释义

自注：此营阴素亏，木火素旺者。木乘阳明，耗其津液，幸无饮邪，故一清阳明之热，一散少阳之邪。不用煎者，取其气全耳。

2）湿热证，呕吐清水或痰多，湿热内留，木火上逆。宜温胆汤加瓜蒌、碧玉散等味。(原文16)

原文17释义

自注：此素有痰饮而阳明少阳同病，故一以涤饮，一以降逆。与上条呕同而治异，正当合参。

3）湿热证，呕恶不止，昼夜不瘥，欲死者，肺胃不和，胃热移肺，肺不受邪也，宜用川连三四分、苏叶二三分，两味煎汤，呷下即止。(原文17)

笔记栏

自注：肺胃不和，最易致呕，盖胃热移肺，肺不受邪，还归于胃。必用川连以清湿热，苏叶以通肺胃。投之立愈者，以肺胃之气，非苏叶不能通也，分数轻者，以轻剂恰治上焦之病耳。

（六）类证

1. 下利

1）湿热证，十余日后，左关弦数，腹时痛，时圊血，肛门热痛，血液内燥，热邪传入厥阴之证，宜仿白头翁法。（原文23）

原文23释义

自注：热入厥阴而下利，即不圊血，亦当宗仲景治热利法。若竟逼入营阴，安得不用白头翁汤凉血而散邪乎。设热入阳明而下利，即不圊血，又宜师仲景治下利谵语用小承气汤之法矣。

2）湿热证，十余日后，尺脉数，下利，或咽痛，口渴心烦，下泉不足，热邪直犯少阴之证，宜仿猪肤汤凉润法。（原文24）

原文24释义

自注：同一下利有厥少之分，则药有寒凉之异。然少阴有便脓之候，不可不细审也。

3）湿热内滞太阴，郁久而为滞下，其证胸痞腹痛，下坠窘迫，脓血稠黏，里急后重，脉软数者，宜厚朴、黄芩、神曲、广皮、木香、槟榔、柴胡、煨葛根、银花炭、荆芥炭等味。（原文41）

原文41释义

自注：古之所谓滞下，即今所谓痢疾也。由湿热之邪内伏太阴，阻遏气机，以致太阴失健运，少阳失疏达。热郁湿蒸，传导失其常度，蒸为败浊脓血，下注肛门，故后重。气壅不化，乃数至圊而不能便。伤气则下白，伤血则下赤，气血并伤，赤白兼下，湿热盛极，痢成五色。故用厚朴除湿而行滞气，槟榔下逆而破结气，黄芩清庚金之热，木香、神曲疏中气之滞，葛根升下陷之胃气，柴胡升土中之木气，热侵血分而便血，以银花、荆芥入营清热，若热盛于里，当用黄连以清热，大实而痛，宜增大黄以逐邪。昔张洁古制芍药物以治血痢，方用归、芍、芩、连、大黄、木香、槟榔、甘草、桂心等味，而以芍药名汤者，盖谓下血必调藏血之脏，故用之为君，不特欲其土中泻木，抑亦赖以敛肝和阴也。然芍药味酸性敛，终非湿热内蕴者所宜服。倘遇痢久中虚，而宜用芍药、甘草之化土者，恐难任芩、连、大黄之苦寒，木香、槟榔之破气。若其下痢初作，湿热正盛者，白芍酸敛滞邪，断不可投。此虽昔人已试之成方，不敢引为后学之楷式也。

4）痢久伤阳，脉虚滑脱者，真人养脏汤加甘草、当归、白芍。（原文42）

原文42释义

自注：脾阳虚者，当补而兼温。然方中用木香，必其腹痛未止，故兼疏滞气。用归芍，必其阴分亏残，故兼和营阴。但利虽脾疾，久必传肾，以肾为胃关。司下焦而开窍于二阴也。况火为土母，欲温土中之阳，必补命门之火，若虚寒甚而滑脱者，当加附子以补阳，不得杂入阴药矣。

5）痢久伤阴，虚坐努责者，宜用熟地炭、炒当归、炒白芍、炙甘草、广皮之属。（原文43）

原文43释义

自注：里结欲便，坐久而仍不得便者，谓之虚坐努责。凡里结属火居多，火性传送至速，郁于大肠，窘迫欲便，而便仍不舒。故痢疾门中，每用黄芩清火，甚者用大黄逐热。若痢久血虚，血不足则生热，亦急迫欲便，但久坐而不得便耳，此热由血虚所生，故治以补血为主。里结与后重不同，里结者急迫欲便，后重者肛门重坠。里结有虚实之分，实为火邪有余，虚为营阴不足，后重有虚实之异，实为邪实下壅，虚由气虚下陷。是以治里结者，有清热养阴之异，治后重者，有行气升补之殊。虚实之辨，不可不明。

原文25释义

2. 寒湿

1）湿热证，身冷脉细，汗泄胸痞，口渴舌白，湿中少阴之阳，宜人参、白术、附子、茯苓、益智等味。（原文25）

原文26释义

自注：此条湿邪伤阳，理合扶阳逐湿。口渴为少阴证，乌得妄用寒凉耶。

2）暑月病初起，但恶寒，面黄，口不渴，神倦四肢懒，脉沉弱，腹痛下利，湿困太阴之阳，宜仿缩脾饮，甚则大顺散、来复丹等法。（原文26）

原文44释义

自注：暑月为阳气外泄，阴气内耗之时，故热邪伤阴，阳明消铄，宜清宜凉。太阴告困，湿浊弥漫，宜温宜散。古法最详，医者鉴诸。

笔记栏

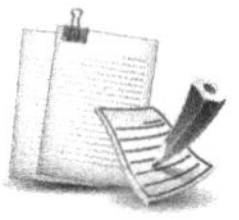

3）暑热内袭，腹痛吐利，胸痞脉缓者，湿浊内阻太阴，宜缩脾饮。（原文44）

自注：此暑湿浊邪伤太阴之气，以致土用不宣，太阴告困，故以芳香涤秽，辛燥化湿为制也。

原文45释义

4）暑月饮冷过多，寒湿内留，水谷不分，上吐下泻，肢冷脉伏者，宜大顺散。（原文45）

自注：暑月过于贪凉，寒湿外袭者，有香薷饮；寒湿内侵者，有大顺散。夫吐泻肢冷脉伏，是脾胃之阳为寒湿所蒙，不得升越，故宜温热之剂调脾胃，利气散寒。然广皮、茯苓似不可少，此即仲景治阴邪内侵之霍乱，而用理中汤之旨乎。

原文46释义

5）肠痛下利，胸痞，烦躁，口渴，脉数大，按之豁然空者，宜冷香饮子。（原文46）

自注：此不特湿邪伤脾，抑且寒邪伤肾。烦躁热渴，极似阳邪为病，惟数大之脉按之豁然而空，知其躁渴等症，为虚阳外越，而非热邪内扰。故以此方冷服，俾下咽之后，冷气既消，热性乃发，庶药气与病气无扞格之虞也。

3. 暑病

原文38释义

1）湿热证，湿热伤气，四肢困倦，精神减少，身热气高，心烦溺黄，口渴自汗，脉虚者，用东垣清暑益气汤主治。（原文38）

自注：同一热渴自汗而脉虚神倦，便是中气受伤而非阳明郁热。清暑益气汤乃东垣所制，方中药味颇多，学者当于临证时斟酌去取可也。

原文18释义

2）湿热证，咳嗽昼夜不安，甚至喘不得眠者，暑邪入于肺络，宜葶苈、枇杷叶、六一散等味。（原文18）

自注：人但知暑伤肺气则肺虚，而不知暑滞肺络则肺实。葶苈引滑石，直泻肺邪则病自除。

原文39释义

3）暑月热伤元气，气短倦怠，口渴多汗，肺虚而咳者，宜人参、麦冬、五味子等味。（原文39）

自注：此即千金生脉散也，与第十八条同一肺病，而气粗与气短有分，则肺实与肺虚各异。实则泻而虚则补，一定之理也。然方名生脉，则热伤气之脉虚欲绝可知矣。

原文40释义

4）暑月乘凉饮冷，阳气为阴寒所遏，皮肤蒸热，凛凛畏寒，头痛头重，自汗烦渴，或腹痛吐泻者，宜香薷、厚朴、扁豆等味。（原文40）

自注：此由避暑而感受寒湿之邪，虽病于暑月而实非暑病。昔人不曰暑月伤寒湿而曰阴暑，以致后人淆惑，贻误匪轻，今特证之。其用香薷之辛温，以散阴邪而发越阳气，厚朴之苦温，除湿邪而通行滞气，扁豆甘淡，行水和中。倘无恶寒、头痛之表证，即无取香薷之辛香走窜矣。无腹痛、吐利之里证，亦无取厚朴、扁豆之疏滞和中矣。故热渴甚者，加黄连以清暑，名四味香薷饮；减去扁豆名黄连香薷饮；湿盛于里，腹膨泄泻者，去黄连加茯苓、甘草名五物香薷饮；若中虚气怯汗出多者，加人参、芪、白术、橘皮、木瓜名十味香薷饮。然香薷之用，总为寒湿外袭而设，不可用以治不夹寒湿之暑热也。

原文9释义

（七）善后调理

1）湿热证，数日后脘中微闷，知饥不食，湿邪蒙绕三焦。宜藿香叶、薄荷叶、鲜荷叶、枇杷叶、佩兰叶、芦尖、冬瓜仁等味。（原文9）▲

自注：此湿热已解，余邪蒙蔽清阳，胃气不舒。宜用极轻清之品，以宣上焦阳气。若投味重之剂，是与病情不相涉矣。

原文19释义

2）湿热证，十余日，大势已退，唯口渴汗出，骨节痛，余邪留滞经络，宜元米汤泡于术，隔一宿，去术煎饮。（原文19）

自注：病后湿邪未尽，阴液先伤，故口渴身痛。此时救液则助湿，治湿则劫阴。宗仲景麻沸汤之法，取气不取味，走阳不走阴，佐以元米汤养阴逐湿，两擅其长。

原文22释义

3）湿热证，按法治之，数日后，或吐下一时并至者，中气亏损。升降悖逆，宜生谷芽、莲心、扁豆、米仁、半夏、甘草、茯苓等味，甚则用理中法。（原文22）

自注：升降悖逆，法当和中，犹之霍乱之用六和汤也。若太阴惫甚，中气不支，非理中不可。

原文27释义

4）湿热证，按法治之，诸证皆退，惟目瞑则惊悸梦惕，余邪内留，胆气未舒，宜酒浸郁李仁、姜汁炒枣仁、猪胆皮等味。（原文27）

笔记栏

自注：滑可去著，郁李仁性最滑脱，古人治惊后肝系滞而不下，始终目不瞑者，用之以下肝系而去滞。此证借用，良由湿热之邪留于胆中，胆为清虚之府，藏而不泻，是以病去而内留之邪不去，寐则阳气行于阴，胆热内扰，肝魂不安，用郁李仁以泄邪而以酒行之，酒气独归胆也。枣仁之酸，入肝安神，而以姜汁制，安神而又兼散邪也。

5）湿热证，曾开泄下夺，恶候皆平，独神思不清，倦语不思食，溺数，唇齿干。胃气不输，肺气不布，元神大亏。宜人参、麦冬、石斛、木瓜、生甘草、生谷芽、鲜莲子等味。(原文28)

原文28释义

自注：开泄下夺，恶候皆平，正亦大伤。故见症多气虚之象。理合清补元气，若用腻滞阴药，去生便远。

（杨钦河　张玉佩）

参考文献

笔记栏

第十九章　吴塘《温病条辨》

导　学

掌握吴氏温病三焦辨证论治理论及传变规律的论述；熟悉吴氏关于温热类、湿热类温病的病因、病机、证候、传变、治疗及有关方药的论述；了解吴瑭的生平、主要著作和主要学术思想及其对温病学的贡献。背诵原文：上焦篇第1、2、4、43条；中焦篇第1、17、63条；下焦篇第1条及“治病法论”（▲）。

一、作者及其著作

参考文献

吴瑭，字佩珩，号鞠通，生于清乾隆二十三年（1758年），卒于道光十六年（1836年），江苏淮阴人。吴氏少习儒学，后因父、侄身亡而慨然弃举子业，发愤习医，专事方术，怀救世之志，学而不厌，研理务精，终成一代医学巨匠。吴氏的著作主要有《温病条辨》《医医病书》《吴鞠通医案》等。

《温病条辨》是吴鞠通的代表著作。吴氏以《黄帝内经》对三焦的论述为依据，汇集历代医家精华，远效仲景，近承天士，结合自己的临床经验于清嘉庆三年（1798年）著成本书。全书共为6卷，并卷首1卷，计265条，附方208首。该书以三焦为纲，病名为目，分别论述了风温、温热、温疫、温毒、冬温、暑温、伏暑、湿温、秋燥、寒湿以及疟、痢、疸、痹等病证治，书中并附论说若干则，以补充三焦分证中未尽之内容。在体裁上采用“自条自辨”的形式，逐条叙证，便于记诵，但又恐简则不明，于是又在每一条后自加注释以阐述其未尽之义。

《温病条辨》创立了温病三焦辨治纲领，并将三焦及卫气营血一炉而冶，相辅而行，完善了温病的辨证论治体系，丰富了温病学说的证治理论，详备了温病病证的理、法、方、药，本书具有很高的理论水平和实用价值，直到现在仍是研究温病学和指导温病临床的重要参考书，该书刊行后流传甚广，一直被列为学习温病学的必读之书。

本教材节选《温病条辨》部分重要条文35条，按上焦、中焦、下焦三篇部分条文的顺序，分为温热与湿热两大类进行编辑。将条文及自辨内容合并作原文，以体现吴氏论述的完整性，并选《杂说》中的“治病法论”，供大家参考，余则从略。

二、原文选录

（一）温病大纲

1）温病者：有风温、有温热、有温疫、有温毒、有暑温、有湿温、有秋燥、有冬温、有温疟。▲

此九条，见于王叔和《伤寒例》中居多，叔和又牵引《难经》之文以神其说。按时推病，实有是证，叔和治病时，亦实遇是证。但叔和不能别立治法，而叙于《伤寒例》中，实属蒙混。以《伤寒论》为治外感之妙法。遂将一切外感悉收入《伤寒例》中，而悉以治伤寒之法治之。后人亦不能打破此关，因仍苟简，千余年来，贻患无穷，皆叔和之作俑，无怪见驳于方有执、喻嘉言诸公也。然诸公虽驳叔和，亦未曾另立方法，喻氏虽立治法，仍不能脱却伤寒圈子，弊与叔和无二，以致后人无所遵依。本论详加考核，准古酌今，细立治法，除伤寒宗仲景法外，俾四时杂感，朗若列眉。未始非叔和有以肇其端，东垣、河间、安道、又可、嘉言、天士宏其议，而瑭得以善其后也。

笔记栏

风温者，初春阳气始开，厥阴行令，风夹温也。湿热者，春末夏初，阳气弛张，温盛为热也。湿疫者，厉气流行，多兼秽浊，家家如是，若役使然也。温毒者，诸温夹毒，秽浊太甚也。暑温者，正夏之时，暑病之偏于热者也。湿温者，长夏初秋，湿中生热，即暑病之偏于湿者也。秋燥者，秋金燥烈之气也。冬温者，冬应寒而反温，阳不潜藏，民病温也。温疟者，阴气先伤，又因于暑，阳气独发也。（原上焦篇1）

原上焦篇1
释义

2）凡病温者，始于上焦，在手太阴。▲

伤寒由毛窍而入，自下而上，始足太阳。足太阳膀胱属水，寒即水之气，同类相从，故病始于此。古来但言膀胱主表，殆未尽其义。肺者，皮毛之合也，独不主表乎！（按人身一脏一腑，主表之理，人皆习焉不察。以三才大道言之：天为万物之大表，天属金，人之肺亦属金，肺主皮毛，经曰皮应天，天一生水；地支始于子，而亥为天门，乃贞元之会；人之膀胱为寒水之腑；故俱同天气，而俱主表也）。治法必以仲景六经次传为祖法。温病由口鼻而入，自上而下，鼻通于肺，始手太阴。太阴金也，温者火之气，风者火之母，火未有不克金者，故病始于此，必从河间三焦定论。再寒为阴邪。虽《伤寒论》中亦言中风，此风从西北方来，乃觱发之寒风也，最善收引，阴盛必伤阳，故首郁遏太阳经中之阳气。而为头痛、身热等证。太阳阳腑也，伤寒阴邪也，阴盛伤人之阳也。温为阳邪，此论中亦言伤风，此风从东方来，乃解冻之温风也，最善发泄，阳盛必伤阴，故首郁遏太阴经中之阴气，而为咳嗽、自汗、口渴、头痛、身热、尺热等症。太阴阴脏也，温热阳邪也，阳盛伤人之阴也。阴阳两大法门之辨，可了然于心目间矣。

夫大明生于东，月生于西，举凡万物，莫不由此少阳、少阴之气以为生成，故万物皆可名之曰东西。人乃万物之统领也，得东西之气最全，乃与天地东西之气相应。其病也，亦不能不与天地东西之气相应。东西者，阴阳之道路也。由东而往，为木、为风、为湿、为火、为热，湿土居中，与火交而成暑，火也者，南也。由西而往，为金、为燥、为水、为寒，水也者，北也。水火者，阴阳之征兆也；南北者，阴阳之极致也。天地运行此阴阳以化生万物，故曰天之无恩而大恩生。天地运行之阴阳和平，人生之阴阳亦和平，安有所谓病也哉！天地与人之阴阳，一有所偏，即为病也。偏之浅者病浅，偏之深者病深；偏于火者病温、病热、偏于水者病清、病寒，此水火两大法门之辨，医者不可不知。烛其为水之病也，而温之、热之；烛其为火之病也，而凉之、寒之，各救其偏，以抵于平和而已。非如鉴之空，一尘不染，如衡之平，毫无倚着，不能暗合道妙，岂可各立门户，专主于寒热温凉一家之论而已哉！瑭因辨寒病之原于水，温病之原于火也，而并及之。（原上焦篇2）

原上焦篇2
释义

3）太阴之为病，脉不缓不紧而动数，或两寸独大，尺肤热，头痛，微恶风寒，身热自汗，口渴，或不渴，而咳，午后热甚者，名曰温病。

不缓，则非太阳中风矣；不紧，则非太阳伤寒矣；动数者，风火相煽之象，经谓之躁；两寸独大，火克金也。尺肤热，尺部肌肤热甚，火反克水也。头痛、恶风寒、身热自汗，与太阳中风无异，此处最足以相混，于何辨之？于脉动数，不缓不紧，证有或渴、或咳、尺热，午后热甚辨之。太阳头痛，风寒之邪，循太阳经上至头与项，两项强头痛也。太阴之头痛，肺主天气，天气郁，则头亦痛也，且春气在头，又火炎上也。吴又可谓浮泛太阳经者，臆说也。伤寒之恶寒，太阳属实水而主表，故恶风寒；温病之恶寒，肺合皮毛而亦主表，故亦恶风寒也。太阳病则周身之阳气郁，故身热；肺主化气，肺病不能化气，气郁则身亦热也。太阳自汗，风疏卫也；太阴自汗，皮毛开也，肺亦主卫。渴，火克金也。咳，肺气郁也。午后热甚，浊邪归下，又火旺时也，又阴受火克之象也。（原上焦篇3）

原上焦篇3
释义

（二）上焦篇

1. 温热病

1）太阴风温、温热、温疫、冬温，初起恶风寒者，桂枝汤主之；但热不恶寒而渴者，辛凉平剂银翘散主之。温毒、暑温、湿温、温疟不在此例。▲

按仲景《伤寒论》原文，太阳病（谓如太阳证，即上文头痛、身热、恶风、自汗也），但恶热不恶寒而渴者，名曰温病，桂枝汤主之。盖温病忌汗，最喜解肌。桂枝本为解肌，且桂枝芳香化浊，芍药收阴敛液，甘草败毒和中，姜、枣调和营卫，温病初起，原可用之。此处却变易前法，恶风寒者主以桂

笔记栏

枝，不恶风寒主以辛凉者，非敢擅违古训也。仲景所云不恶风寒者，非全不恶风寒也，其先亦恶风寒，迨既热之后，乃不恶风寒耳，古文简、质，且对太阳中风热时亦恶风寒言之，故不暇详耳。盖寒水之病，冬气也，非辛温春夏之气不足以解之，虽曰温病，既恶风寒，明是温自内发，风寒从外搏，成内热外寒之证，故仍旧用桂枝辛温解肌法，俾得微汗，而寒热之邪皆解矣。温热之邪，春夏气也，不恶风寒，则不兼寒风可知，此非辛凉秋金之气不足以解之，桂枝辛温，以之治温，是以火济火也，故改从《黄帝内经》“风淫于内，治以辛凉，佐以苦甘”法。

桂枝汤方

桂枝六钱　芍药(炒)三钱　炙甘草二钱　生姜一片　大枣(去核)二枚

煎法服法，必如《伤寒论》原文而后可，不然，不惟失桂枝汤之妙，反生他变，病必不除。

辛凉平剂银翘散方

连翘一两　银花一两　苦桔梗六钱　薄荷六钱　竹叶四钱　生甘草五钱　芥穗四钱　淡豆豉五钱　牛蒡子六钱

上杵为散，每服六钱，鲜苇根汤煎，香气大出即取服，勿过煮。肺药取轻清，过煮则味厚而入中焦矣。病重者，约二时一服，日三服，夜一服；轻者三时一服，日二服，夜一服；病不解者，作再服。盖肺位最高，药过重则过病所，少用又有病重药轻之患，故从普济消毒饮时时轻扬法。今人亦间有用辛凉法者，多不见效，盖病大药轻之故，一不见效，随改弦易辙，转去转远，即不更张，缓缓延至数日后，必成中下焦证矣。胸膈闷者加藿香三钱、郁金三钱，护膻中；渴甚者，加花粉；项肿咽痛者，加马勃、元参；衄者，去芥穗、豆豉，加白茅根三钱、侧柏炭三钱、栀子炭三钱；咳者，加杏仁利肺气；二、三日病犹在肺，热渐入里，加细生地、麦冬保津液；再不解，或小便短者，加知母、黄芩、栀子之苦寒，与麦、地之甘寒，合化阴气，而治热淫所胜。

方论：按温病忌汗，汗之不惟不解，反生他患。盖病在手经。徒伤足太阳无益；病自口鼻吸受而生，徒发其表亦无益也。且汗为心液，心阳受伤，必有神明内乱、谵语、癫狂、内闭外脱之变。再误汗虽曰伤阳，汗乃五液之一，未始不伤阴也。《伤寒论》曰：“尺脉微者，为里虚，禁汗”，其义可见。其曰伤阳者，特举其伤之重者而言之耳。温病最善伤阴，用药又复伤阴，岂非为贼立帜乎？此古来用伤寒法治温病之大错也。至若吴又可开首立一达原饮，其意以为直透膜原，使邪速溃，其方施于藜藿壮实人之温疫病，容有愈者，芳香辟秽之功也；若施于膏粱纨绔，及不甚壮实人，未有不败者。盖其方中首用槟榔、草果、厚朴为君。夫槟榔，子之坚者也，诸子皆降，槟榔苦辛而温，体重而坚，由中走下，直达肛门，中下焦药也；草果亦子也，其气臭烈大热，其味苦，太阴脾经之劫药也；厚朴苦温，亦中焦药也，岂有上焦温病，首用中下焦苦温雄烈劫夺之品，先动少阴津液之理！知母、黄芩，亦皆中焦苦燥里药，岂可用乎？况又有温邪游溢三阳之说，而有三阳经之羌活、葛根、柴胡加法，是仍以伤寒之法杂之，全不知温病治法，后人止谓其不分三焦，犹浅说也，其三消饮加入大黄、芒硝，惟邪入阳明，气体稍壮者，幸得以下而解，或战汗而解，然往往成弱证，虚甚者则死矣。况邪有在卫者、在胸中者、在营者、入血者、妄用下法，其害可胜言耶？岂视人与铁石一般，并非气血生成者哉？究其始意，原以矫世医以伤寒治病温之弊，颇能正陶氏之失，奈学未精纯，未足为法。至喻氏、张氏多以伤寒三阴经法治温病，其说亦非，以世医从之者少，而宗又可者多，故不深辩耳。本方谨遵《黄帝内经》“风淫于内，治以辛凉，佐以苦甘；热淫于内，治以咸寒，佐以甘苦”之训(王安道《溯洄集》亦有温暑当用辛凉不当用辛温之论，谓仲景之书，为即病之伤寒而设，并未尝为不即病之温暑而设。张凤逵集治暑方，亦有暑病首用辛凉，继用甘寒，再用酸泄酸敛，不必用下之论。皆先得我心者)。又宗喻嘉言芳香逐秽之说，用东垣清心凉膈散，辛凉苦甘。病初起，且去入里之黄芩，勿犯中焦；加银花辛凉，芥穗芳香，散热解毒；牛蒡子辛平润肺，解热散结，除风利咽；皆手太阴药也。合而论之，经谓“冬不藏精，春必温病”，又谓“藏于精者，春不病温”，又谓“病温虚甚死”，可见病温者，精气先虚。此方之妙，预护其虚，纯然清肃上焦，不犯中下，无开门揖盗之弊，有轻以去实之能，用之得法，自然奏效，此叶氏立法，所以迥出诸家也。(原上焦篇4)

原上焦篇4释义

笔记栏

2）太阴风温，但咳，身不甚热，微渴者，辛凉轻剂桑菊饮主之。

咳，热伤肺络也。身不甚热，病不重也。渴而微，热不甚也。恐病轻药重，故另立轻剂方。

辛凉轻剂桑菊饮方

杏仁二钱　连翘一钱五分　薄荷八分　桑叶二钱五分　菊花一钱　苦梗二钱　甘草八分　苇根二钱

水二杯，煮取一杯，日二服。二、三日不解，气粗似喘，燥在气分者，加石膏、知母；舌绛暮热，甚燥，邪初入营，加元参二钱、犀角一钱；在血分者，去薄荷、苇根，加麦冬、细生地、玉竹、丹皮各二钱；肺热甚加黄芩；渴者加花粉。

方论：此辛甘化风，辛凉微苦之方也。盖肺为清虚之脏，微苦则降，辛凉则平，立此方所以避辛温也。今世金用杏苏散通治四时咳嗽，不知杏苏散辛温，只宜风寒，不宜风温，且有不分表里之弊。此方独取桑叶、菊花者，桑得箕星之精，箕好风，风气通于肝，故桑叶善平肝风；春乃肝令而主风，木旺金衰之候，故抑其有余。桑叶芳香有细毛，横纹最多，故亦走肺络而宣肺气。菊花晚成，芳香味甘，能补金水二脏，故用之以补其不足。风温咳嗽，虽系小病，常见误用辛温重剂销铄肺液，致久嗽成劳者不一而足。圣人不忽于细，必谨于微，医者于此等处，尤当加意也。(原上焦篇6)

原上焦篇6释义

3）太阴温病，脉浮洪，舌黄，渴甚，大汗，面赤恶热者，辛凉重剂白虎汤主之。

脉浮洪，邪在肺经气分也。舌黄，热已深。渴甚，津已伤也。大汗，热逼津液也。面赤，火炎上也。恶热，邪欲出而未遂也。辛凉平剂焉能胜任，非虎啸风生，金飚退热，而又能保津液不可，前贤多用之。

辛凉重剂白虎汤方。

生石膏（研）一两　知母五钱　生甘草三线　白粳米一合

水八杯，煮取三杯，分温三服，病退减后服，不知再作服。

方论：义见法下，不再立论，下仿此。(原上焦篇7)

原上焦篇7释义

4）白虎本为达热出表，若其人脉浮弦而细者，不可与也；脉沉者，不可与也；不渴者不可与也；汗不出者，不可与也；常须识此，勿令误也。

此白虎之禁也。按白虎慓悍，邪重非其力不举，用之得当，有立竿见影之妙，若用之不当，祸不旋踵。懦者多不敢用，未免坐误事机；孟浪者，不问其脉证之若何，一概用之。甚至石膏用斤余之多，应手而效者固多，应手而毙者亦复不少。皆未真知确见其所以然之故，故手下无准的也。(原上焦篇9)

原上焦篇9释义

5）太阴温病，寸脉大，舌绛而干，法当渴，今反不渴者，热在营中也，清营汤去黄连主之。

渴乃温之本病，今反不渴，滋人疑惑；而舌绛且干，两寸脉大，的系温病。盖邪热入营蒸腾，营气上升，故不渴，不可疑不渴非温病也。故以清营汤清营分之热，去黄连者，不欲其深入也。

清营汤（见暑温门中）(原上焦篇15)

原上焦篇15释义

6）太阴温病，血从上溢者，犀角地黄汤合银翘散主之。其中焦病者，以中焦法治之。若吐粉红血水者，死不治；血从上溢，脉七、八至以上，面反黑者，死不治；可用清络育阴法。

血从上溢，温邪逼迫血液上走清道，循清窍而出，故以银翘散败温毒，以犀角地黄清血分之伏热，而救水即所以救金也。至粉红水非血非液，实血与液交迫而出。有燎原之势，化源速绝。血从上溢，而脉至七、八至，面反黑，火极而似水，反兼胜已之化也，亦燎原之势莫制，下焦津液亏极，不能上济君火，君火反与温热之邪合德，肺金其何以堪，故皆主死。化源绝，乃温病第 死法也。仲子曰：敢问死？孔子曰：未知生，焉知死。瑭以为医者不知死，焉能救生。细按温病死状百端，大纲不越五条。在上焦有二：一曰肺之化源绝者死；二曰心神内闭，内闭外脱者死。在中焦亦有二：一曰阳明太实，土克水者死；二曰脾郁发黄，黄极则诸窍为闭，秽浊塞窍者死。在下焦则无非热邪深入，消铄津液，涸尽而死也。

犀角地黄汤方（见下焦篇）

银翘散（方见前）

笔记栏

原上焦篇11释义

已用过表药者,去豆豉、芥穗、薄荷。(原上焦篇11)

7）邪入心包,舌蹇肢厥,牛黄丸主之,紫雪丹亦主之。

厥者,尽也。阴阳极造其偏,皆能致厥。伤寒之厥,足厥阴病也。温热之厥,手厥阴病也。舌卷囊缩,虽同系厥阴现证,要之,舌属手,囊属足也。盖舌为心窍,包络代心用事,肾囊前后,皆肝经所过,断不可以阴阳二厥混而为一。若陶节庵所云:冷过肘膝,便为阴寒,恣用大热。再热厥之中,亦有三等:有邪在络居多,而阳明证少者,则从芳香,本条所云是也;有邪搏阳明,阳明太实,上冲心包,神迷肢厥,甚至通体皆厥,当从下法,本论载入中焦篇;有日久邪杀阴亏而厥者,则从育阴潜阳法,本论载入下焦篇。

原上焦篇17释义

牛黄丸、紫雪丹方(并见前)(原上焦篇17)

2. 湿热病

1）头痛恶寒,身重疼痛,舌白不渴,脉弦细而濡,面色淡黄,胸闷不饥,午后身热,状若阴虚,病难速已,名曰湿温,汗之则神昏耳聋,甚则目瞑不欲言;下之则洞泄;润之则病深不解,长夏深秋冬日同法,三仁汤主之。▲

头痛恶寒,身重疼痛,有似伤寒,脉弦濡,则非伤寒矣。舌白不渴,面色淡黄,则非伤暑之偏于火者矣。胸闷不饥,湿闭清阳道路也。午后身热,状若阴虚者,湿为阴邪,阴邪自旺于阴分,故与阴虚同一午后身热也。湿为阴邪,自长夏而来,其来有渐,且其性氤氲黏腻,非若寒邪之一汗即解,温热之一凉即退,故难速已。世医不知其为湿温,见其头痛恶寒身重疼痛也,以为伤寒而汗之。汗伤心阳,湿随辛温发表之药蒸腾上逆,内蒙心窍则神昏,上蒙清窍则耳聋目瞑不言。见其中满不饥,以为停滞而大下之。误下伤阴,而重抑脾阳之升,脾气转陷,湿邪乘势内溃,故洞泄。见其午后身热,以为阴虚而用柔药润之,湿为胶滞阴邪,再加柔润阴药,二阴相合,同气相求,遂有锢结而不可解之势。惟以三仁汤轻开上焦肺气,盖肺主一身之气,气化则湿亦化也。湿气弥漫,本无形质,以重浊滋味之药治之,愈治愈坏。伏暑、湿温,吾乡俗名秋呆子,悉发陶氏《六书》法治之,不知从何处学来,医者呆,反名病呆,不亦诬乎!再按湿温较诸温病,势虽缓而实重,上焦最少,病势不甚显张,中焦病最多,详见中焦篇,以湿为阴邪故也。当于中焦求之。

三仁汤方

杏仁五钱　飞滑石六钱　白通草二钱　白蔻仁二钱　竹叶二钱　厚朴二钱　生薏仁六钱　半夏五钱

原上焦篇43释义

甘澜水八碗,煮取三碗,每服一碗,日三服。(原上焦篇43)

2）手太阴暑温,如上条证,但汗不出者,新加香薷饮主之。

证如上条,指形似伤寒,右脉洪大,左手反小,面赤口渴而言。但以汗不能自出,表实为异,故用香薷饮发暑邪之表也。按香薷辛温芳香,能由肺之经而达其络。鲜扁豆花,凡花皆散,取其芳香而散,且保肺液,以花易豆者,恶其呆滞也,夏日所生之物,多能解暑,惟扁豆花为最,如无花时,用鲜扁豆皮,若再无此,用生扁豆皮。厚朴苦温,能泄实满。厚朴,皮也,虽走中焦,究竟肺主皮毛,以皮从皮,不为治上犯中。若黄连、甘草,纯然里药,暑病初起,且不必用,恐引邪深入,故易以连翘、银花,取其辛凉达肺经之表,纯从外走,不必走中也。

温病最忌辛温,暑病不忌者,以暑必兼湿,湿为阴邪,非温不解,故此方香薷、厚朴用辛温,而余则佐以辛凉云,下文湿温论中,不惟不忌辛温,且用辛热也。

原上焦篇24释义

新加香薷饮方(辛温复辛凉法)

香薷二钱　银花三钱　鲜扁豆花三钱　厚朴二钱　连翘二钱

水五杯,煮取二杯。先服一杯,得汗止后服;不汗再服;服尽不汗,再作服。(原上焦篇24)

笔记栏

3）暑兼湿热,偏于暑之热者为暑温,多手太阴证而宜清。偏于暑之湿为湿温,多足太阴证而宜温。湿热平等者两解之。各宜分晓,不可混也。

此承上启下之文。按暑温,湿温,古来方法最多精妙,不比前条温病毫无尺度,本论原可不必再议,特以《黄帝内经》有先夏至为病温、后夏至为病暑之明文,是暑与温,流虽异而源则同,不得言温而遗暑，言暑而遗湿。又以历代名家，悉有蒙混之弊，盖夏日三气杂感，本难条分缕析。惟叶氏心灵手巧，精思过人，案中治法，丝丝入扣，可谓汇众善以为长者，惜时人不能知其一、二；然其法散见于案中，章程未定，浅学者读之，有望洋之叹，无怪乎后人之无阶而升也。故本论摭拾其大概，粗定规模，俾学者有路可寻。精妙甚多，不及备录，学者仍当参考名家，细绎叶案，而后可以深造。再按：张洁古云“静而得之为中暑，动而得之为中热；中暑者阴证，中热者阳证”。呜呼！洁古笔下如是不了了，后人奉以为规矩准绳，此医道之所以难言也。试思中暑，竟无动而得之者乎？中热，竟无静而得之者乎？似难以动静二字分暑热。又云“中暑者阴证”，暑字从日，日岂阴物乎？暑中有火，火岂阴邪乎？暑中有阴耳，湿是也，非纯阴邪也。“中热者阳证”，斯语诚然，要知热中亦兼秽浊，秽浊亦阴类也，是中热非纯无阴也。盖洁古所指之中暑，即本论后文之湿温也；其所指之中热，即本论前条之温热也。张景岳又细分阴暑、阳暑；所谓阴暑者，即暑之偏于湿，而成足太阴之里证也；阳暑者，即暑之偏于热，而成手太阴之表证也。学者非目无全牛，不能批隙中，宋元以来之名医，多自以为是，而不求之自然之法象，无怪乎道之常不明，而时人之随手杀人也，可胜慨哉！（原上焦篇35）

原上焦篇35释义

4）太阴伏暑，舌白口渴，无汗者，银翘散去牛蒡子、元参加杏仁、滑石主之。

此邪在气分而表实之证也。（原上焦篇38）

原上焦篇38释义

5）太阴伏暑，舌赤口渴，无汗者，银翘散加生地、丹皮、赤芍、麦冬主之。

此邪在血分而表实之证也。（原上焦篇39）

原上焦篇39释义

（三）中焦篇

1. 温热病

1）面目俱赤，语声重浊，呼吸俱粗，大便闭，小便涩，舌苔老黄，甚则黑有芒刺，但恶热，不恶寒，日晡益甚者，传至中焦，阳明温病也。脉浮洪躁甚者，白虎汤主之；脉沉数有力，甚则脉体反小而实者，大承气汤主之。暑温、湿温、温疟，不在此例。▲

阳明之脉荣于面，《伤寒论》谓：阳明病，面缘正赤，火盛必克金，故目白睛亦赤也。语声重浊，金受火刑而音不清也。呼吸俱粗，谓鼻息来去俱粗，其粗也平等，方是实证；若来粗去不粗，去粗来不粗，或竟不粗，则非阳明实证，当细辨之，粗则喘之渐也。大便闭，阳明实也。小便涩，火腑不通而阴气不化也。口燥渴，火烁津也。舌苔老黄，肺受胃浊气不化津也（按《灵枢》论诸脏温病，独肺温病有舌苔之明文，余则无有。可见舌苔乃胃中浊气，熏蒸肺脏，肺气不化而然）。甚则黑者，黑，水色也，火极而似水也。又水胜火，大凡五行之极盛，必兼胜已之形。芒刺，苔久不化，热极而起坚硬之刺也；倘刺软者，非实证也。不恶寒，但恶热者，传至中焦，已无肺证，阳明者，两阳合明也，温邪之热。与阳明之热相搏，故但恶热也。或用白虎，或用承气者，证同而脉异也。浮洪躁甚，邪气近表，脉浮者不可下。凡逐邪者，随其所在，就近而逐之。脉浮则出表为顺，故以白虎之金飚以退烦热。若沉小有力，病纯在里，则非下夺不可矣，故主以大承气。按吴又可《温疫论》中云：舌苔边白但见中微黄者，即加大黄，甚不可从。虽云伤寒重在误下，温病重在误汗，即误下不似伤寒之逆之甚，究竟承气非可轻尝之品，故云舌苔老黄，甚则黑有芒刺，脉体沉实，的系燥结痞满，方可用之。

白虎汤（方见上焦篇）

大承气汤方

大黄六钱　芒硝三钱　厚朴三钱　枳实三钱

水八杯，先煮枳、朴，后纳大黄、芒硝，煮取三杯。先服一杯，约二时许，得利止后服，不知，再服一杯，再不知，再服。

方论：此苦辛通降咸以入阴法。承气者，承胃气也。盖胃之为腑，体阳而用阴，若在无病时，本系自然下降，今为邪气蟠踞于中，阻其下降之气，胃虽自欲下降而不能，非药力助之不可，故承气汤通胃结，救胃阴，仍系承胃腑本来下降之气，非有一毫私智穿凿于其间也，故汤名承气。学者若真能透彻此义，则施用承气，自无弊窦。大黄荡涤热结，芒硝入阴软坚，枳实开幽之不通，厚朴泻中宫之实满（厚朴分量不似《伤寒论》中重用者，治温与治寒不同，畏其燥也）。曰大承气者，合四药而观之，可谓无坚不破，无微不入，故曰大也。非真正实热蔽痼，气血俱结，不可用也。若去入阴之芒硝，

笔记栏

原中焦篇1释义

则云小矣；去枳、朴之攻气结，加甘草以和中，则云调胃矣。(原中焦篇1)

2）阳明温病，诸证悉有而微，脉不浮者，小承气汤微和之。

以阳明温病发端者，指首条所列阳明证而言也，后凡言阳明温病者仿此。诸证悉有，以非下不可，微则未至十分亢害，但以小承气通和胃气则愈，无庸芒硝之软坚也。(原中焦篇3)

原中焦篇3释义

3）阳明温病，无汗，小便不利，谵语者，先与牛黄丸；不大便，再与调胃承气汤。

无汗而小便不利，则大便未定成硬，谵语之不因燥屎可知。不因燥屎而谵语者，犹系心包络证也，故先与牛黄丸，以开内窍，服牛黄丸，内窍开，大便当下，盖牛黄丸亦有下大便之功能。其仍然不下者，无汗则外不通；大小便俱闭则内不通，邪之深结于阴可知，故取芒硝之咸寒，大黄、甘草之甘苦寒，不取枳、朴之辛燥也。伤寒之谵语，舍燥屎无他证，一则寒邪不兼秽浊，二则由太阳而阳明；温病谵语，有因燥屎，有因邪陷心包，一则温多兼秽，二则自上焦心肺而来，学者常须察识，不可歧路亡羊也。(原中焦篇5)

原中焦篇5释义

4）阳明温病，无上焦证，数日不大便，当下之，若其人阴素虚，不可行承气者，增液汤主之。服增液汤已，周十二时观之，若大便不下者，合调胃承气汤微和之。

此方所以代吴又可承气养荣汤法也。妙在寓泻于补，以补药之体，作泻药之用，既可攻实，又可防虚。余治体虚之温病，与前医误伤津液不大便、半虚半实之证，专以此法救之，无不应手而效。

增液汤方(咸寒苦甘法)

元参一两　麦冬(连心)八钱　细生地八钱

水八杯，煮取三杯，口干则与饮，令尽，不便，再作服。

方论：温病之不大便，不出热结液干二者之外。其偏于阳邪炽甚，热结之实证，则从承气法矣；其偏于阴亏液涸之半虚半实证，则不可混施承气，故以此法代之。独取元参为君者，元参味苦咸微寒，壮水制火，通二便，启肾水上潮于天，其能治液干，固不待言，本经称其主治腹中寒热积聚，其并能解热结可知。麦冬主治心腹结气，伤中伤饱，胃络脉绝，羸瘦短气，亦系能补能润能通之品，故以为之佐。生地亦主寒热积聚，逐血痹，用细者，取其补而不腻，兼能走络也。三者合用，作增水行舟之计，故汤名增液，但非重用不为功。

本论于阳明下证，峙立三法：热结液干之大实证，则用大承气；偏于热结而液不干者，旁流是也，则用调胃承气；偏于液干多而热结少者，则用增液，所以护其虚，务存津液之心法也。

按吴又可纯恃承气以为攻病之具，用之得当则效，用之不当，其弊有三；一则邪在心包、阳明两处，不先开心包，徒攻阳明，下后仍然昏惑谵语，亦将如之何哉？吾知其必不救矣。二则体亏液涸之人，下后作战汗，或随战汗而脱，或不蒸汗徒战而脱。三者下后虽能战汗，以阴气大伤，转成上嗽下泄，夜热早凉之怯证，补阳不可，救阴不可，有延至数月而死者，有延至岁余而死者，其死均也。在又可当日，温疫盛行之际，非寻常温病可比，又初创温病治法，自有矫枉过正不暇详审之处，断不可概施于今日也。本论分别可与不可与、可补不可补之处，以俟明眼裁定，而又为此按语于后，奉商天下之欲救是证者。至若张氏、喻氏，有以甘温辛热立法者，湿温有可用之处，然须兼以苦泄淡渗，盖治外邪，宜通不宜守也，若风温、温热、温疫、温毒，断不可从。(原中焦篇11)

原中焦篇11释义

5）阳明温病，下之不通，其证有五：应下失下，正虚不能运药，不运药者死，新加黄龙汤主之。喘促不宁，痰涎壅滞，右寸实大，肺气不降者，宣白承气汤主之。左尺牢坚，小便赤痛，时烦渴甚，导赤承气汤主之。邪闭心包，神昏舌短，内窍不通，饮不解渴者，牛黄承气汤主之。津液不足，无水舟停者，间服增液，再不下者，增液承气汤主之。▲

《黄帝内经》谓下不通者死，盖下而至于不通，其为危险可知，不忍因其危险难治而遂弃之。兹按温病中下之不通者共有五因：其因正虚不运药者，正气既虚，邪气复实，勉拟黄龙法，以人参补正，以大黄逐邪，以冬、地增液，邪退正存一线，即可以大队补阴而生，此邪正合治法也。其因肺气不降，而里证又实者，必喘促寸实，则以杏仁、石膏宣肺气之弊，以大黄逐肠胃之结，此脏腑合治法也。其因火腑不通，左尺必现牢坚之脉(左尺，小肠脉也，俗候于左寸者非，细考《黄帝内经》自知)，小肠热盛，下注膀胱，小便必涓滴赤且痛也，则以导赤去淡通之阳药，加连、柏之苦通火腑，大黄、芒硝承胃

笔记栏

气而通大肠,此二肠同治法也。其因邪闭心包,内窍不通者,前第五条已有先与牛黄丸,再与承气之法,此条系已下而不通,舌短神昏,闭已甚矣,饮不解渴,消亦甚矣,较前条仅仅谵语,则更急而又急,立刻有闭脱之虞,阳明大实不通,有消亡肾液之虞,其势不可少缓须臾,则以牛黄丸开手少阴之闭,以承气急泻阳明,救足少阴之消,此两少阴合治法也。再此条亦系三焦俱急,当与前第九条用承气、陷胸合法者参看。其因阳明太热,津液枯燥,水不足以行舟,而结粪不下者,非增液不可。服增液两剂,法当自下,其或脏燥太甚之人,竟有不下者,则以增液合调胃承气汤,缓缓与服,约二时服半杯沃之,此一腑中气血合治法也。

新加黄龙汤(苦甘咸法)

细生地五钱　生甘草二钱　人参一钱五分(另煎)　生大黄三钱　芒硝一钱　元参五钱　麦冬(连心)五钱　当归一钱五分　海参(洗)二条　姜汁六匙

水八杯,煮取三杯。先用一杯,冲参汁五分、姜汁二匙,顿服之,如腹中有响声,或转矢气者,为欲便也;候一、二时不便,再如前法服一杯;候二十四刻,不便,再服第三杯;如服一杯,即得便,止后服,酌服益胃汤一剂(益胃汤方见前),余参或可加入。

方论:此处方于无可处之地,勉尽人力,不肯稍有遗憾之法也。旧方用大承气加参、地、当归,须知正气久耗,而大便不下者,阴阳俱备,尤重阴液消亡,不得再用枳、朴伤气而耗液,故改用调胃承气,取甘草之缓急,合人参补正,微点姜汁,宣通胃气,代枳、朴之用,合人参最宜胃气,加麦、地、元参,保津液之难保,而又去血结之积聚,姜汁为宣气分之用,当归为宣血中气分之用,再加海参者,海参咸能化坚,甘能补正,按海参之液,数倍于其身,其能补液可知,且蠕动之物,能走络中血分,病久者必入络,故以之为使也。

宣白承气汤方(苦辛淡法)

生石膏五钱　生大黄三钱　杏仁粉二钱　栝蒌皮一钱五分

水五杯,煮取二杯,先服一杯,不知再服。

导赤承气汤

赤芍三钱　细生地五钱　生大黄三钱　黄连三钱　黄柏二钱　芒硝一钱

水五杯,煮取二杯,先服一杯,不下再服。

牛黄承气汤

即用前安宫牛黄丸二丸,化开,调生大黄末三钱,先服一半,不知再服。

增液承气汤

即于增液汤内,加大黄三钱,芒硝一钱五分。

水八杯,煮取三杯,先服一杯,不知再服。(原中焦篇17)

原中焦篇17释义

2. 湿热病

1)三焦湿郁,升降失司,脘连腹胀,大便不爽,一加减正气散主之。

再按此条与上第五十六条同为三焦受邪,彼以分消开窍为急务,此以升降中焦为定法,各因见证之不同也。

一加减正气散方

藿香梗二钱　厚朴二钱　杏仁二钱　茯苓皮二钱　广皮一钱　神曲一钱五分　麦芽一钱五分　绵茵陈二钱　大腹皮一钱

水五杯,煮二杯,再服。

方论:正气散本苦辛温兼甘法,今加减之,乃苦辛微寒法也。去原方之紫苏、白芷,无须发表也。去甘桔,此证以中焦为扼要,不必提上焦也。只以藿香化浊,厚朴、广皮、茯苓、大腹泻湿满,加杏仁利肺与大肠之气,神曲、麦芽升降脾胃之气,茵陈宣湿郁而动生发之气,藿香但用梗,取其走中不走外也。茯苓但用皮,以诸皮皆凉,泻湿热独胜也。(原中焦篇58)

原中焦篇58释义

笔记栏

2)湿郁三焦,脘闷,便溏,身痛,舌白,脉象模糊,二加减正气散主之。

上条中焦病重,故以升降中焦为要。此条脘闷便溏,中焦证也,身痛舌白,脉象模糊,则经络证矣，故加防己急走经络中湿郁；以便溏不比大便不爽，故加通草、薏仁、利小便所以实大便也；大豆黄卷从湿热蒸变而成，能化蕴酿之湿热，而蒸变脾胃之气也。

二加减正气散（苦辛淡法）

藿香梗三钱　广皮二钱　厚朴二钱　茯苓皮三钱　木防己三钱　大豆黄卷二钱　川通草一钱五分　薏苡仁三钱

水八杯，煮三杯，三次服。（原中焦篇59）

原中焦篇59释义

3）秽湿着里，舌黄脘闷，气机不宣，久则酿热，三加减正气散主之。

前两法，一以升降为主，一以急宣经隧为主。此则以舌黄之故，预知其内已伏热。久必化热，而身亦热矣，故加杏仁利肺气，气化则湿热俱化，滑石辛淡而凉，清湿中之热，合藿香所以宣气机之不宣也。

三加减正气散方（苦辛寒法）

藿香（连梗叶）三钱　茯苓皮三钱　厚朴二钱　广皮一钱五分　杏仁三钱　滑石五钱

水五杯，煮二杯，再服。（原中焦篇60）

原中焦篇60释义

4）秽湿着里，邪阻气分，舌白滑，脉右缓，四加减正气散主之。

以右脉见缓之故，知气分之湿阻，故加草果、楂肉、神曲，急运坤阳，使足太阴之地气不上蒸手太阴之天气也。

四加减正气散方（苦辛温法）

藿香梗三钱　厚朴二钱　茯苓三钱　广皮一钱五分　草果一钱　楂肉（炒）五钱　神曲二钱

水五杯，煮二杯，渣再煮一杯，三次服。（原中焦篇61）

原中焦篇61释义

5）秽湿着里，脘闷便泄，五加减正气散主之。

秽湿而致脘闷，故用正气散之香开；便泄而知脾胃俱伤，故加大腹运脾气，谷芽升胃气也。以上二条，应入前寒湿类中，以同为加减正气散法，欲观者知化裁古方之妙，故列于此。

五加减正气散（苦辛温法）

藿香梗二钱　广皮一钱五分　茯苓块三钱　厚朴二钱　大腹皮一钱五分　谷芽一钱　苍术二钱

水五杯，煮二杯，日再服。

按今人以藿香正气散统治四时感冒，试问四时止一气行令乎？抑各司一气，且有兼气乎？况受病之身躯脏腑，又各有不等乎？历观前五法，均用正气散，而加法各有不同，亦可知用药非丝丝入扣，不能中病。彼泛论四时不正之气，与统治一切诸病之方，皆未望见轩岐之堂室者也，乌可云医乎？（原中焦篇62）

原中焦篇62释义

6）脉缓身痛，舌淡黄而滑，渴不多饮，或竟不渴，汗出热解，继而复热。内不能运水谷之湿，外复感时令之湿，发表攻里，两不可施，误认伤寒，必转坏证。徒清热则湿不退，徒祛湿则热愈炽，黄芩滑石汤主之。▲

脉缓身痛，有似中风，但不浮，舌滑不渴饮，则非中风矣。若系中风，汗出则身痛解而热不作矣；今继而复热者，乃湿热相蒸之汗，湿属阴邪，其气留连，不能因汗而退，故继而复热。内不能运水谷之湿，脾胃困于湿也；外复受时令之湿，经络亦困于湿矣。倘以伤寒发表攻里之法施之，发表则诛伐无过之表，阳伤而成痉，攻里则脾胃之阳伤，而洞泄寒中，故必转坏证也。湿热两伤，不可偏治，故以黄芩、滑石、茯苓皮清湿中之热，蔻仁、猪苓宣湿邪之正，再加腹皮、通草，共成宣气利小便之功，气化则湿化，小便利则火腑通而热自清矣。

黄芩滑石汤（苦辛寒法）

原中焦篇63释义

黄芩三钱　滑石三钱　茯苓皮三钱　大腹皮二钱　白蔻仁一钱　通草一钱　猪苓三钱

水六杯，煮取二杯，渣再煮一杯，分温三服。（原中焦篇63）

笔记栏

7）吸受秽湿，三焦分布，热蒸头胀，身痛呕逆，小便不通，神识昏迷，舌白，渴不多饮，先宜芳香通神利窍，安宫牛黄丸；继用淡渗分消浊湿，茯苓皮汤。

按此证表里经络脏腑三焦，俱为湿热所困，最畏内闭外脱。故急以牛黄丸宣窍清热而护神明；

但牛黄丸不能利湿分消,故继以茯苓皮汤。

安宫牛黄丸(方法见前)

茯苓皮汤(淡渗兼微辛微凉法)

茯苓皮五钱 生薏仁五钱 猪苓三钱 大腹皮三钱 白通草三钱 淡竹叶二钱

水八杯,煮取三杯,分三次服。(原中焦篇56)

原中焦篇56释义

(四)下焦篇

1)风温、温热、温疫、温毒、冬温,邪在阳明久羁,或已下,或未下,身热面赤,口干舌燥,甚则齿黑唇裂,脉沉实者,仍可下之;脉虚大,手足心热甚于手足背者,加减复脉汤主之。

温邪久羁中焦,阳明阳土,未有不克少阴癸水者,或已下而阴伤,或未下而阴竭。若实证居多,正气未至溃败,脉来沉实有力,尚可假手于一下,即《伤寒论》中急下以存津液之谓。若中无结粪,邪热少而虚热多,其人脉必虚,手足心主里,其热必甚于手足背之主表也。若再下其热,是竭其津而速之死也。故以复脉汤复其津液,阴复则阳留,庶可不至于死也。去参、桂、姜、枣之补阳,加白芍收三阴之阴,故云加减复脉汤。在仲景当日,治伤于寒者之结代,自有取于参、桂、姜、枣,复脉中之阳;今治伤于温者之阳亢阴竭,不得再补其阳也。用古法而不拘古方,医者之化裁也。(原下焦篇1)

原下焦篇1释义

2)夜热早凉,热退无汗,热自阴来者,青蒿鳖甲汤主之。

夜行阴分而热,日行阳分而凉,邪气深伏阴分可知;热退无汗,邪不出表而仍归阴分,更可知矣,故曰热自阴分而来,非上中焦之阳热也。邪气深伏阴分,混处气血之中,不能纯用养阴,又非壮火,更不得任用苦燥。故以鳖甲蠕动之物,入肝经至阴之分,既能养阴,又能入络搜邪;以青蒿芳香透络,从少阳领邪外出;细生地清阴络之热;丹皮泻血中之伏火;知母者,知病之母也,佐鳖甲、青蒿而成搜剔之功焉。再此方有先入后出之妙,青蒿不能直入阴分,有鳖甲领之入也;鳖甲不能独出阳分,有青蒿领之出也。

青蒿鳖甲汤方(辛凉合甘寒法)

青蒿二钱 鳖甲五钱 细生地四钱 知母二钱 丹皮三钱

水五杯,煮取二杯,日再服。(原下焦篇12)

原下焦篇12释义

3)热邪深入下焦,脉沉数,舌干齿黑,手指但觉蠕动,急防痉厥,二甲复脉汤主之。

此示人痉厥之渐也。温病七、八日以后,热深不解,口中津液干涸,但觉手指掣动,即当防其痉厥,不必俟其已厥而后治也。故以复脉育阴,加入介属潜阳,使阴阳交纽,庶厥不可作也。

二甲复脉汤方(咸寒甘润法)

即于加减复脉汤内,加生牡蛎五钱、生鳖甲八钱。(原下焦篇13)

原下焦篇13释义

4)下焦温病,热深厥甚,脉细促,心中憺憺大动,甚则心中痛者,三甲复脉汤主之。前二甲复脉,防痉厥之渐;即痉厥已作,亦可以二甲复脉止厥。兹又加龟板三甲者,以心中大动,甚则痛而然也。心中动者,火以水为体,肝风鸱张,立刻有吸尽西江之势,肾水本虚,不能济肝而后发痉,既痉而水难猝补,心之本体欲失,故憺憺然大动也。甚则痛者,"阴维为病主心痛",此证热久伤阴,八脉附于肝肾,肝肾虚而累及阴维故心痛,非如寒气客于心胸之心痛可用温通。故以镇肾气、补任脉、通阴维之龟板止心痛,合入肝搜邪之二甲,相济成功也。

三甲复脉汤方(同二甲汤法)

即于二甲复脉汤内,加生龟板一两。(原下焦篇14)

原下焦篇14释义

5)即厥且哕(俗名呃忒),脉细而劲,小定风珠主之。

温邪久踞下焦,烁肝液为厥,扰冲脉为哕,脉阴阳俱减则细,肝木横强侧劲,故以鸡子黄实土而定内风;龟板补任(谓任脉)而镇冲脉;阿胶沉降,补液而息肝风;淡菜生于咸水之中而能淡,外偶内奇,有坎卦之象,能补阴中之真阳,其形翕阖,故又能潜真阳之上动;童便以浊液仍归浊道,用以为使也。名定风珠者,以鸡子黄宛如珠形,得巽木之精。而能息肝风,肝为巽木,巽为风也。龟亦有珠,具真武之德而镇震木。震为雷,在人为胆,雷动未有无风者,雷静而风亦静矣。亢阳直上巅顶,龙上于天也,制龙者,龟也。古者豢龙御龙之法,失传已久,其大要不出乎此。

笔记栏

原下焦篇15释义

小定风珠方(甘寒咸法)

鸡子黄(生用)一枚　真阿胶二钱　生龟板六钱　童便一杯　淡菜三钱

水五杯,先煮龟板、淡菜得二杯,去滓,入阿胶,上火烊化,纳鸡子黄,搅令相得,再冲童便,顿服之。(原下焦篇15)

6) 热邪久羁,吸烁真阴,或因误表,或因亡攻,神倦瘛疭,脉气虚弱,舌绛苔少,时时欲脱者,大定风珠主之。

此邪气已去八、九,真阴仅存一、二之治也。观脉虚苔少可知,故以大队浓浊填阴塞隙,介属潜阳镇定。以鸡子黄一味,从足太阴,下安足三阴,上济手三阴,使上下交合,阴得安其位,斯阳可立根基,俾阴阳有眷属一家之义,庶可不致绝脱欤!

大定风珠方(酸甘咸法)

原下焦篇16释义

生白芍六钱　阿胶三钱　生龟板四钱　干地黄六钱　麻仁二钱　五味子二钱　生牡蛎四钱　麦冬(连心)六钱　炙甘草四钱　鸡子黄(生)二枚　鳖甲(生)四钱

水八杯,煮取三杯,去滓,再入鸡子黄,搅令相得,分三次服。喘加人参,自汗者加龙骨、人参、小麦,悸者加茯神、人参、小麦。(原下焦篇16)

7) 温病愈后,或一月,至一年,面微赤,脉数,暮热,常思饮不欲食者,五汁饮主之,牛乳饮亦主之。病后肌肤枯燥,小便溺管痛,或微燥咳,或不思食,皆胃阴虚也,与益胃、五汁辈。

原下焦篇35释义

前复脉等汤,复下焦之阴。此由中焦胃用之阴不降,胃体之阳独亢,故以甘润法救胃用,配胃体,则自然欲食,断不可与俗套开胃健食之辛燥药,致令燥咳成痨也。

五汁饮、牛乳饮方(并见前秋燥门)

益胃汤(原下焦篇35)

(五) 治病法论

原卷四杂说

治外感如将(兵贵神速,机圆法活,去邪务尽,善后务细,盖早平一日,则人少受一日害);治内伤如相(坐镇从容,神机默运,无功可言,无德可见,而人登寿域)。治上焦如羽(非轻不举);治中焦如衡(非平不安);治下焦如权(非重不沉)。(原卷四　杂说)

(杨钦河　张玉佩)

参考文献

笔记栏

附　录

引用方剂汇编

（注：以下所录方剂之药物、剂量、炮制法、煎服法等，主要根据原出处所载，供参考）

二画

二甘散（《洞天奥旨》）

黄连二钱　胆草三钱　葳蕤二钱　白芍五钱　天麻二钱　荆芥二钱　甘菊花三钱　甘草三钱　忍冬一两

十全苦寒救补汤（《重订广温热论》）

生石膏八钱　青子芩六钱　生锦纹三钱　川连三钱　白犀角二钱　真朴一钱　小枳实钱半　芒硝三钱　生川柏四钱　白知母六钱

上药不拘时刻及剂数，频频急投，以挽回之。

七鲜育阴汤（《重订通俗伤寒论》）

鲜生地五钱　鲜石斛四钱　鲜茅根五钱　鲜稻穗二支　鲜雅梨汁　鲜蔗汁各两瓢（冲）　鲜枇杷叶（去毛，炒香）三钱

八珍汤（《证体类要》）

当归（酒拌）一钱　川芎一钱　白芍药二钱　熟地黄（酒拌）一钱　人参一钱　白术（炒）一钱　茯苓一钱　甘草（炙）五分

清水二盅，加生姜三片，大枣二枚，煎至八分，食前服。

三画

三才汤（《温病条辨》）

人参三钱　天冬二钱　干地黄五钱

水五杯，浓煎两杯，分二次温服。

三仁汤（《温病条辨》）

杏仁五钱　飞滑石六钱　白通草二钱　白蔻仁二钱　竹叶二钱　厚朴二钱　生薏仁六钱　半夏五钱

甘澜水八碗，煮取三碗，每服一碗，日三服。

三石汤（《温病条辨》）

飞滑石三钱　生石膏五钱　寒水石三钱　杏仁三钱　竹茹二钱（炒）　银花三钱（露更妙）　金汁一酒杯（冲）　白通草二钱

水五杯，煮成二杯，分二次温服。

三甲散（《温疫论》）

鳖甲、龟甲均用酥炙黄，研粉各一钱，如无酥，用醋炙代替　穿山甲土炒黄研粉五分　蝉蜕洗净炙干五分　僵蚕用白硬的，切断生用五分　牡蛎煅为粉五分，咽喉干燥者斟酌用䗪虫三个，干的切碎，鲜的捣烂，加酒少许滤液和入汤药一起服，渣加入诸药同煎　白芍药酒炒七分　当归五分　甘草三分

水二杯，煎到十分之八，滤去渣温服。

笔记栏

三甲复脉汤(《温病条辨》)

炙甘草六钱　干地黄六钱　生白芍六钱　麦冬五钱(不去心)　阿胶三钱　麻仁三钱　牡蛎五钱　生鳖甲八钱　生龟板一两

水八杯,煮取八分三杯,分三次服。

三黄二香散(《温病条辨》)

黄连一两　黄柏一两　生大黄一两　乳香五钱　没药五钱

研极细末,初用细茶汁调敷,干则易之,继用香油调敷。

大承气汤(《伤寒论》)

大黄四两(酒洗)　厚朴半斤(炙,去皮)　枳实五枚(炙)　芒硝三合

上四味,以水一斗,先煮二物,取五升,去滓,内大黄,更煮取二升,去滓内芒硝,更上微火一两沸,分温再服,得下余勿服。

大定风珠(《温病条辨》)

生白芍六钱　阿胶三钱　生龟板四钱　干地黄六钱　麻仁二钱　五味子二钱　生牡蛎四钱　麦冬六钱(连心)　炙甘草四钱　鸡子黄(生用)二枚　生鳖甲四钱

水八杯,煮取三杯,去滓,再入鸡子黄搅令相得,分三次服。喘加人参;自汗者,加龙骨、人参、小麦;悸者,加茯神、人参、小麦。

千金苇茎汤(《备急千金要方》)

苇茎二升(以水二斗煮取五升,去滓取汁)　薏苡仁　冬瓜仁各半升　桃仁三十枚

为粗末,入苇汁中,煮取二升分二次服。

小柴胡汤(《伤寒论》)

柴胡半斤　黄芩三两　人参三两　半夏半升(洗)　甘草(炙)　生姜三两(切)　大枣十二枚(擘)

上七味以水一斗二升,煮取六升,去滓,再煎取三升,温服一升,日三服。

卫分宣湿饮(《暑病证治要略》)

西香薷一钱　全青蒿钱半　滑石四钱　浙茯苓三钱　通草一钱　苦杏仁钱半　淡竹叶三十片　鲜冬瓜皮一两　鲜荷叶一角

四画

升降散(《伤暑全书》)

白僵蚕(酒炒)二钱　全蝉蜕(去土)一钱　广姜黄(去皮,不用片姜黄)三分　川大黄(生)四钱

上为细末,合研匀。病轻者,分四次服,每服重一钱八分二厘五毫,用冷黄酒一杯、蜂蜜五钱,调匀冷服,中病即止。病重者予三次服,每服重二钱四分三厘三毫,黄酒一杯半,蜜七钱五分,调匀冷服。最重者,分二次服,每服重三钱六分五厘,黄酒二杯,蜜一两,调匀冷服。如一、二帖未愈,可再服之,热退即止。

化斑汤(《温病条辨》)

生石膏一两(捣细)　知母四钱　生甘草三钱　玄参三钱　犀角二钱　白粳米一合

水八杯,煮取三杯,日三服。滓再煮一盅,夜一服。

双解散(《医方集解》)

防风　荆芥　连翘　麻黄　薄荷　川芎　当归　白芍(炒)　白术　山栀(炒黑)　黄芩　石膏　桔梗各一两　甘草二两　滑石三两

太乙紫金锭(《百一选方》)

山慈菇(去皮,洗,焙)　文蛤(即五倍子洗,焙)各二两　千金子仁(研去油,取霜)一两　红芽大戟(去芦,洗,焙)一两半　麝香三钱

上药研细末,用糯米煮浓饮和药,作一钱一锭,用井花水或薄荷汤磨服,取利一二行,再用温粥

笔记栏

补养。

王氏连朴饮(《霍乱论》)

川连一钱(姜汁炒) 制厚朴二钱 石菖蒲一钱 制半夏一钱(醋炒) 淡豆豉三钱 炒山栀三钱

王氏清暑益气汤(《温热经纬》)

西洋参 石斛 麦冬 黄连 竹叶 荷梗 知母 甘草 粳米 西瓜翠衣

五汁饮(《温病条辨》)

梨汁 荸荠汁 鲜苇根汁 麦冬汁 藕汁(或用蔗浆)

临时斟酌多少,和匀凉服。不甚喜凉者,重汤炖温服。

五仁橘皮汤(《通俗伤寒论》)

甜杏仁三钱(研细) 松子仁三钱 郁李仁四钱(杵) 桃仁二钱(杵) 柏子仁二钱(杵) 橘皮一钱半(蜜炙)

五加减正气散(《温病条辨》)

藿香梗二钱 广皮一钱五分 茯苓块三钱 厚朴二钱 大腹皮一钱五分 谷芽一钱 苍术二钱

水五杯,煮取二杯,日再服。

不换金正气散(《太平惠民和剂局方》)

厚朴(去粗皮,姜汁制) 藿香 甘草 半夏(煮) 苍术(米泔浸) 陈皮(去白)

各等分为粗末,每服三钱,加生姜三片、大枣二枚,水煎,食前服。

牛黄承气汤(《温病条辨》)

即用安宫牛黄丸二丸,化开,调生大黄末三钱。先服一半,不知再服。

五画

右归丸(《景岳全书》)

熟地八两 炒山药 枸杞子(微炒) 鹿角胶(炒珠) 制菟丝子 杜仲(姜汁炒)各四两 山茱萸(微炒) 当归(便溏勿用)各三两 肉桂二至四两 制附子二至六两

为细末,先将熟地蒸烂杵膏,加炼蜜为丸,弹子大,每服二至三丸,白汤送下。

玉女煎去牛膝、熟地加细生地、玄参方(即加减玉女煎)(《温病条辨》)

生石膏一两 知母四钱 玄参四钱 细生地六钱 麦冬六钱

水八杯,煮取二杯,分二次服,渣再煮一盅服。

玉钥匙(《三因极一病证方论》)

焰硝一两半 硼砂半两 脑子(冰片)一字 白僵蚕一分

上为末,研匀,以竹管吹半钱许入喉中。

甘露消毒丹(《温热经纬》)

滑石十五两 茵陈十一两 黄芩十两 石菖蒲六两 川贝母 木通各五两 藿香 射干 连翘 薄荷 蔻仁各四两

各药晒燥,生研极细,见火则药性变热。每服三钱,开水调服,日二次。或以神曲糊丸,如弹子大,开水化服亦可。

四逆汤(《伤寒论》)

炙甘草二两 干姜一两半(体壮者三两) 生附子一枚(体壮者大附子一枚)

水煎,分二次服。

四加减正气散(《温病条辨》)

藿香梗三钱 厚朴二钱 茯苓三钱 广皮一钱五分 草果一钱 楂肉五钱(炒) 神曲二钱

水五杯,煮取二杯,滓再煮一杯,三次服。

笔记栏

生脉散(《温病条辨》)

人参三钱　麦冬二钱(不去心)　五味子一钱

水三杯,煮取八分二杯,分二次服,渣再煎服,脉不敛,再作服,以脉敛为度。

白虎汤(《温病条辨》)

石膏一两(碎)　知母五钱　生甘草三钱　白粳米一合

水八杯,煮取三杯,分温三服。病退减后服,不知再服。

白虎加苍术汤(《类证活人书》)

石膏一斤　知母六两　甘草(炙)二两　粳米三两　苍术三两

白虎加桂枝汤(又名桂枝白虎汤)(《金匮要略》)

知母六两　炙甘草二两　生石膏一斤　粳米二合　桂枝(去皮)三两

为粗末,每服五钱,水煎温服,汗出愈。

白虎加人参汤(《温病条辨》)

生石膏一两(研)　知母五钱　甘草三钱　白粳米一合　人参三钱

水八杯,煮取三杯,分温三服。病退减后服,不知再作服。

冬地三黄汤(《温热经纬》)

麦冬八钱　黄连一钱　苇根汁半酒杯(冲)　玄参四钱　黄柏一钱　银花露半酒杯(冲)　细生地四钱　黄芩一钱　生甘草三钱

水八杯,煮取三杯,分三次服,以小便得利为度。

加减复脉汤(《温病条辨》)

炙甘草六钱　干地黄六钱　生白芍六钱　麦冬五钱(不去心)　阿胶三钱　麻仁三钱

水八杯,煮取八分三杯,分三次服。剧者加甘草至一两,地黄、白芍各八钱,麦冬七钱,日三服,夜一服。

六画

至宝丹(《温病条辨》)

犀角(镑)一两　朱砂(飞)一两　琥珀(研)一两　玳瑁(镑)一两　牛黄五钱　麝香五钱以安息香重汤炖化,和诸药为丸一百丸,蜡护。

达原饮(《温疫论》)

槟榔二钱　厚朴　知母　芍药　黄芩各一钱　草果　甘草各五分

用水二盅,煎八分,午后温服。

托里举斑汤(《温疫论》)

白芍　当归各一钱　升麻五分　白芷　柴胡各七分　穿山甲二钱(炙黄)

水姜煎服。下后斑渐出,复大下,斑毒复隐,反加循衣摸床,撮空理线,脉渐微者危,本方加人参一钱,补不及者死。若未下而先发斑者,设有下证,少与承气,须从缓下。

行军散(《重订霍乱论》)

西牛黄　麝香　珍珠　冰片　硼砂各一钱　雄黄(飞净)八钱　火硝三分　金箔二十片

为细末,每服三至五分,凉开水调下。

竹叶石膏汤(《伤寒论》)

竹叶二把　石膏一斤　半夏半斤(洗)　麦冬一升(去心)　人参二两　甘草二两(炙)　粳米半斤

七味,以水一斗,煮取六升,去滓,内粳米煮米熟汤成,去米,温服一升,日三服。

安宫牛黄丸(引《温病条辨》)

笔记栏

牛黄一两　郁金一两　犀角一两　黄连一两　朱砂一两　冰片二钱五分　麝香二钱五分　珍珠五钱　山栀一两　雄黄一两　黄芩一两

上为极细末,炼老蜜为丸,每丸一钱,金箔为衣,蜡护。脉虚者人参汤下,脉实者,银花、薄荷汤下，每服一丸。大人病重体实者，日再服，甚至三服，小儿服半丸，不知再服半丸。

导赤清心汤(《通俗伤寒论》)

鲜生地六钱　朱茯神二钱　细木通五分　原麦冬一钱(辰砂染)　粉丹皮二钱　益元散三钱(包煎)　淡竹叶钱半　莲子心三十支(冲)　辰砂染灯心二十支　莹白童便一杯(冲)

导赤承气汤(《温病条辨》)

赤芍三钱　细生地五钱　生大黄三钱　黄连二钱　黄柏二钱　芒硝一钱

水五杯煮取二杯，先服一杯，不下再服。

当归润燥汤(《杂病源流犀烛》)

当归　大黄　熟地黄　甘草　桃仁　麻仁各一钱　生地黄　升麻各七分　红花二分

先取七味煎至减半，入桃仁、麻仁，再煎服。

回阳救急汤(《伤寒六书》)

熟附子　干姜　肉桂　人参　白术　茯苓　陈皮　甘草　五味子　半夏

加麝香三厘，生姜三片，水煎，临卧服。

七画

苏合香丸(《太平惠民和剂局方》)

白术　青木香　犀角　香附　朱砂　诃黎勒　檀香　安息香　沉香　麝香　丁香　荜拨各二两　龙脑　苏合香油　熏陆香各一两

李东垣清暑益气汤(《脾胃论》)

黄芪　制苍术　升麻各一钱　人参　泽泻　炒神曲　橘皮　白术各五分　麦冬　当归身　炙甘草各三分　青皮二分半　黄柏(酒洗)二分　葛根二分　五味子九枚

为粗末，水煎，食远服。

连梅汤(《温病条辨》)

黄连二钱　乌梅三钱　麦冬三钱(连心)　生地三钱　阿胶二钱

水五杯，煮取二杯，分二次服。脉虚大而芤者加人参。

何人饮(《景岳全书》)

何首乌　人参各三钱至一两　当归　陈皮(虚甚者不用)各二至三钱　煨姜三片(寒甚者用二至五钱)

水煎，或酒、水同煎，于疟发前二三时服。

余氏清心凉膈散(《温热经纬》)

连翘三钱　黄芩(酒炒)三钱　山栀三钱　薄荷一钱　石膏六钱　桔梗一钱　甘草一钱　竹叶七片

沙参麦冬汤(《温病条辨》)

沙参三钱　玉竹二钱　生甘草一钱　冬桑叶一钱五分　麦冬三钱　生扁豆一钱五分　花粉一钱五分

水五杯，煮取二杯，日再服。

阿胶黄芩汤(《通俗伤寒论》)

陈阿胶　青子芩各三钱　甜杏仁　生桑皮各二钱　生白芍一钱　生甘草八分　鲜车前草　甘蔗梢各五钱

先用生糯米一两，开水泡取汁出，代水煎药。

八画

青蒿鳖甲汤(《温病条辨》)

青蒿二钱　鳖甲五钱　细生地四钱　知母二钱　丹皮三钱

水五杯，煮取二杯，日再服。

笔记栏

附子理中丸(《阎氏小儿方论》)

人参(去芦) 干姜(炮) 甘草(炙) 白术(锉)各一两 黑附子二枚(炮,去皮脐,锉)

为细末,炼蜜和,一两作十丸。每服一丸,水一盏,化开,煎七分,稍热服,食前。

参附汤(《重订严氏济生方》)

人参半两 附子(炮,去脐)一两

为粗末,分作三服,每服加生姜十片,水煎,去滓,食前温服。

九画

胃苓汤(《太平惠民和剂局方》)

苍术(泔浸)八钱 陈皮 厚朴(姜制)五钱 甘草(蜜炙)三钱 泽泻二钱五分 猪苓 赤茯苓(去皮) 白术各一钱半 肉桂一钱

上为粗末,每服一两,以水二盅,加生姜三片,大枣二枚,炒盐一捻,煎八分,食前温服。

厚朴草果汤(《温病条辨》)

厚朴 杏仁各一钱五分 草果 陈皮各一钱 半夏二钱 茯苓三钱

水五杯,煮取二杯,分二次,温服。

茯苓皮汤(《温病条辨》)

茯苓皮五钱 生苡仁五钱 猪苓三钱 大腹皮三钱 白通草三钱 淡竹叶二钱

水八杯,煮取三杯,分三次服。

栀子豉汤(《伤寒论》)

栀子十四个(擘) 香豉(绵裹)四合

上二味,以水四升,先煮栀子,得二升半,内豉,煮取一升半,去滓,分为二服,温进一服,得吐者,止后服。

枳实导滞汤(《通俗伤寒论》)

枳实二钱 生大黄钱半(酒洗) 山楂三钱 槟榔钱半 川朴钱半 川连六分 六曲三钱 连翘钱半 紫草三钱 木通八分 甘草五分

独参汤(《十药神书》)

人参二两 去芦

每服水二盏,枣五枚煎一盏,细呷之。

宣白承气汤(《温病条辨》)

生石膏五钱 生大黄三钱 杏仁粉二钱 栝蒌皮一钱五分

水五杯,煮取二杯,先服一杯,不知再服。

宣清导浊汤(《温病条辨》)

猪苓五钱 茯苓五钱 寒水石六钱 晚蚕沙四钱 皂荚子(去皮)三钱

水五杯,煮成两杯,分二次服,以大便通快为度。

神犀丹(《温热经纬》)

犀角尖(磨汁) 石菖蒲 黄芩各六两 粪清 连翘各十两 生地(冷水洗净浸透,捣绞汁) 银花各一斤(如有鲜者捣汁用尤良) 板蓝根九两(无则以飞净青黛代之) 豆豉八两 玄参七两 花粉 紫草各四两

各生晒研细(忌用火炒),以犀角、地黄汁、粪清和捣为丸(切勿加蜜,如难丸,可将香豉煮烂)每重三钱。凉开水化服,日二次,小儿减半。如无粪清,可加入人中黄四两研入。

笔记栏

十画

真武汤(《伤寒论》)

茯苓 芍药 生姜各三两(切) 白术二两 附子一枚(炮,去皮,破八片)

上五味，以水八升，煮取三升，去渣，温服七合，日三服。

珠黄散(《太平惠民和剂局方》)

珍珠(豆腐制)三钱　西黄一钱

研为极细末，无声为度，密贮勿泄气。

桃仁承气汤(《温病条辨》)

大黄五钱　芒硝二钱　桃仁三钱　芍药三钱　丹皮三钱　当归三钱

水八杯，煮取三杯，先服一杯。得下，止后服。不知，再服。

桂苓甘露饮(《刘河间医学六书》)

茯苓一两　甘草二两　白术(炙)半两　泽泻一两　官桂(去皮)二两　石膏二两　寒水石二两　滑石四两　猪苓半两

为末，每服三钱，温汤调，新汲水亦得，生姜汤尤良。小儿每服一钱，用法如上。

柴胡桂枝干姜汤(《伤寒论》)

柴胡八两　桂枝　黄芩各三两　干姜　煅牡蛎　炙甘草各二两　天花粉四两

水煎，分三次服。

柴葛解肌汤(《伤寒六书》)

柴胡　葛根　甘草　黄芩　芍药　羌活　白芷　桔梗　石膏

加姜枣，水煎服。

蚕矢汤(《重订霍乱论》)

蚕沙五钱　薏苡仁　大豆黄卷各四钱　木瓜　姜黄连各三钱　制半夏　黄芩(酒炒)　通草各一钱　焦山栀一钱半　吴茱萸三分

地浆水或阴阳水煎，徐服。

益元散(《宣明论方》)

滑石六两　炙甘草一两

为细末，每服三钱，加蜜少许，温水调下，日三次。

凉营清气汤(《丁甘仁医案》)

犀角尖五分(磨冲)　鲜石斛八钱　黑山栀二钱　丹皮二钱　鲜生地八钱　薄荷叶八分　川雅连五分　京赤芍二钱　京玄参三钱　生石膏八钱　生甘草八分　连翘壳三钱　鲜竹叶三十张　茅、芦根各一两(去心节)　金汁一两

水煎服。

凉膈散(《局方》)

大黄(酒浸)二两　芒硝一两　甘草六钱　山栀(炒焦)八钱　薄荷七钱　黄芩(酒炒)一两　连翘一两

研为末，每服四、五钱至一两，加竹叶十五片，清水煎，去滓，温服。日三夜二，得下热退为度。

调胃承气汤(《伤寒论》)

甘草(炙)二两　芒硝半斤　大黄四两(去皮，清酒洗)

上三味，以水三升，煮二物至一升，去滓，内芒硝，更上微火煮一二沸，温顿服之，以调胃气。

通圣消毒散(《证治准绳》)

防风　川芎　白芷　银花　连翘　牛蒡子　焦山栀　滑石各四钱　芒硝　酒炒生大黄　苦桔梗　生甘草各二钱　犀角一钱　大青叶　薄荷各一钱　鲜葱白三根　淡香豉四钱

通脉四逆汤(《伤寒论》)

炙甘草二两　生附子(大者，去皮，破八片)一枚　干姜三至四两

上三味，以水三升，煮取一升二合，去滓，分温再服，其脉即出者愈。

通关散(《丹溪心法附余》)

皂角　细辛各一钱

笔记栏

为细末,取少许吹鼻取嚏。

桑杏汤(《温病条辨》)

桑叶一钱　杏仁一钱五分　沙参二钱　象贝一钱　淡豆豉一钱　栀皮一钱五分　梨皮一钱

水二杯,煮取一杯,顿服之,重者再作服。

桑菊饮(《温病条辨》)

杏仁二钱　连翘一钱五分　薄荷八分　桑叶二钱五分　菊花一钱　苦桔梗二钱　生甘草八分　芦根二钱

水二杯,煮取一杯,日二服。

十一画

黄土汤(《金匮要略》)

甘草　干地黄　白术　附子(炮)　阿胶　黄芩各三两　灶中黄土半斤

水煎,分二次服。

黄连阿胶汤(《温病条辨》)

黄连四钱　黄芩一钱　阿胶三钱　白芍一钱　鸡子黄二枚

水八杯,先煮三物,取三杯,去渣,纳胶烊尽,再纳鸡子黄搅令相得,日三服。

黄连解毒汤(《外台秘要》)

黄连三两　黄柏　黄芩各二两　山栀十四枚

水煎,分二次服。

黄芩汤加豆豉、玄参方(《温热逢源》)

黄芩三钱　芍药三钱　甘草(炙)一钱　大枣(擘)三枚　淡豆豉四钱　玄参三钱

水五杯,煮取八分,三杯。温服一杯,日再服,夜一服。

菖蒲郁金汤(《温病全书》)

鲜石菖蒲三钱　广郁金一钱　炒山栀三钱　青连翘二钱　灯心二钱　鲜竹叶三钱　丹皮二钱　淡竹沥五钱(冲)　细木通钱半　玉枢丹五分(冲服)

银翘散(《温病条辨》)

连翘一两　银花一两　苦桔梗六钱　薄荷六钱　竹叶四钱　生甘草五钱　荆芥穗四钱　淡豆豉五钱　牛蒡子六钱

上杵为散,每服六钱,鲜苇根汤煎,香气大出,即取服。勿过煎,肺药取轻清,过煎则味厚而入中焦矣。病重者,约二时一服,日三服,夜一服。轻者三时一服,日二服,夜一服。病不解者作再服。

银翘散去豆豉加细生地、丹皮、大青叶、倍玄参方(《温病条辨》)

即银翘散内去豆豉,加细生地四钱、大青叶三钱、丹皮三钱,玄参加至一两。

银翘散加杏仁、滑石、苡仁、通草方(《温病条辨》)

即银翘散内去牛蒡子、玄参,加杏仁六钱、飞滑石一两,小便短加薏仁八钱,白通草四钱。

银翘散加生地、丹皮、赤芍、麦冬方(《温病条辨》)

即银翘散内加生地六钱、丹皮四钱、赤芍四钱、麦冬六钱。

麻杏石甘汤(《伤寒论》)

麻黄四两(去节)　杏仁五十个(去皮尖)　甘草二两(炙)　石膏半斤(碎,绵裹)

先煮麻黄,去上沫,内诸药,再煮,分二次温服。

清络饮(《温病条辨》)

鲜荷叶边二钱　鲜银花二钱　西瓜翠衣二钱　鲜扁豆花一枝　丝瓜皮二钱　鲜竹叶心二钱

水二杯,煮取一杯,日二服。

清宫汤(《温病条辨》)

玄参心三钱　莲子心五分　竹叶卷心二钱　连翘心二钱　犀角尖二钱(磨冲)　连心麦冬三钱

笔记栏

清营汤(《温病条辨》)

犀角三钱　生地五钱　玄参三钱　竹叶心一钱　麦冬三钱　丹参二钱　黄连一钱五分　银花三钱　连翘二钱(连心用)

水八杯,煮取三杯,日三服。

清瘴汤(经验方,上海中医学院《内科学》)

青蒿　柴胡　茯苓　知母　陈皮　半夏　黄芩　黄连　枳实　常山　竹茹　益元散(布包)

水煎服。

清咽养营汤(《疫喉浅论》)

洋参三钱　大生地三钱　抱木茯神三钱　大麦冬三钱　大白芍二钱　嘉定花粉四钱　天冬二钱　拣玄参四钱　肥知母三钱　炙甘草一钱

水煎,兑蔗浆一盅服。水四盅,煎六分,兑蔗浆一盅温服。余毒仍感者加乌犀角。

清咽栀豉汤(《疫喉浅论》)

生山栀三钱　香豆豉三钱　香银花三钱　苏薄荷一钱　牛蒡子三钱　粉甘草一钱　蝉衣八分　白僵蚕二钱　乌犀角八分(磨汁)　连翘壳三钱　苦桔梗一钱五分　马勃一钱五分　芦根一两　灯心二十支　竹叶一钱

水二盅,煎八分服。

清瘟败毒饮(《疫疹一得》)

生石膏大剂六至八两,中剂二至四两,小剂八钱至一两二钱　生地黄大剂六钱至一两,中剂三至五钱,小剂二至四钱　犀角大剂六至八钱,中剂三至五钱,小剂一至一钱半(磨冲)　真川连大剂四钱至六钱,中剂二钱至四钱,小剂一至一钱半　山栀　桔梗　黄芩　知母　赤芍　玄参　连翘　甘草　丹皮　鲜竹叶(各取一般常用量)

水煎服,先煮石膏,后下诸药,犀角磨汁和服。

清燥救肺汤(《医门法律》)

煅石膏二钱五分　冬桑叶三钱　甘草一钱　人参七分　胡麻仁一钱(炒研)　真阿胶八分　麦冬一钱二分(去心)　杏仁七分(去皮,麸炒)　枇杷叶一片(去毛,蜜炙)

水一碗,煮六分,频频二、三次温服。

羚角钩藤汤(《通俗伤寒论》)

羚羊角片一钱五分(先煎)　霜桑叶二钱　川贝四钱(去心)　鲜生地五钱　双钩藤三钱(后入)　滁菊花三钱　茯神木三钱　生白芍三钱　生甘草八分　鲜竹茹五钱(与羚角片先煎代水)

十二画

紫雪丹(《温病条辨》)

滑石一斤　石膏一斤　寒水石一斤　磁石水煮二斤

捣煎,去渣,入后药:

羚羊角五两　木香五两　犀角五两　沉香五两　丁香一两　升麻一斤　玄参一斤　炙甘草半斤

以上八味,并捣锉,入前药汁中煎,去渣,入后药:

朴硝　硝石各二斤

提净,入前药汁中,微火煎,不住手将柳木搅,候汁欲凝,再加入后二味:

辰砂(研细)三两　麝香(研细)一两二钱

入煎药拌匀。合成退火气,冷水调服一、二钱。

葱豉桔梗汤(《通俗伤寒论》)

鲜葱白三枚至五枚　淡豆豉三钱至五钱　苦桔梗一钱半　薄荷一钱至一钱半　焦山栀二钱至三钱　连翘钱半至二钱　甘草六分至八分　淡竹叶少许

笔记栏

葛根芩连汤(《伤寒论》)

葛根半斤　甘草(炙)二两　黄芩三两　黄连三两

上四味,以水八升,先煮葛根,减二升,内诸药,煮取二升,去滓,分温再服。

翘荷汤(《温病条辨》)

薄荷一钱五分　连翘一钱五分　生甘草一钱　黑栀皮一钱五分　桔梗三钱　绿豆皮二钱

水二杯,煮取一杯,顿服之。日服二剂,甚者日三服。

普济消毒饮(《东垣十书》)

黄芩二钱　黄连八分　玄参三钱　连翘三钱　板蓝根三钱　马勃一钱半　牛蒡子三钱　薄荷一钱　僵蚕二钱　桔梗一钱　升麻八分　柴胡一钱　陈皮钱半　生甘草一钱

犀地清络饮(《通俗伤寒论》)

犀角汁四匙(冲)　粉丹皮二钱　青连翘一钱半(带心)　淡竹沥两瓢(和匀)　鲜生地八钱　生赤芍钱半　原桃仁九粒(去皮)　生姜汁二滴(同冲)

先用鲜茅根一两,灯心五根,煎汤代水,鲜石菖蒲汁两匙冲。

犀珀至宝丹(《通俗伤寒论》)

犀角　羚羊角　广郁金　琥珀　炒山甲　连翘心　石菖蒲　蟾酥　辰砂　真玳瑁　麝香　血竭　藏红花　桂枝尖　粉丹皮

上药研细,猪心血为丸,金箔为衣,每丸计重,成人每服一丸,小儿每服半丸。

犀角地黄汤(《温病条辨》)

干地黄一两　生白芍三钱　丹皮三钱　犀角三钱

水五杯,煮取二杯,分二次服,渣再煮一杯服。

十三画

雷氏芳香化浊法(《时病论》)

藿香叶　佩兰叶各一钱　陈皮　制半夏各一钱五分　大腹皮(酒洗)一钱　厚朴(姜汁炒)八分　鲜荷叶(为引)三钱

水煎服。

雷氏宣透膜原法(《时病论》)

厚朴一钱(姜制)　槟榔一钱五分　草果仁八分(煨)　黄芩一钱(酒炒)　粉甘草五分　藿香叶一钱　半夏一钱五分(姜制)　生姜二片

雷氏清凉涤暑法(《时病论》)

滑石三钱(水飞)　生甘草八分　青蒿一钱五分　白扁豆一钱　连翘三钱(去心)　白茯苓三钱　通草一钱　西瓜翠衣一片

蜀漆散(《金匮要略》)

蜀漆(洗去腥)　云母(烧二日夜)　龙骨等份

上三味,杵为散,未发前以浆水服半钱。

蒿芩清胆汤(《通俗伤寒论》)

青蒿钱半至二钱　黄芩钱半至三钱　淡竹茹三钱　仙半夏钱半　枳壳钱半　陈皮钱半　赤苓三钱　碧玉散三钱(包)

锡类散(《金匮翼》)

象牙屑三分(焙)　珍珠三分(制)　青黛三分(飞)　冰片三厘　壁钱二十个(用泥壁上者)　西牛黄五厘　焙指甲五厘

共研细末,密装瓷瓶内,勿使泄气,每用少许吹于咽喉患处。

新加香薷饮(《温病条辨》)

香薷二钱　银花三钱　鲜扁豆花三钱　厚朴二钱　连翘二钱

笔记栏

水五杯,煮取二杯,先服一杯,得汗止后服,不汗再服。服尽不汗,再作服。

新加黄龙汤(《温病条辨》)

细生地五钱　麦冬五钱(连心)　玄参五钱　生大黄三钱　芒硝一钱　生甘草二钱　人参一钱半(另煎)　当归一钱半　海参二条(洗)　姜汁六匙

水八杯,煮取三杯,先服一杯,冲参汁五分,姜汁两匙,顿服之。腹中有响声或转矢气为欲便也,候一、二时不便再如前法服一杯,……如服一杯即得便,止后服。

解毒承气汤(《伤寒温疫条辨》)

僵蚕(酒炒)　芒硝(另入)各三钱　蝉蜕十个　黄连　黄芩　黄柏　栀子各一钱　枳实(麸炒)二钱五分　厚朴(姜汁炒)　大黄(酒洗)各五钱

水煎服。

十四画

碧玉散(《宣明论方》)

滑石　甘草　青黛

缩泉丸(《校注妇人良方》)

乌药　益智仁各等分

为末,酒煎山药粉糊为丸,梧桐子大,每服七十丸,盐、酒或米汤送下。

十五画

增液汤(《温病条辨》)

玄参一两　麦冬八钱(连心)　细生地八钱

水八杯,煮取三杯,口干则与饮,令尽。不便,再作服。

增液承气汤(《温病条辨》)

玄参一两　麦冬八钱(连心)　细生地八钱　大黄三钱　芒硝一钱五分

水五杯,煮取三杯,先服一杯,不知再服。

增损双解散(《伤寒温疫条辨》)

僵蚕(酒炒)　滑石各三钱　蝉蜕十二个　姜黄七分　防风　薄荷叶　荆芥穗　当归　白芍药　黄连　连翘　山栀　甘草各一钱　黄芩　桔梗　大黄(酒浸)　芒硝(冲服)各二钱　石膏六钱

水煎,加蜜三匙,黄酒半杯和匀冷服。

十六画

薛氏五叶芦根汤(《温热经纬》)

藿香叶　薄荷叶　鲜荷叶　枇杷叶　佩兰叶　芦根　冬瓜仁

薛氏扶阳逐湿汤(《湿热病篇》)

人参　白术　附子　茯苓　益智仁

燃照汤(《重订霍乱论》)

滑石四钱　炒豆豉三钱　焦山栀二钱　黄芩(酒炒)　佩兰各一钱五分　制厚朴　制半夏　白蔻仁各一钱

水煎,去渣,研入白蔻仁八分,温服。

十九画以上

藿朴夏苓汤(《医原》)

藿香二钱　姜半夏一钱半　赤茯苓三钱　杏仁三钱　生薏仁四钱　蔻仁六分　猪苓一钱半　泽泻一钱半　淡豆豉三钱　厚朴一钱

笔记栏

藿香正气散(《太平惠民和剂局方》)

藿香三两　苏叶　白芷　大腹皮　茯苓各一两　白术(土炒)　半夏曲　陈皮　厚朴(姜制)　桔梗　炙甘草各二两

为末,每服三、四钱,姜二片,枣一枚,水煎服。如欲出汗,衣被盖取汗。

鳖甲煎丸(《温病条辨》)

鳖甲(炙)十二分　乌扇(烧)三分　黄芩三分　柴胡六分　鼠妇(熬)三分　干姜三分　大黄三分　芍药五分　桂枝三分　葶苈(熬)一分　石苇(去毛)三分　厚朴三分　丹皮五分　瞿麦二分　紫葳三分　半夏二分　人参一分　虫(熬)五分　阿胶(炒)　三分　蜂窝(炙)四分　赤硝十二分　蜣螂(熬)六分　桃仁二分

上二十三味,为细末。取煅灶下灰一斗,清酒一斤五斗浸灰,俟酒尽一半,煮鳖甲于中,煮令泛烂如胶漆,绞取汁,内诸药煎为丸,如梧子大。空心服七丸,日三服。

笔记栏

温病临床常用中成药

1. 万氏牛黄清心丸

药物组成：牛黄、朱砂、黄连、黄芩、郁金、山栀等

功效主治：定痉息风。主治温病高热，昏谵，小儿惊厥。

用法用量：口服，每次1～2丸，每日1～2次。

2. 牛黄解毒片

药物组成：牛黄、大黄、黄连、黄芩、黄柏、山栀、石膏等

功效主治：清热泻火，解毒消肿，凉血止痛。主治温病胃火炽盛之发热，口渴，大便秘结，口气热臭，或口舌糜烂，牙龈肿痛，眼红赤痛，舌红苔黄而干，脉沉数或滑数等症。

用法用量：口服，每次3片，每日2～3次。

3. 牛麝散

药物组成：由人工牛黄、丁香、菖蒲各3份，麝香1份，羚羊角10份，藏红花7份，共研末制成。

功效主治：治疗多种高热动风神昏。

用法用量：口服，每次0.85克，每日2次。

4. 瓜霜退热灵

药物组成：西瓜霜、羚羊角、生石膏、玄参、甘草、丁香、麝香、冰片、朱砂等

功效主治：清热解毒，开窍镇静。主治外感高热，惊厥抽搐，咽喉肿痛，舌疮等。

用法用量：口服。1岁以内，半粒～1粒；1～3岁，1～2粒；3～6岁，2粒～2粒半；6～9岁，2粒半～3粒；9岁以上，3～4粒。每日3～4次。

5. 至宝散

药物组成：大黄、金银花、连翘、防风、薄荷、知母、玄参、荆芥穗、黄芩、桔梗、钩藤、僵蚕、蝉蜕、紫草、牛蒡子、牙皂、前胡、杏仁、生地

功效主治：清热解毒，透邪达表。主治温病邪热壅肺，内闭营分，症见高热，斑疹，谵语神昏，痉厥抽搐，头面红肿，咳嗽痰涌等。

用法用量：口服，每次3克，白开水调下，每日2～3次。

6. 行军散

药物组成：麝香、冰片、牛黄、珍珠、硼砂、雄黄、硝石、姜粉

功效主治：辟秽开窍，解毒祛浊。主治暑湿、霍乱等秽浊之气迫侵胃肠，内陷心包，蒙蔽心窍，出现猝然闷乱，烦躁不安，腹痛如绞，吐泻交作，甚或神昏谵妄，舌苔浊腻，脉滑数等。

用法用量：口服，每次0.3～0.6克（1～2小瓶），温开水送服或吹鼻、点舌，每日2～3次。

7. 安脑牛黄丸

药物组成：牛黄、水牛角浓缩粉、石膏、知母、黄连、黄芩、金银花、连翘、大青叶、雄黄、冰片、郁金、石菖蒲、辛夷、钩藤、朱砂等

功效主治：清热解毒，开窍镇静。主治温病邪热炽盛，燔灼气血，内陷心包，引动肝风，出现高热烦渴，神昏谵妄，痉厥抽搐，斑疹显露，吐血衄血，舌红绛，苔焦黄，脉数等。

用法用量：口服，每次4丸，每日2～3次。

8. 丽参注射液

药物组成：高丽参提取物

笔记栏

功效主治：大补元气，救逆固脱。主治温病邪盛正衰，或因热迫津泄过甚，大出血气随血脱，出现大汗淋漓，面色苍白，语声低微，神疲肢冷，舌淡红，脉弱无力等。

用法用量：静脉注射，每次4～6毫升，加入50%葡萄糖40毫升，每日2～3次；静脉滴注，每次12～20毫升，加入5%～10%葡萄糖500毫升，每日1～2次。

9. 苍薷丸

药物组成：苍术、大黄、白芷、藿香、竹茹、香薷

功效主治：解暑化湿，解表涤浊。主治暑热内蕴，寒湿外袭所致发热恶寒，无汗，恶心呕吐，脘痞腹痛，苔白腻，脉濡数等。

用法用量：口服，每次6 g，温开水或姜汤送服，每日2～3次。

10. 板蓝根冲剂

药物组成：板蓝根等

功效主治：清热解毒，利咽凉血。主治各种温病气血两燔所致高热，咽喉糜烂疼痛，斑疹等。

用法用量：开水冲服，每次1～2包，每日2～3次。

11. 板蓝根注射液

药物组成：板蓝根提取物

功效主治：清气凉血，解毒利咽。主治温病高热，咽喉肿烂疼痛，或肌肤斑疹。

用法用量：肌内注射，每次2～4毫升，每日2～3次。

12. 连花清瘟胶囊

药物组成：连翘、金银花、炙麻黄、炒苦杏仁、石膏、板蓝根、绵马贯众、鱼腥草、广藿香、大黄、红景天、薄荷脑、甘草

功效主治：清瘟解毒，宣肺泄热。用于治疗流行性感冒属热毒袭肺证，症见发热或高热，恶寒，肌肉酸痛，鼻塞流涕，咳嗽，头痛，咽干咽痛，舌偏红，苔黄或黄腻等。

用法用量：口服，每次4粒，每日3次。

13. 鱼腥草注射液

药物组成：鱼腥草提取物

功效主治：清热解毒，宣肺除痰。主治温病邪热郁肺所致发热，咳嗽，痰黄稠，气喘等。

用法用量：肌内注射，每次4毫升，每日2次。

14. 注射用双黄连(双黄连粉针)

药物组成：金银花、黄芩、连翘提取物

功效主治：清热解毒，泻火祛邪。主治温病气分热盛或气营同病，出现高热，口渴，汗出，咳嗽，痰黄稠，或咽喉肿痛，大便秘结，小便黄，舌红苔黄或红绛无苔，脉数。

用法用量：静脉滴注，每次每公斤体重60毫克，加5%～10%葡萄糖注射液或0.9%生理盐水500毫升，每日1次。

15. 参麦注射液

药物组成：人参、麦冬提取物

功效主治：益气生津，固阴救脱。主治温病热邪耗津损气，汗出过甚，气阴衰竭，出现身热不甚，汗出不止，口渴烦躁，舌淡嫩红，无苔或少苔而干，脉微细数等。

用法用量：静脉注射，每次6～8毫升，加入50%葡萄糖注射液40～60毫升，每日2～3次；静脉滴注，每次16～20毫升，加入5%～10%葡萄糖注射液250～500毫升，每日1～2次。

16. 参附注射液

笔记栏

药物组成：人参、附子提取物

功效主治：温阳益气，固脱救逆。主治温病邪热伤津耗气过甚，阴损及阳，阳气衰脱，出现汗出如油珠，手足逆冷，面色苍白，神疲懒言，目光无神，脉微欲绝等。

用法用量：静脉注射，每次4～6毫升，加入50%葡萄糖40毫升，每日2～3次；静脉滴注，每次

12～16毫升,加入5%～10%葡萄糖注射液250～500毫升,每日1～2次。

17. 穿琥宁注射液

药物组成:穿心莲内酯琥珀酸半酯单钾盐的灭菌水溶液

功效主治:解热消炎。主治感冒及病毒引起的急性上呼吸道炎;流感与流感病毒引起的急性上呼吸道感染;急性支气管炎;小儿支气管肺炎。

用法用量:肌内注射,每次2毫升,每日3次;静脉滴注,每次4～6毫升,每日2次(用相当于药液5倍量的5%葡萄糖注射液稀释)或遵医嘱。

18. 桑菊感冒片

药物组成:桑叶、菊花、薄荷油、苦杏仁、桔梗、连翘、芦根、甘草

功效主治:疏散风热,宣肺止咳。主治风温初起,邪犯肺卫,肺失宣降而致咳嗽,发热,微渴,舌边尖红,脉浮数等。

用法用量:口服,每次4～6片,每日2～3次。

19. 柴胡注射液

药物组成:柴胡提取物制成的灭菌水溶液

功效主治:辛凉解表,解肌退热。主治温病邪在卫分,或卫气同病,而致的发热,头痛,肌肉酸痛等。

用法用量:肌内注射,每次2～4毫升,每日1～2次。

20. 银黄片

药物组成:银花膏、黄芩素

功效主治:清热泻火,疏散解毒。主治温病邪入气分,或卫气同病,出现发热,口干口苦,咽喉肿痛,咳嗽痰黄,或腹痛下利,舌红,苔黄,脉数。

用法用量:口服,每次2～3片,每日3～4次。

21. 银翘解毒丸

药物组成:金银花、连翘、薄荷、牛蒡子、桔梗、芦根、淡豆豉、甘草、荆芥、淡竹叶

功效主治:辛凉透表,清热解毒。主治温病初起,邪袭卫表,出现发热,微恶风寒,咽痛不适,舌边尖红,苔薄黄或白干,脉浮数等。

用法用量:口服,每次1～2丸,每日2～3次。

22. 清开灵注射液

药物组成:牛黄、水牛角、黄芩、金银花、山栀等

功效主治:清热解毒,化痰通络,醒神开窍。主治温病气营同病或热陷心包所致高热,神昏谵语,烦躁不安,或抽搐偏瘫等。

用法用量:静脉滴注,每次以40～60毫升,加入10%葡萄糖注射液500毫升,每日1次。也可肌内注射,每次4毫升,每日2～3次。

23. 清火片

药物组成:大青叶、大黄等

功效主治:清热解毒,通便泻火。主治温病邪在气分,胃肠热结,邪热上炎,出现发热,面赤头痛,或咽喉肿痛,口舌灼痛,大便秘结,舌红,苔黄,脉沉实。

用法用量:口服,每次6片,每日2～3次。

24. 清气解毒注射液

药物组成:虎杖、肿节风、败酱草、鱼腥草等

功效主治:清热解毒,消肿散结。主治温病气分热盛的高热口渴,咽喉肿痛,身痛头痛,舌红脉数等。

用法用量:配成1∶1.5浓度静脉滴注。成人每日400～800毫升,儿童每日每千克体重10毫升,7～14日为1个疗程。

笔记栏

25. 清瘟解毒丸

药物组成：连翘、金银花、玄参、天花粉、菊花、牛蒡子、浙贝母、竹叶、甘草、薄荷、桔梗、赤芍、桃仁、桑叶

功效主治：疏散风热，清热凉血，解毒消肿。主治疫疠毒邪所致大头瘟、烂喉痧等温毒初起，出现发热，恶寒，咽喉肿痛，颜面红肿等。

用法用量：口服，每次2丸，每日2～3次。

26. 紫雪

药物组成：即紫雪丹，又名紫雪散。由金箔、寒水石、石膏、磁石、犀角、羚羊角、青木香、沉香、玄参、升麻、甘草、丁香、朴硝、硝石、麝香、朱砂等组成。

功效主治：清热解毒，开窍息风。治温病邪入心包，壮热烦渴，昏狂谵妄，抽搐惊厥，口渴唇焦，尿赤便秘等。

用法用量：口服，每次1.5～3克，每日2次。小儿酌减。

27. 紫地宁血散

药物组成：大叶紫珠、地棯等

功效主治：清热凉血，收敛止血。主治胃及十二指肠溃疡或胃炎引起的吐血、便血，属胃中积热型者。

用法用量：口服，每次8克，每日3～4次，用凉或温开水调服。

28. 猴枣散

药物组成：猴枣、天竺黄、硼砂、青礞石、川贝母、牛黄、琥珀、珍珠、全蝎等

功效主治：清热化痰，镇惊通窍。主治温病痰热蒙窍而致烦躁不安，痰多气急，气喘咳嗽，或痉厥抽搐等。

用法用量：口服，每次0.3～0.6克(1～2支)，每日2～3次。

29. 感冒清热冲剂

药物组成：荆芥穗、桔梗、柴胡、白芷、苦杏仁、苦地丁等

功效主治：清热解毒，解表清热。用于感冒发热，或温病卫气同病的发热头痛，恶寒身痛，咳嗽痰滞。

用法用量：口服，每次1～2袋，每日2次。

30. 新癀片

药物组成：肿节风、三七、牛黄等

功效主治：清热解毒，消炎止痛，散瘀消肿。主治各种温病邪热化火毒，出现发热面赤，头痛，或咽喉肿痛，齿龈肿痛，胁痛，关节肿痛等红肿热痛诸症。

用法用量：饭后口服，每次2～4片，每日3次。也可用冷开水调化，涂于红肿热痛局部。

31. 鲜藿香露

药物组成：鲜藿香提取物

功效主治：宣透解暑，芳香化湿，辟浊和中。主治暑湿、湿温初起，出现发热，恶寒，头身疼痛，胸闷欲呕，纳呆，苔白腻，脉濡数等。

用法用量：白开水稀释后饮服，每次60～80克，每日2～3次。

32. 醒脑静注射液

药物组成：麝香、冰片、黄连、山栀、黄芩、郁金等

功效主治：醒神开窍，通络止痛。主治温病邪热炽盛，内陷心包，引动肝风，症见发热，神昏谵语，痉厥抽搐等。

用法用量：静脉滴注，每次16～20毫升，加至5%葡萄糖注射液250毫升中，每日1～2次；静脉注射，每次6～8毫升，加50%葡萄糖注射液40～60毫升，每日2～3次；肌内注射，每次4毫升，每日2～3次。

笔记栏

温病学方歌汇总

银翘散：银翘散主上焦疴，竹叶荆蒡豉薄荷，甘桔芦根凉解法，轻疏风热煮无过。（出自：邓中甲．方剂学．中国中医药出版社，2003）

桑菊饮：桑菊饮中桔杏翘，芦根甘草薄荷饶，清疏肺卫轻宣剂，风温咳嗽服之消。（出自：邓中甲．方剂学．中国中医药出版社，2003）

麻杏石甘汤：仲景麻杏甘石汤，辛凉宣肺清热良，邪热壅肺咳喘急，有汗无汗均可尝。（出自：邓中甲．方剂学．中国中医药出版社，2003）

宣白承气汤：宣白承气蒌杏仁，加入膏黄配伍新，便秘痰壅右寸滑，涤肠利肺妙无伦。（出自：彭述宪．温病方剂歌诀．人民军医出版社，2005）

银翘散去豆豉，加细生地、丹皮、大青叶，倍玄参方：银翘散法去豆豉，地丹青叶玄参加，太阴风热窜血络，肺热发疹服之佳。（自拟）

葛根黄芩黄连汤：葛根芩连甘草伍，用时先将葛根煮，内清肠胃外解表，协热下利喘汗除。（出自：邓中甲．方剂学．中国中医药出版社，2003）

小陷胸汤加枳实：小陷胸汤连半蒌，宽胸开结涤痰优，膈上热痰痞满痛，舌苔黄腻服之休。（出自：邓中甲．方剂学．中国中医药出版社，2003）

白虎汤：白虎膏知粳米甘，清热生津止渴烦，气分热盛四大证，益气生津人参添。（出自：邓中甲．方剂学．中国中医药出版社，2003）

调胃承气汤：调胃承气硝黄草，缓下热结此方饶。（出自：邓中甲．方剂学．中国中医药出版社，2003）

清宫汤：清宫汤治热传营，身热夜甚眠不宁；犀地银翘玄连竹，丹麦清热更护阴。减去丹参银连地，清宫更加莲子心。

安宫牛黄丸：安宫牛黄开窍方，芩连栀郁朱雄黄，犀角真珠冰麝箔，热闭心包功用良。（出自：邓中甲．方剂学．中国中医药出版社，2003）

紫雪丹：紫雪犀羚朱朴硝，硝石金寒滑磁膏，丁沉木麝升玄草，热陷痉厥服之消。（出自：邓中甲．方剂学．中国中医药出版社，2003）

至宝丹：至宝朱珀麝息香，雄玳犀角与牛黄，金银两箔兼龙脑，开窍清热解毒良。（出自：邓中甲．方剂学．中国中医药出版社，2003）

牛黄承气汤：安宫牛黄丸加生大黄。

生脉散：生脉麦味与人参，保肺清心治暑淫，气少汗多兼口渴，病危脉绝急前斟。（出自：邓中甲．方剂学．中国中医药出版社，2003）

参附汤：参附汤是救急方，补气回阳效力彰。正气大亏阳暴脱，喘汗肢冷可煎尝。（出自：周波，钱月慧．温病方论．中国中医药出版社．2015）

沙参麦冬汤：条辨沙参麦冬汤，粉甘玉竹扁豆桑，燥伤肺胃须清润，干咳无痰热渴良。（出自：彭述宪．温病方剂歌诀．人民军医出版社，2005）

黄芩汤加豆豉、玄参方：黄芩豆豉玄参方，再加芍药甘草尝，邪郁胆腑上扰胃，二阳合病热痢疗。（自拟）

笔记栏

增损双解散：增损双解栀甘翘，荆防连芩大黄硝。归芍薄荷与僵蚕，滑石姜黄桔梗膏。温毒流注身内外，清解温毒配伍妙。（出自：周波，钱月慧．温病方论．中国中医药出版社．2015）

银翘散加生地、丹皮、赤芍、麦冬：卫分未解营已伤，宜用银翘加减方，生地丹皮芍麦冬，清心透热凉营康。（自拟）

清营汤：清营汤治热传营，身热夜甚眠不宁，犀地银翘玄连竹，丹麦清热更护阴。（出自：邓中甲.方剂学.中国中医药出版社，2003）

凉膈散：凉膈硝黄栀子翘，黄芩甘草薄荷饶，再加竹叶调蜂蜜，上中郁热服之消。（出自：邓中甲.方剂学.中国中医药出版社，2003）

增液承气汤：增液承气用黄硝，玄参麦地五药挑，热结阴亏大便秘，增水行舟此方宜。（出自：汪昂.汤头歌诀.中国中医药出版社.2007）

新加黄龙汤：新加黄龙草硝黄，参归麦地玄海姜。滋阴养液补气血，正虚便秘此方良。（出自：周波，钱月慧.温病方论.中国中医药出版社.2015）

导赤承气汤：导赤承气四般黄，赤芍芒硝六味襄，便秘溲红烦渴甚，二肠同治法精良。（出自：彭述宪.温病方剂歌诀.人民军医出版社，2005）

玉女煎：玉女石膏熟地黄，知母麦冬牛膝襄，肾虚胃火相为病，牙痛齿衄宜煎尝。（出自：邓中甲.方剂学.中国中医药出版社，2003）

化斑汤：化斑玄犀和白虎，凉血解毒燔热清。（出自：周波，钱月慧.温病方论.中国中医药出版社.2015）

清瘟败毒饮：清瘟败毒地连芩，丹膏知草竹叶并，犀角玄翘栀芍桔，清热解毒亦滋阴。（出自：邓中甲.方剂学.中国中医药出版社，2003）

犀角地黄汤：犀角地黄芍药丹，清热凉血散瘀专，热入血分服之安，蓄血伤络吐衄斑。（出自：邓中甲.方剂学.中国中医药出版社，2003）

桃仁承气汤：桃仁承气芍当归，大黄芒硝与丹皮，夜热昼凉少腹满，治疗便秘此方效。（自拟）

羚角钩藤汤：羚角钩藤菊花桑，地芍贝茹茯草襄，凉肝熄风又养阴，肝热生风急煎尝。（出自：邓中甲.方剂学.中国中医药出版社，2003）

加减复脉汤：加减复脉炙甘草，麻仁芍麦地黄胶，虚热入下伤肝肾，滋阴养液此方效。（自拟）

三甲复脉汤：牡蛎鳖龟三甲汤，阿胶白芍麦炙草，阴血亏虚产后痉，滋阴养血内风消。（自拟）

大定风珠：大定风珠鸡子黄，麦地胶芍草麻桑，二甲并同五味子，滋阴熄风是妙方。（出自：邓中甲.方剂学.中国中医药出版社，2003）

黄连阿胶汤：黄连阿胶鸡子黄，芍芩配合水煎汤，若除鸡子加甘地，邪陷下焦致痢良。（出自：彭述宪.温病方剂歌诀.人民军医出版社，2005）

青蒿鳖甲汤：青蒿鳖甲知地丹，热自阴来仔细看，夜热早凉无汗出，养阴透热服之安。（出自：邓中甲.方剂学.中国中医药出版社，2003）

王氏清暑益气汤：王氏清暑益气汤，暑热气津已两伤，洋参麦斛粳米草，翠衣荷连知竹尝。（出自：邓中甲.方剂学.中国中医药出版社，2003）

解毒承气汤：解毒承气芩柏连，大黄枳实银翘拈，瓜硝金汁白蚯蚓，山栀绿豆雪水煎。（出自：彭述宪.温病方剂歌诀.人民军医出版社，2005）

神犀丹：神犀丹中犀翘芩，紫菖蓝根银粉玄。生地香豉金汁捣，清营开窍效堪夸。（出自：周波，钱月慧.温病方论.中国中医药出版社.2015）

黄连解毒汤：黄连解毒柏栀芩，三焦火盛是主因，烦狂火热兼谵妄，吐衄发斑皆可平。（出自：邓中甲.方剂学.中国中医药出版社，2003）

卫分宣湿饮：卫分宣湿薷滑石，通蒿苓杏荷冬竹，涤暑化湿兼透邪，卫分暑湿服之疗。（自拟）

新加香薷饮：香薷散中扁豆朴，祛暑解表化湿阻，易豆为花加银翘，新加香薷治阴暑。（出自：邓中甲.方剂学.中国中医药出版社，2003）

雷氏清凉涤暑法：雷氏清凉涤暑方，扁豆苓草与青蒿，连通滑石西瓜皮，涤暑化湿此方效。（自拟）

三石汤：三石寒水飞滑石，杏仁竹茹通草使。银花解热加金汁，三焦暑湿予三石。（出自：周波，

笔记栏

钱月慧.温病方论.中国中医药出版社.2015)

藿香正气散：藿香正气腹皮苏，甘桔陈苓朴白术，夏曲白芷加姜枣，风寒暑湿并能除。(出自：邓中甲.方剂学.中国中医药出版社,2003)

通关散：通关散用细辛皂，通关开窍此方妙，痰浊阻窍气闭昏，吹鼻得嚏保生还。(自拟)

玉枢丹：慈戟千金与五倍，紫金锭用麝朱雄，祛痰逐秽及惊风，中暑时疫疔肿服。(自拟)

连梅汤：吴氏连梅汤，冬地阿胶加。暑邪入少阴，消渴心烦佳。(出自：周波，钱月慧.温病方论.中国中医药出版社.2015)

东垣清暑益气汤：东垣清暑益气汤，参芪归术加草苍，升葛泽曲麦味合，健脾祛湿此方强。(出自：周波，钱月慧.温病方论.中国中医药出版社.2015)

清络饮：清络祛暑六药鲜，银扁翠衣瓜络添，佐以竹叶荷叶边，暑热伤肺轻证安。(出自：邓中甲.方剂学.中国中医药出版社,2003)

三甲散：三甲散鳖龟与穿山，蝉蚕牡蛎与鳖共。芍药当归甘草煎，此为疫疟痼疾方。(出自：周波，钱月慧.温病方论.中国中医药出版社.2015)

藿朴夏苓汤：藿朴苓夏有三仁，猪泽豆豉亦与伦；身热湿温肢体倦，胸闷舌腻宜煎服。(自拟)

三仁汤：三仁杏蔻薏苡仁，朴夏通草滑竹存，宣畅气机清湿热，湿重热轻在气分。(出自：邓中甲.方剂学.中国中医药出版社,2003)

雷氏宣透膜原法：雷氏宣透膜原法，草果槟朴与黄芩，甘草藿香添半夏，透达膜原效力强。(自拟)

雷氏芳香化浊法：雷氏芳香化浊法，藿佩陈夏腹朴佳。荷叶用鲜清暑热，夏伤秽浊效堪夸。(出自：周波，钱月慧.温病方论.中国中医药出版社.2015)

苏合香丸：苏合香丸麝息香，木丁朱乳荜檀襄。牛冰术沉诃香附，中恶急救莫彷徨。(出自：周波，钱月慧.温病方论.中国中医药出版社.2015)

茯苓皮汤：茯苓皮汤生苡仁，腹皮猪苓合通草，竹叶二钱水八杯，淡渗利湿小便畅。(自拟)

宣清导浊汤：宣清导浊二苓渗，蚕砂皂荚寒石化。湿滞下焦肠道闭，逐湿化气复安康。(出自：周波，钱月慧.温病方论.中国中医药出版社.2015)

王氏连朴饮：连朴饮用香豆豉，菖蒲半夏焦山栀，芦根厚朴黄连入，湿热霍乱此方施。(出自：邓中甲.方剂学.中国中医药出版社,2003)

甘露消毒丹：甘露消毒蔻藿香，茵陈滑石木通菖，芩翘贝母射干薄，湿热时疫是主方。(出自：邓中甲.方剂学.中国中医药出版社,2003)

菖蒲郁金汤：菖蒲郁金丹皮妙，竹沥竹叶滑石要，牛蒡连翘玉枢丹，菊花姜汁栀子效。(自拟)

独参汤：独参回阳得佳名，脉微血虚可返生，一味人参取浓汁，可知专任力强效。(自拟)

四加减正气散：四加正气藿山楂，朴曲茯陈草果加，秽湿偏寒脉右缓，舌苔白滑服之瘥。(出自：彭述宪.温病方剂歌诀.人民军医出版社,2005)

五加减正气散：五加正气藿陈苍，苓腹谷芽厚朴尝，增减一方为五法，后人无不称津梁。(出自：彭述宪.温病方剂歌诀.人民军医出版社,2005)

薛氏扶阳逐湿汤：薛氏扶阳逐湿汤，人参附子益智仁，再加白术与茯苓，温补脾肾逐寒湿。(自拟)

薛氏五叶芦根汤：薛氏五叶芦根汤，藿香佩兰冬瓜仁。二荷枇杷与芦根，清热利湿除烦闷。(出自：周波，钱月慧.温病方论.中国中医药出版社.2015)

黄连香薷饮：三物香薷豆朴先，再加黄连化寒湿，更添银翘豆易花，新加香薷祛暑煎。(自拟)

蒿芩清胆汤：蒿芩清胆复竹茹，碧玉赤苓枳陈辅，清胆利湿又和胃，少阳湿热痰浊阻。(出自：邓中甲.方剂学.中国中医药出版社,2003)

枳实导滞汤：枳实导滞首大黄，芩连曲术茯苓助。泽泻蒸饼糊丸服，温热积滞力能攘。(出自：周波，钱月慧.温病方论.中国中医药出版社.2015)

笔记栏

冬地三黄汤：冬地三黄柏芩连，甘草玄参共相添，银花露与芦根汁，温病津亏湿热兼。(自拟)

导赤清心汤：导赤清心朱茯神，莲通地麦竹灯循，丹皮童便益元散，暑扰心营妙绝伦。(出自：程宝书.新编汤头歌诀.光明日报出版社,1989)

犀地清络饮：犀地清络翘茅灯，丹皮桃仁赤芍通，沥菖蒲姜汁豁痰，气血两燔证危重。(自拟)

右归丸：右归丸中地附桂，山药茱萸菟丝归，杜仲鹿胶枸杞子，益火之源此方魁。(出自：邓中甲.方剂学.中国中医药出版社,2003)

缩泉丸：缩泉丸治小便频，膀胱虚寒遗尿斟，乌药益智各等分，山药糊丸效更珍。(出自：薛已.校注妇人良方.山西科学技术出版社,2012)

桑杏汤：桑杏汤中浙贝宜，沙参栀豉与梨皮，干咳鼻涸又身热，清宣凉润温燥医。(出自：邓中甲.方剂学.中国中医药出版社,2003)

翘荷汤：翘荷桔梗甘草配，黑栀绿豆皆用皮。清泄燥热宣上窍，温燥化火目赤宜。(出自：周波，钱月慧.温病方论.中国中医药出版社.2015.8)

清燥救肺汤：清燥救肺桑麦膏，参胶胡麻杏杷草，清宣润肺养气阴，温燥伤肺气阴耗。(出自：邓中甲.方剂学.中国中医药出版社,2003)

阿胶黄芩汤：阿胶杏仁与黄芩，车草桑皮白芍蔗，秋燥肠热咽痒咳，燥咳热泻功效良。(自拟)

五仁橘皮汤：五仁橘皮甜杏仁，松仁郁李桃柏仁。再添蜜炙橘皮煎，润燥滑肠虚秘服。(出自：周波,钱月慧.温病方论.中国中医药出版社.2015)

五汁饮：五汁饮来祛肺热，芦根麦藕梨荸荠。鲜汁专治太阴温，清凉散热病可愈。(出自：周波，钱月慧.温病方论.中国中医药出版社.2015)

葱豉桔梗汤：葱豉桔梗薄荷翘，山栀竹叶加甘草，热邪束肺嗽咽痛，风温初起此方疗。(出自：彭怀仁.中医方剂大辞典(第十册).人民卫生出版社,2000)

如意金黄散：如意散有天三黄，南星厚陈草芷苍，热毒疮疡红肿痛，消肿止痛是主方。(出自：关德生.实用歌诀方剂学.陕西科学技术出版社,2001)

普济消毒饮：普济消毒蒡芩连，甘桔蓝根勃翘玄，升柴陈薄僵蚕入，大头瘟毒服之痊。(出自：邓中甲.方剂学.中国中医药出版社,2003)

三黄二香散：三黄二香出鞠通，大黄乳没柏连同，细茶调敷消温毒，或入蚤休与冰雄。(出自：彭述宪.温病方剂歌诀.人民军医出版社,2005)

通圣消毒散：通圣消毒用防术，黄硝荆麻栀芍翘，甘桔芎归膏滑芩，再加薄荷疡毒消。(自拟)

七鲜育阴汤：七鲜生地茅石斛，稻穗梨蔗枇杷叶，滋养胃阴复胃气，瘟毒后期均可服。(自拟)

清咽栀豉汤：清咽栀豉药分三，牛蒡马勃蝉衣蚕，桔梗甘草薄荷角，银翘芦竹灯心添。(出自：汪昂.汤头歌诀.中国中医药出版社.2007)

玉钥匙：玉钥匙中君火硝，硼砂樟脑白僵蚕，外用治疗烂喉痧，毒侵肺卫此方妙。(自拟)

余氏清心凉膈散：余氏清心凉膈散，石膏山栀薄荷全，桔梗竹芩连翘草，咽喉红肿丹痧消。(自拟)

锡类散：锡类散用壁钱象，牛黄珠黛甲冰合，解毒清热吹入喉，生肌祛腐外用康。(自拟)

凉营清气汤：凉营清气斛地犀，膏翘栀连荷茅芦，丹芍金汁竹玄草，竹沥安宫亦要人。(自拟)

珠黄散：珠黄散有黄珍珠，祛腐生肌清热毒，热毒内蕴生口疮，咽痛咽肿皆可消。(自拟)

清咽养营汤：清咽养营洋参地，茯神花粉二冬知，炙草玄参白芍人，阴损邪少脉来细。(自拟)

柴葛解肌汤：陶氏柴葛解肌汤，邪在三阳热势张，芩芍桔草姜枣芷，羌膏解表清热良.(出自：邓中甲.方剂学.中国中医药出版社,2003)

达原饮：达原草果槟厚朴，知母黄芩芍甘佐，辟秽化浊达膜原，邪伏膜原寒热作。(出自：邓中甲.方剂学.中国中医药出版社,2003)

大承气汤：大承枳朴硝黄烹，急下阳明热结蒸，调胃硝黄兼炙草，枳黄厚朴小承名。(出自：彭述宪.温病方剂歌诀.人民军医出版社,2005)

笔记栏

托里举斑汤：托里举斑芎当归，白芷升麻柴山甲，和血解毒兼扶正，斑疹误下此方消。(自拟)

增液汤：增液玄参与地冬，热病津枯便不通补药之体作泻剂，若非重用不为功。(出自：邓中甲．方剂学．中国中医药出版社，2003)

当归润燥汤：生炙细柴熟柏知，归麻膏桃防芥穗，再加升麻杏红花，止渴润燥最有功。(自拟)

蚕矢汤：蚕矢汤用苡木瓜，芩连栀通吴萸夏，加入豆卷清湿热，吐利腹痛转筋佳。(出自：张永清．临床常用方剂歌诀．中国医药科技出版社，2013)

燃照汤：燃照汤用滑石芩，厚朴半夏豆豉栀，白蔻省头草配入，清热避秽泄浊湿。(自拟)

附子理中汤：理中干姜参术甘，温中健脾治虚寒，中阳不足痛呕利，丸汤两用腹中暖。(出自：邓中甲．方剂学．中国中医药出版社，2003)

行军散：诸葛行军痧胀方，牛麝冰雄珍珠黄，硝硼金箔共研末，窍闭神昏服之疗。(自拟)

通脉四逆汤：四逆汤中附草姜，阳衰寒厥急煎尝，腹痛吐泻脉沉细，急投此方可回阳。倍加干姜名通脉，温阳守中血脉畅。(出自：邓中甲．方剂学．中国中医药出版社，2003)

笔记栏